Beltz Taschenbuch 881

Über dieses Buch:
Haschisch und Marihuana sind mit Sicherheit die bei uns am häufigsten benutzten illegalen Drogen. Fast jede und jeder Jugendliche kommt eines Tages damit in Kontakt und man findet Cannabiskonsumenten in allen Altersstufen. Das »Einstiegsalter« liegt dabei immer früher. So ist es heute keine Seltenheit, dass bereits 12- oder 13-Jährige Cannabis konsumieren – mit gefährlichen Konsequenzen.
Viele derer, die Cannabis gebrauchen, glauben, über die Wirkung, die Gefährlichkeit bzw. Harmlosigkeit und über das Suchtrisiko der Droge Bescheid zu wissen. Doch in der Regel ist dieses Wissen sehr lückenhaft, teilweise schlicht falsch oder von »Mythen«, aber auch von Vorurteilen durchsetzt.
Der Autor beginnt sein umfassendes Buch zum Thema »Cannabis« mit einem Überblick zur Geschichte der Hanfkultur. Die informierenden Kapitel des Buches bieten dem Leser dann alles Bedeutsame und Nützliche, das es zu Haschisch und Marihuana zu wissen gilt: Daten, Fakten und Erklärungen zur Verbreitung und Verwendung, zu den Gebrauchsmustern unterscheidbarer Konsumentengruppen, zu verschiedenen Gebrauchsutensilien rund um den Konsum sowie zu den unterschiedlichen Wirkungen der in letzter Zeit stärker gewordenen Substanzen.
Es folgt ein gründlicher Einblick in den Drogenalltag und in die Lebenswirklichkeit von Cannabisgebrauchern, dabei werden bestimmte familiäre und außerfamiliäre Muster geschildert, die einen Drogengebrauch begünstigen. Ausführlich kommen Drogenkonsumenten selbst zu Wort, die natürlich auch zum Adressatenkreis dieses Buches gehören.
Ein Buch, das keinesfalls mit »erhobenem Zeigefinger« daherkommt, noch Cannabis zu einer risikolos zu genießenden, harmlosen Angelegenheit erklärt. Ein Buch, das viel Freiheit zur persönlichen Entscheidung lässt, bei gleichzeitigem Appell an die Verantwortung für das eigene Verhalten aber auch an die Verantwortung einer Gesellschaft, die Suchtverhalten eher fördert als hemmt.

Der Autor:
Helmut Kuntz ist Familientherapeut und seit über 15 Jahren in der Sucht- und Drogenberatung sowie der Drogenprävention tätig.
Im Beltz Verlag sind von ihm außerdem lieferbar: »Der rote Faden in der Sucht« (2. Auflage 2002), »Ecstasy – auf der Suche nach dem verlorenen Glück« (3. Auflage 2003) und »Das SuchtBuch – Was Familien über Drogen und Suchtverhalten wissen müssen« (2005).

Helmut Kuntz

Cannabis ist immer anders

Haschisch und Marihuana:
Konsum – Wirkung – Abhängigkeit

Ein Ratgeber

3., aktualisierte und erweiterte Auflage

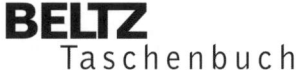

Besuchen Sie uns im Internet
www.beltz.de

Das Werk und seine Teile sind urheberrechtlich geschützt. Jede Nutzung in anderen
als den gesetzlich zugelassenen Fällen bedarf der vorherigen schriftlichen Einwilligung
des Verlages. Hinweis zu § 52 a UrhG: Weder das Werk noch seine Teile dürfen ohne eine
solche Einwilligung eingescannt und in ein Netzwerk eingestellt werden. Dies gilt
auch für Intranets von Schulen und sonstigen Bildungseinrichtungen.

Beltz Taschenbuch 881
3., aktualisierte und erweiterte Auflage 2005

3 4 5 6 7   09 08 07 06 05

© 2002 Beltz Verlag, Weinheim und Basel
Umschlaggestaltung: Federico Luci, Odenthal
Umschlagabbildung: © Inken Diener, Saarbrücken
Satz: WMTP, Birkenau
Druck und Bindung: Druckhaus Beltz, Hemsbach
Printed in Germany

ISBN 3 407 22881 3

Inhalt

Vorwort	11
Spontane »Statements« Erwachsener zu Cannabis	19
Davon ist die Rede: Haschisch und Marihuana	20
Zur Geschichte von Cannabis: Verbürgtes, Legenden, Mythen..	29
Was ist das Problem?	44
Zur Verbreitung von Cannabisprodukten.............	47
Zahlen, Daten und »harte« Fakten	47
Ergänzende subjektive Wahrnehmungen	51
Relativierende Einschätzungen	55
Gebrauchsmuster von Cannabis: Kiffen gestern und heute	56
Von Joints, Wasserpfeifen, Kawumms, Bongs, Eimern und sonstigen Gebrauchsutensilien rund um den Cannabiskonsum.........................	59
Cannabis-ähnliche Rauschpflanzen	66

Mehr als ein Wort zu Einstiegsdrogen 68

Die Wirkungen von Haschisch und Marihuana 73
    Des Haschischs »Stammbuch« 73
    Erwünschte »positive« Wirkungen 75
    Unerwünschte negative Wirkungen 79
    Wirkungsmechanismen oder: Der Stoff, der die
    »Glückseligkeit« macht 85

Das amotivationale Syndrom 90

»Flashback«: Das Rätsel um ein seltsames
Phänomen 95

Die Gretchenfrage: Macht Cannabis abhängig? 100

Konsumentengruppen 109
    Die neugierigen Probierer und die
    Experimentierer 109
    Die uneindeutigen Gelegenheitskiffer 111
    Die gedankenlosen Vielraucher und (abhängigen)
    Gewohnheitskiffer 111
    Die »militanten« Kiffer 115
    Die genießenden Freizeitkonsumenten 116
    Der bewusste Individualist unter den Kiffern 117

Motive für den Konsum von Cannabis 120
    Ich will Spaß … 121
    Ich bin so zu … 122
    Ich kiffe, weil du kiffst … 126
    Ich kiffe, also bin ich … 128
    Ich habe solche Angst … 132
    Ich weiß nichts Richtiges mit mir anzufangen … 137
    Ich bin so schillernd … 140
    Ich weiß mir selbst nicht mehr zu helfen … 143
    Ich philosophiere, um zu überleben … 147
    Ich fühle mich so hin und her gerissen … 151

Ich fühle mich so anders … ... 155
Ich habe kein Gesicht … ... 161
Ich darf nicht lebendig sein … ... 167

Familiäre Muster ... 177
Mütter und Söhne: Ich tue alles für dich … ... 177
Die Ängste der Mütter … ... 179
Du hast die meiste Ähnlichkeit mit Vater … ... 182
Väter und Söhne: Meine Droge, deine Droge … ... 184
Die ausgeschlossenen Väter … ... 188
Kinder als Erfolgsobjekte oder: Eltern als
»Ego-Fucker« … ... 196
Dann haue ich dir die Bude klein … ... 198
Der verweigerte Segen oder: Dir werd ich's
zeigen … ... 202
Du bist mein »liebstes Kind« … ... 206
Ein familiäres Muster »außer Konkurrenz« oder:
Die Fortsetzung deutscher Geschichte ... 211

**Die blockierte Reifung oder: »Von einem,
der auszog, das Fürchten zu lernen«** ... 214

**Beratungs- und Therapieprozesse:
Die Absolution oder die Nährung der Schuld
und Erbsünde** ... 221

**Die Rechtslage: Legalisierung, Tolerierung und
»Das elfte Gebot«** ... 224

Cannabis als Heilpflanze ... 228
Anwendungsgebiete für Cannabis als
Medikament ... 229
Das Selbstbestimmungsrecht des Patienten im Mühlstein zwischen medizinisch-pharmakologischem Hochmut und staatlichem Schneckentempo ... 232
Die Ächtung des Rauschs ... 234

Cannabis im Straßenverkehr 237

Das Service-Kapitel für Mütter und Väter 244
   Seien Sie neugierig! 244
   Wie Sie Ihre Kinder ermutigen, die Bekanntschaft
   mit Cannabis zu suchen… 246
   Wenn das Kind in den Brunnen gefallen ist 249
   Elternkreise: Die organisierte Hilfe zur
   Selbsthilfe 256
   Die 7 wichtigsten Eltern- oder Lehrerfragen 259

Das Service-Kapitel für Cannabiskonsumenten 265
   Hinweise für Konsumenten und solche, die es
   werden wollen, zum Umgang mit Cannabis 265
   Ein immer gleicher Haschisch-»Film« 271
   Ein Kiffertest der etwas anderen Art 274

Präventive Anregungen als »Ideenbörse« 281
   Eine Methode erster Wahl: Einzel-, Kleingruppen-
   und Familienberatung in Schulen 281
   Ein Projekt mit »Spaß und Fun«: Die
   »Sprücheklopfer« 284

Eine Entscheidung als Schlusswort: Wie es mir
gelingt, ohne Drogen zu leben 286

Nützliche Adressen 289

*Versprechen
auf die Zukunft*

Für

Cornelia

und das Leben mit seinen Gezeiten
sowie für

Yannick

+

Etienne

+

Patrice,

die jeder etwas
Besonderes sind!

Vorwort

Seit es Menschen gibt, hat der Mensch sich zu wenig gefreut: Das allein meine Brüder ist unsere Erbsünde.
(Friedrich Nietzsche)

»Beim Thema Cannabis finde ich nur schwer meine Position zwischen Ablehnung und Toleranz.« Dieses Eingeständnis einer Sozialarbeiterin spiegelt die Gefühle ganzer Generationen gegenüber den Herausforderungen wieder, vor die uns Haschisch und Marihuana stellen.

Seit Jahrtausenden nimmt Hanf unter den »Pflanzen der Götter« als Rauschdrogen-, Arznei-, Faser- und Nahrungsmittellieferant (Samen) eine herausragende Position ein. Unzählige Überlieferungen, Sagen, Geschichten und Anekdoten ranken sich um das Gewächs. Wer sich auf die Suche nach dem »wahren Gesicht« von Cannabis begibt, tut sich schwer, sich nicht im Spannungsfeld zwischen überhöhtem Mythos und ernüchternder Wirklichkeit zu verlieren. Schnell stellt er fest: »Cannabis ist immer irgendwie anders ...«

Haschisch und Marihuana sind nicht wie andere Drogen. Sie sind zwar offiziell weltweit als illegale Drogen geächtet. In der gelebten Wirklichkeit gehören sie in vielen Regionen der Erde jedoch seit Jahrtausenden zum Kulturbesitz der dort heimischen Menschen. Folglich wird der Konsum der Kulturdroge dort inoffiziell nicht nur geduldet, sondern hinter vorgehaltener Hand sogar gutgeheißen. Anderen Rauschmitteln kommt diese »Ehre« nicht zu.

Auch viele Jugendliche und junge Erwachsene in den westlich geprägten Industrienationen sehen in Cannabis etwas völlig anderes als in sonstigen Suchtmitteln. In Verkennung der Realität betrachten sie Haschisch und Marihuana häufig genug nicht einmal als Drogen. Der Umgang mit ihnen ist für sie etwas »total normales«. Er »gehört zum Leben wie das tägliche Brot«. Die gleichen Jugendlichen ziehen einen klaren Trennungsstrich zu anderen Rauschmitteln, die sie niemals anrühren würden. Cannabis nimmt in ihrer Einschätzung einen Sonderplatz ein, weil seine Wirkungen besser beherrschbar erscheinen.

Selbst in der immer währenden Auseinandersetzung zwischen den Generationen spielt Cannabis eine Sonderrolle. Junge Menschen beharren auf dem Recht auf »ihre Droge«, die sie für weniger gefährlich halten als das Zivilisationsgift »Alkohol«. Erwachsene dagegen verteidigen den Standpunkt, dass das Trinken der legalen Droge Alkohol etwas völlig anderes sei als der Gebrauch der illegalen Mittel Haschisch und Marihuana.

Die Wirkungen von Haschisch sind anders, je nachdem, ob die Substanz geraucht, inhaliert oder gegessen wird. Ferner unterscheiden sich die Feinwirkungen verschiedener Haschisch- und Marihuanasorten spürbar, wobei individuell bevorzugte Gebrauchsmuster der Cannabiskonsumenten noch wieder andere Wirkungen hervorrufen.

Familienangehörige von Haschisch- und Marihuananutzern, Lehrer, Sozialarbeiter oder sonstige professionelle Helfer könnten beinahe täglich ihre Position gegenüber Cannabis in Frage stellen. Stehen sie eher im Kontakt zu kompetenten Konsumenten, die unter Beweis stellen, dass sie die Rauschmittel zu beherrschen wissen, sehen sie in Cannabis eher eine »weiche Droge«. In der persönlichen Haltung gegenüber ihrem Konsum überwiegen Toleranz oder gar Akzeptanz. Treffen die gleichen Personen verstärkt auf Kinder, welche bereits Cannabis benutzen, oder auf Jugendliche und junge Erwachsene, die jegliche Kontrolle über die Droge verloren haben und infolgedessen in ernsthaften Schwierigkeiten mit verfahrenen Lebenssituationen stecken, gerät die tolerante Haltung leicht ins Wanken. Plötzlich erscheinen Haschisch und Marihuana nicht mehr als relativ weiche, sondern als höchst risikobehaftete Rauschmittel. Keine zweite Droge macht es Menschen so schwer, eine sichere Position ihr gegenüber zu finden.

Das vorliegende Buch dient dieser sicheren Positionsfindung. Zwar existieren bereits eine Reihe von Büchern und etliche »Regalmeter« wissenschaftliche Beiträge, die Haschisch und Marihuana zum Thema haben. Doch wenn es sich nicht gerade um spezielle Studien und Forschungsberichte handelt, dann vorzugsweise um die Drogen eher ablehnende oder umgekehrt um cannabisfreundliche »Tendenzliteratur«. Ein aktuelles, für Erwachsene wie Jugendliche, für Konsumenten wie Nichtkonsumenten gleichermaßen brauchbares Werk zu Cannabis fehlt auf dem weiten Büchermarkt. Mit »Cannabis ist anders …« hoffe ich, diese Lücke zufrieden stellend schließen zu können. Das Buch kommt weder mit moralisch oder warnend erhobenem Zeigefinger daher, noch erklärt es Cannabis zu einer risikolos zu genießenden, harmlosen Angelegenheit. Es lässt viel Freiheit zur persönlichen Entscheidung, allerdings bei gleichzeitigem Appell an die individuelle Kompetenz der Cannabisbenutzer sowie an die kollektive Verantwortung unserer nach suchtartigen Mechanismen funktionierenden Gesellschaft.

Da ich mich mit dem Buch gleichzeitig an erwachsene Leser wie jugendliche Zielgruppen wende, lege ich besonderen Wert auf leichtes Verständnis und flüssige Lesbarkeit. Sprachlich finden sich weder theoretisches Fachchinesisch noch überdrehter Kifferjargon. Kompliziertere Sachverhalte sind mit einfachen Worten erklärt. Da »Humor ist, wenn man trotzdem lacht« und Lachen darüber hinaus einen eigenen therapeutischen Wert besitzt, gibt es wiederholt Textpassagen, die mit einem leichten Augenzwinkern geschrieben sind. Das nimmt dem Thema nichts von seinem Ernst, setzt übergroßer Schwere jedoch das Recht auf gesunden Frohsinn entgegen.

Inhaltlich gibt der Überblick zur Geschichte der Hanfkultur im Zeitraffer nicht nur die Entwicklung der Pflanze vom »Uralttherapeutikum« und Rohstofflieferanten zur beliebtesten illegalen Rauschdroge weltweit wieder. Er greift obendrein gezielt weit verbreitete Legenden um Cannabis auf, um Mythos und Realität voneinander zu entwirren. Auf Grund seiner langen Geschichte und der Erzählungen, mit denen das Kultgewächs beständig aufs Neue umwoben wird, ist es nahezu unmöglich, Cannabis vollständig zu entmythologisieren. Wir müssen zwischen Mythos und Realität unseren Umgang damit finden, ohne neue wundersame Geschichten zu verbreiten.

Die informativen Kapitel des Buches bieten dem Leser alles Bedeutsame und Nützliche, das es zu Cannabis zu wissen gilt. Sie bewegen sich auf dem jeweils aktuellsten Stand des verfügbaren Wissens. Die Daten, Fakten und Erklärungen zur Verbreitung und Verwendung von Cannabisprodukten, zu den Gebrauchsmustern unterscheidbarer Konsumentengruppen, zu den verschiedenen Gebrauchsutensilien rund um den Haschisch- und Marihuanakonsum sowie zu den Wirkungen der Mittel geben einen anschaulichen Einblick in die schillernde Welt der Hanfkultur. Diese Teile des Buches sind geeignet, Lücken auf der Informationsebene bei vorwiegend erwachsenen Lesern zu schließen. Keine Mutter, kein Vater, kein Lehrer, Arzt, Sozialarbeiter oder sonstiger professioneller Helfer soll feststellen müssen: »Ich kenne mich mit Haschisch oder Marihuana überhaupt nicht aus. Ich wüsste überhaupt nicht, was ich tun sollte, wenn eines meiner eigenen Kinder diese Drogen nehmen würde.«

Einen gründlichen Einblick in den Drogenalltag und die Lebenswirklichkeit von Cannabisgebrauchern gewähren die ausführlichen Kapitel über deren »Motive zum Konsum von Cannabis« und bestimmte »Familiäre Muster«, welche einen Drogengebrauch begünstigen. Die ausgesuchten »Fall«beispiele, Lebens- und Familiengeschichten spiegeln hautnah die Rolle von Cannabis innerhalb sozialer Beziehungen wieder. Die Berührung mit den in diesen beiden Kapiteln enthaltenen Lebenserfahrungen sowie die daraus gezogenen Rückschlüsse eröffnen allen Lesern des Buches einen Zugewinn an Sicherheit auf der Verhaltens- und Beziehungsebene.

Die Kapitel zur »Rechtslage«, zu »Cannabis im Straßenverkehr« und zu »Cannabis als Heilmittel« geben nicht nur die benötigten Informationen. Sie beziehen darüber hinaus Position in der offen und kontrovers geführten Diskussion um das jeweilige Thema.

Zwei spezielle »Service-Kapitel« des Buches wenden sich zum einen direkt an Eltern, zum anderen an aktuelle oder zukünftige Haschisch- und Marihuanakonsumenten. Ebenso angesprochen werden Jugendliche, die bewusst nicht kiffen oder mit der Entscheidungsfindung ringen. In beiden Kapiteln verändere ich den Sprachstil, um die Zielgruppen persönlich anzusprechen. Eine Herausforderung für Kiffer ist der ihnen im Service-Teil vorgeschlagene »Kiffertest der etwas anderen Art«. Ausgesuchte Adressen am Ende des Buches vervollständigen den Leser-Service.

Ich komme im gesamten Buch mit ganz wenigen Anmerkungen aus, sodass auch auf ein Literaturverzeichnis am Ende verzichtet werden kann. Den Leser wird es freuen, da der Lesefluss nicht gestört wird. Leider habe ich keine Lösung für die »Vermännlichung« der deutschen Sprache parat. Ich möchte weder Satzungeheuer bilden, indem ich in ständiger Wiederholung von Konsumentinnen und Konsumenten schreibe. Andere in der Schriftsprache notdürftig verbreitete Halbheiten finde ich ebenso wenig befriedigend. Insofern habe ich mich entschlossen, der Lesbarkeit wegen nahezu durchgängig die männliche Schreibweise zu benutzen. Nur wo es der inhaltliche Zusammenhang zwingend erfordert, werden Frauen und Männer getrennt angesprochen. Bei allen *Leserinnen* des Buches kann ich für diese Notlösung nur um Verständnis werben. Lassen Sie den Inhalt des Buches für sich sprechen.

Einen herzlichen Dank richte ich an meine direkten Teamkollegen der »Arbeitsstelle für Prävention«, Stefanie Mohra, Karin Berty und Fernando Espinoza, für zahlreiche Diskussionen zum Thema Cannabis. Manche ihrer Anregungen und Gedanken haben Eingang in dieses Buch gefunden. Auch bei den übrigen Mitarbeitern der »Aktionsgemeinschaft Drogenberatung e.V.« in Saarbrücken bedanke ich mich für manch fachlichen Austausch.

Worte des Dankes sind mir auch die vielen Eltern, Lehrer, Sozialarbeiter sowie Teilnehmer an Fortbildungskursen und präventiven Maßnahmen wert, die mich mit ihren Fragen, Kommentaren, Sorgen und Diskussionsbeiträgen beim Schreiben des Buches inspiriert haben. Etliche haben mich darüber hinaus mit eigens verfassten authentischen »Cannabisgeschichten« beliefert, getragen von der Hoffnung, dass die darin enthaltenen Botschaften über den Weg meines Buches auf offene Ohren und sehende Augen stoßen mögen. Kinder und Jugendliche haben mir sowohl schriftliche »Denkzettel« wie mündliche Berichte zur vertrauensvollen Verwendung überlassen.

Den größten Dank und Respekt schulde ich meinen Klienten. Sie setzen nicht nur ein hohes Maß an Vertrauen in unsere gemeinsame Arbeit, sondern haben mir auch die uneingeschränkte Zustimmung zum Abdruck ihrer Lebensgeschichten erteilt. Wo ich mich ausführlich auf einen Klienten oder eine Klientin bezogen habe, bekamen die meisten die Gelegenheit, ihren eigenen »Fall« vor Abgabe des Manuskripts zu lesen. Bei den Ausnahmen, in denen der Kontakt entweder abgerissen oder die gemeinsame Arbeit seit längerem planmäßig beendet war, musste ich die Entscheidung zur

Veröffentlichung der Fallbeispiele alleine verantworten. Das Lesen meiner Berichte durch die Klienten war auch für mich eine selbstkritische Prüfung, ob sie sich von mir richtig gesehen oder in wesentlichen Bereichen nicht erkannt fühlen würden. Für ihren Mut und die teilweise verzweifelten Anstrengungen, mit Cannabis zu brechen, weil die Droge einen zu hohen Preis in ihrem Leben fordert, spreche ich den Klienten meine ausdrückliche Anerkennung aus.

Ein besonderer Dank geht auch an Dr. Claus Koch vom Beltz Verlag, der mir beim Schreiben des Buches die größtmöglichen Freiheiten ließ. Die bereits langjährige Zusammenarbeit mit ihm empfinde ich als sehr wohltuend.

Ich möchte den Leser inhaltlich nicht in das Buch einsteigen lassen, ohne ihm vorher noch eine wichtige Information zu liefern. Für die Cannabiskonsumenten unter den Lesern hat sie vermutlich einen anderen Stellenwert als für Nichtkonsumenten. In jeder Gruppe von Jugendlichen, mit der ich arbeite, finden sich früher oder später Jungen oder Mädchen, die sich vorwagen und brennend daran interessiert sind, eine Antwort auf die Frage zu bekommen, ob ich selbst schon einmal Drogen ausprobiert habe. Auf ihre berechtigte Frage erhalten sie eine ebenso ehrliche wie vollständige Antwort. Ich verfüge mit Cannabis über genügend persönliche Erfahrungen, um nicht aus dem hohlen Bauch zu schreiben. Ich habe Haschisch geraucht, inhaliert und gegessen. Die Unterschiede in den Wirkungen sind mir vertraut. Ich verfahre mit meinem »Bekenntnis« nicht nach dem politisch fast schick gewordenen Motto: »Seht her, ich habe auch gekifft. Es ist alles halb so wild.« Deshalb gehören zu meiner Antwort auf die Frage, ob ich selbst Cannabis benutzt habe, auch die Angaben meiner damaligen Gründe. Vollständig wird die Antwort jedoch erst, wenn ich erzähle, weshalb ich mit dem Konsum der Droge wieder aufgehört habe. Erfahrungsgemäß sind alle Gruppen bei diesem Teil meiner Antwort betont hellhörig und aufmerksam. Sie gewichten die Motive, die Droge nicht mehr zu nehmen, weitaus stärker als das bloße Eingeständnis, dass ich über Eigenerfahrungen mit Cannabis verfüge. Letztlich ist das nichts Besonderes für sie. Die Geschichte »dahinter« interessiert sie weit mehr.

Die Phase meines Lebens, in welcher Haschisch eine vorübergehende Rolle in meinem Leben gespielt hat, liegt lange Zeit zurück. Nach reiflicher Überlegung habe ich mich deshalb auch dazu entschlossen, an keiner Stelle des vorliegenden Buches über meine persönlichen Erfahrungen mit der Droge zu schreiben. Die vielen Fallbeispiele, persönlichen Zeugnisse und authentischen Lebensgeschichten, welche das Buch zu einem lebendigen »Lesestoff« machen, stammen ausschließlich von eigenen Klienten und dritten Personen, die ein Eigeninteresse daran hatten, anderen Menschen etwas über ihre Erfahrungen mit Cannabis mitzuteilen.

Spontane »Statements« Erwachsener zu Cannabis

Als inhaltlichen Einstieg in das Buch finden Sie als Leser einige spontane Äußerungen von Erwachsenen zu Haschisch und Marihuana. Mit einer Bedenkzeit von etwa einer Minute wurden sie von Müttern, Vätern, Lehrern, Sozialarbeitern, Ärzten, Ausbildern usw. zu Beginn von Präventionsveranstaltungen auf Merkzettel notiert:

»Manchmal konsumiere ich selbst. So kann ich den Stress ertragen.«

»Es gibt viele, die damit umgehen können, aber viel mehr, für die es der Anfang der Treppe nach unten ist.«

»Interessante Richtung, die ich für mich kaum in Anspruch genommen habe!«

»Ich habe es selbst schon probiert, den Rauschzustand genossen und danach entschieden, mein Leben lieber klar und ungetrübt zu leben.«

»Mit Cannabis kenne ich mich nicht aus.«

»Beim Thema Cannabis finde ich nur schwer meine Position zwischen Ablehnung und Toleranz.«

»Warum habe ich das nie probiert?«

»So leicht zu erhalten. – Das wusste ich nicht, bis ich selbst betroffen war. – Angst vor Einstiegsdroge.«

»Dazu fällt mir nichts ein.«

»Cannabis ist für mich ein Aspekt einer mir fremden Welt.«

»Haschisch ist für mich der Einstieg in den Untergang.«

»Die Drogen machen mir Angst.«

»SOLLTE MAN NICHT LERNEN, MIT CANNABIS UMZUGEHEN IN DER HEUTIGEN GESELLSCHAFT?«

Davon ist die Rede: Haschisch und Marihuana

Cannabis gehört zur Pflanzenfamilie der *Cannabaceae*, die wiederum nur aus den beiden Gattungen »Hanf« und »Hopfen« besteht. Der deutsche botanische Name für Cannabis ist »*Hanf*«. Die Pflanze ist eines der am weitesten verbreiteten Gewächse auf unserem Erdball. Sie kann bis zu mehreren Metern hoch wachsen. Der kräftige, hohle Stängel trägt zahlreiche Seitenzweige. Die Blätter fächern sich in eine ungerade Anzahl lanzettähnlicher Spitzen auf. Sie sind mit feinen Drüsen bedeckt, die ein klebriges Harz abscheiden. Während der Blütezeit sind die Kopftriebe der weiblichen Hanfpflanzen samt Blüten und Blättern schwer vom »Nektar der Verzückung«. Im Zusammenhang mit Rauschdrogen ist Cannabis die Oberbezeichnung für *Haschisch* und *Marihuana*, die beiden geläufigsten Zubereitungsformen der Droge.

Drei Arten Cannabis werden unterschieden: Cannabis sativa, Cannabis indica und Cannabis ruderalis. Alle Varietäten, die entweder zur Fasergewinnung oder zur Drogenherstellung genutzt werden, fallen unter die Bezeichnung *Cannabis sativa* (sofern sie nicht aus der Anbauregion Afghanistan stammen). Manche Botaniker sprechen überhaupt nur von dieser einen Art. Sie findet sich nahezu überall auf der Welt. Mit Cannabis indica waren, wie es der Name schon andeutet, ursprünglich Arten gemeint, die aus Indien stammten. Heute bezeichnet *Cannabis indica* allerdings allgemein aus Afghanistan stammende Varietäten, die vorwiegend im Westen zur Herstellung von samenlosen Marihuanapflanzen gezüchtet werden.

Eine Cannabispflanze ist der reinste Chemie-»Baukasten«. Sie enthält über 460 chemische Verbindungen, die unterschiedlichen Gruppen zugeordnet werden. Die beiden wichtigsten Stoffgruppen sind die *Cannabinoide* und die *Terpenoide*. Die Cannabinoide sind für die pharmakologischen Wirkungen der Rauschdroge verantwortlich. Der stärkste psychoaktive Wirkstoff ist das *Delta-9-Tetrahydrocannabinol*, kurz *THC* genannt. Weitere bekannte Cannabinoide sind Cannabidiol (CBD), Cannabinol (CBN), Cannabigerol (CBG), Cannabichromen (CBC) und viele, viele andere.

Verschiedene Cannabissorten beinhalten mengenmäßig unterschiedliche Anteile an Cannabinoiden. Das Wechselspiel zwischen den Haupt- und den Nebencannabinoiden sowie dem psychoaktiven Hauptwirkstoff THC beeinflusst entscheidend die Qualität des Rausches. Zusätzlichen Einfluss auf den Verlauf des Rausches nehmen die psychoaktiv wirksamen Metaboliten des THC. Sie entstehen, wenn der Wirkstoff vom Konsumenten aufgenommen wird. Durch den Stoffwechsel in der menschlichen Leber wird THC metabolisiert, das heißt, der Wirkstoff wird vom Körper aufgenommen, benutzt und verändert. Das Ergebnis sind umgewandelte, verstoffwechselte und ihrerseits psychoaktive Wirkstoffe.

Die zweite wichtige Stoffgruppe der Cannabispflanze, die Terpenoid-Verbindungen, ist verantwortlich für die charakteristischen Merkmale von Rauschmitteln unterschiedlicher Herkunft. Insbesondere der Duft, der Geschmack, das Aroma beim Erwärmen sowie die jeweilige »Zähigkeit« von Haschisch sind das Ergebnis der Terpenoid-Eigenschaften.

Haschisch wird aus dem Harz und den Harzdrüsen der weiblichen Cannabispflanze gewonnen. In aller Regel wird es zu Platten gepresst (die man grob mit einem Schieferziegel vergleichen könnte). Der THC-Gehalt liegt im Durchschnitt zwischen 3 und 10%. Selten erreicht er 20% oder noch mehr.

Haschisch, in der Lautmalerei des Arabischen als »das Wunder der Verwandlung bewirkendes Kraut« gepriesen, wird grundsätzlich über zwei verschiedene Wege gewonnen: durch das Abreiben des Harzes mit den Händen von den Blütenständen oder über das Ernten, Trocknen und Sieben der ganzen reifen Cannabispflanzen.

Das Abreiben mit den Händen erfolgt nach einer uralten Technik. Es ist mühevoll und arbeitsintensiv, zur Massenproduktion von Haschisch folglich ungeeignet. Mit der altertümlichen Methode des Harzreibens deckt der Cannabis gebrauchende Teil der ansässigen Bevölkerung in den traditionellen Wachstums- und Anbauregionen der Erde seinen Eigenbedarf. Nebenbei dient das

Harzreiben für ein wenig »schnelles Geld« durch den Straßenverkauf vor Ort.

Die weltweit große Nachfrage nach Haschisch hat zu moderneren Produktionsverfahren geführt. Für die kommerzielle Vermarktung auf dem Weltmarkt wird Haschisch daher vorwiegend durch Sieben gewonnen. Der dabei betriebene Aufwand sowie die Sorgfalt beim Sieben entscheiden maßgeblich über die Qualität des gewonnenen Stoffes. Über Hightech-Siebverfahren neuester Standards kann Harzpulver erster Güte gewonnen werden.

Doch wie nahezu überall, wo sich die Gesetze des Marktes durchsetzen, funktioniert auch die aktuelle Haschischproduktion nach dem Motto: »Masse statt Klasse«. Spätestens beim Pressen des Harzpulvers werden Haschisch Streck- und Bindemittel hinzugefügt. Am gebräuchlichsten sind heute Hennapulver, Pflanzenfette und Kerzenwachs. Aber auch nicht harzhaltige Pflanzenteile, Terpentin, Maulbeer- oder Granatapfelsaft, Fruchtmark, Baumharz, Asche, Teer sowie Milchpulver, Kondensmilch und Butterfette können unter das Haschisch gemengt sein. Konsumenten selbst vermuten bisweilen sogar Kameldung in der Ware. Der Nachfragedruck aus dem Westen, Gewinnsucht und Geldgier haben die »guten, alten Sitten« der traditionellen Haschischproduktion verdorben. Politische Wirren und Kriege in den ehemals bekanntesten Anbauregionen der Welt sowie die politische Drogenrepression haben ebenfalls weit reichende Verschiebungen auf dem Welt-Haschischmarkt nach sich gezogen. Hochwertige Qualität einzukaufen ist jedenfalls schwierig geworden. Um über bessere Qualität zu verfügen, bauen immer mehr Konsumenten ihr Cannabis in Eigenregie an. Samenbanken und spezialisierte »Grow-Shops« vertreiben das nötige Zubehör.

Haschisch konkurriert in der Gunst der Cannabisverehrer mit Marihuana, welches THC-haltige Teile der getrockneten weiblichen Cannabispflanze enthält. Meist werden Blüten, Blattspitzen und gelegentlich noch Stängelteile zu Marihuana vermischt. Der THC-Gehalt variiert im Durchschnitt zwischen 1 und 5%. Neuere Treibhauszüchtungen, wie zum Beispiel niederländisches »Super-Skunk«, erreichen Spitzenwerte von bis zu 15% THC. Die Gentechnik feiert bei mancher Züchtung »fröhliche Urständ«. Marihuana ist für den

Laien am ehesten mit dem Aussehen von ganz normalem Zigarettentabak oder losen Teeblättern zu vergleichen.

Haschischöl ist ein mit Hilfe organischer Lösungsmittel gewonnenes, zähflüssiges Konzentrat aus Haschisch. Es ist das seltenste Cannabisprodukt. Sein THC-Gehalt schwankt extrem. »Spitzenöle« mit Werten bis zu 60% THC sind aber die absolute Ausnahme. Im Durchschnitt enthalten Haschischöle um die 20% THC. Die Nachfrage nach dem Öl hält sich in Grenzen. Es ist bei den meisten Konsumenten nicht sonderlich beliebt.

In der verschärft geführten Auseinandersetzung um die »Suchtmittel-Kultur« unserer westlichen Gesellschaft wird immer aufs Neue der Vergleich zwischen Alkohol und Cannabis bemüht. Auf der ideologischen Ebene macht es wenig Sinn, eine Droge mit einer weiteren Droge zu vergleichen, um daraus Rückschlüsse und Legitimationen abzuleiten, ob das eine oder andere Rauschmittel mit mehr oder weniger Risiko zu benutzen ist. Jeder Konsument verteidigt sein Suchtmittel, so gut er eben kann. Ein »Glaubenskrieg« um zweierlei Drogen ist indes wenig ergiebig. Auf einer eher bildlichen Ebene können wir Alkohol und Haschisch oder Marihuana allerdings miteinander in Beziehung setzen, um dem Laien eine genauere Vorstellung davon zu vermitteln, welch unterschiedliche Qualitäten von Cannabis es eigentlich gibt.

Vermutlich weiß jeder Mensch, der mit den Trinkgewohnheiten in unserer Kultur vertraut ist, dass die Qualität eines »guten Tropfens« von vielen Einflussfaktoren abhängt. Die Güte eines Weines wird maßgeblich bestimmt von der Rebsorte, dem Boden, auf dem sie wächst, den klimatischen Bedingungen der Anbauregion und selbst der Einzellage, dem Jahrgang, den Produktions- und Ausbaumethoden nach der Weinlese, dem »Ehrenkodex« des Winzers, der Begeisterung für seinen Beruf sowie seinem Stolz auf das von ihm zu verantwortende Endprodukt. Bei Cannabis ist das nicht anders. Die Qualität der Ernte hängt entscheidend von der Anbauregion und ihren klimatischen Bedingungen ab. Wie beim Rebensaft gibt es »große« und »kleine« Jahrgänge, also Ernten besserer oder minderer Güte. Der Boden, auf dem die Pflanzen gedeihen, beeinflusst die Farbe und Grundkonsistenz des Harzpulvers ebenso wie die angebaute Cannabissorte. Vergleichbar den hoch geschätzten Anbauregionen und »Appellationen« beim Wein, existieren bei Haschisch legendäre Qualitäten und Herkunftsbezeichnungen. »Schwarzer Afghane«, »Dunkelbrauner Pakistani«, »Roter Libanese«, »Grüner Türke«, »Blonder Marokkaner«, »Maroc Zero-Zero«, »Bombay Black« oder »White Butterfly« aus den Niederlanden sind jedem erfahreneren Konsumenten geläufige Bezeichnungen. (In Zeiten, in denen die Seuche rechtsradikalen Gedankenguts wieder um sich greift, bieten sie gelegentlich Anlass für rassistische und ausländerfeindliche Sprüche. In solchen Fällen gilt es, klar Position zu beziehen und die entsprechenden Bemerkungen nicht mit einem gequälten oder gar komplizenhaften Lächeln abzutun.) Wie jeder Wein seine ihm eigene Duftnote entfaltet, verströmen Haschisch und Marihuana unterschiedliche Aromen, die an Weihrauch und Räucherstäbchen erinnern. Der typische Geruch von Haschischrauch ist auffällig süß und schwer. Wer ihn einmal gerochen hat, wird ihn jederzeit wieder erkennen. Nicht bloß in den äußeren Merkmalen wie Farbe, Konsistenz und Geruch unterscheidet sich Haschisch verschiedener Sorte und Qualität, sondern besonders in den wahrnehmbaren Merkmalen seiner Feinwirkungen. Erfahrene Konsumenten wählen eine Sorte nach der von ihnen bevorzugten Art des Hochgefühls.

So wie Weine regelmäßig verkostet werden, um ihre Qualität zu bestimmen, so küren die Cannabisverehrer jährlich ihre Favoriten. Dazu eine Kostprobe: Beim Cannabis Cup 2000 erklomm »Kali Mist« als Produkt der Superlative den Thron der Sativa-Sorten. Im Test offenbarte »Kali Mist« die »klassischen Sativa-Effekte in besonderer Schärfe, ein High-Energy-Flash, der körperlich-geistig lang anhaltend, zugleich energetisierend und inspirierend wirkt. Ein absolut Party-kompatibles Gras, kein Coachdrücker wie manche Afghan-Indica. Jeder kennt die Situation bei einem zünftigen Rauchabend, dass irgendwann der Blick in die Runde allgemeines Vorsichthindämmern zeigt und dringend was passieren muss, damit nicht jeder dem süßen Schlafe anheim fällt. Dann tritt Kali Mist auf den Plan, denn sie ist eine der wenigen Hanf-Varietäten, die in der Lage ist, Licht in den Nebel zu bringen, die mit ihrem schlagartigen Wirkungsprofil quer durch Müdigkeitsphasen schneidet.« In der

Gesamtbewertung wird »Kali Mist« im »HanfBlatt«, dem »Magazin für die Hanfkultur«, als »die Sorte mit dem stärksten und langanhaltendsten ›Uplifting‹ High, dem attraktivsten Aussehen und dem besten Aroma« gepriesen. Die Verkostung konkurrierender »High-End-Cannabis«-Sorten, die nach einem strengen Punktesystem und den Kategorien Aussehen, Konsistenz, Geruch, Geschmack sowie Wirkung bewertet werden, ergibt charakteristische Sortenbeschreibungen, die den »blumigen« Bewertungen in den Hochglanzprospekten gediegener Weinhäuser in nichts nachstehen. In einem Punkt sind die Cannabisanhänger allerdings ehrlicher als die Freunde »guter Tropfen«: Sie geben offen zu, dass sie Cannabis wegen seiner Wirkung schätzen und nicht bloß wegen seiner Farbe, seines Aussehens, seines Aromas oder seines Geschmacks. Auf differenzierte Aussagen zu den Wirkungen einer Flasche Wein wird man bei Wein-Verkostungen vergeblich warten.

Diese Seite der Cannabiskultur ist den meisten Menschen fremd. Doch mit welchem Recht möchte jemand aufstehen, um sie zu belächeln oder sich gar darüber zu erheben? Vermarktungsstrategien wie Marktgesetze folgen sowohl bei Cannabis wie bei Alkohol ähnlichen Regeln. Genau wie die Gewinnsucht dazu führt, dass bei der Herstellung von Wein immer wieder »gepanscht« wird, führt die gesteigerte Nachfrage nach Haschisch zur Verschlechterung herkömmlicher Qualitäten. Mancher Weinliebhaber würde angewidert vom Genuss seines »guten Tropfens« ablassen, bekäme er eine ähnlich schlechte Ware angeboten, wie sie heutzutage vielfach an Haschischkonsumenten verkauft wird. Die minderwertige Qualität manchen handelsüblichen Stoffes würde beim Rebensaft gerade noch zur Herstellung billigen Essigs taugen. Ein Cannabiskonsument, der nicht betrogen werden will, ist also gut beraten, sich ausreichend Kenntnisse über die Qualitätsmerkmale von Haschisch und Marihuana anzueignen, um beim Kauf seine »Handelsklasse« überprüfen zu können. Diese Kompetenz unterscheidet den erfahrenen Kiffer vom unerfahrenen Gelegenheitsgebraucher.

Was nutzt uns der Vergleich von Alkohol und Cannabis auf einer solch bildhaften Ebene? Für den Umgang mit bereits bestehenden Problemen oder gar für deren schnelle Lösung wenig. Aber so, wie die »Bacchus-Kultur« des Weines eine »Wissenschaft für sich« und ein unerschöpfliches Gesprächsthema in manch geselliger Runde ist, kommt der Cannabiskultur ein ähnlich hoher Unterhaltungswert zu. Entsprechende Sachkenntnisse über den Stoff des Haschischliebhabers ermöglichen manch entspanntes Gespräch mit Kiffern, die zunächst überhaupt nicht bereit sind, auf hinterfragenderen Ebenen über ihren Rauschmittelgebrauch zu sprechen. Unbefangen und unvoreingenommen mit ihnen über den Stoff, aus dem die Träume sind, fachsimpeln zu können, ist in vielen Fällen ein Gewinn auf der Beziehungsebene. Wenn wir jahrtausendealte Cannabistraditionen ebenso ernsthaft gelten lassen können wie die Kultur des Weines, haben wir jenseits von Ablehnung, Verboten oder gar Hysterie eine andere Verständigungschance, um tiefer liegende Probleme anzugehen. Es bedeutet gleichzeitig, den Kiffer ernst zu nehmen in dem, was ihm wichtig ist und ihm am Herzen liegt. Mit einer solchen inneren Haltung lassen sich später mit wahrscheinlicherem Erfolg weitere Türen öffnen.

»Auf der Straße« oder »in der Szene« kursieren viele Worte, Namen und Begriffe für verschiedene Cannabisprodukte. Das ist nicht nur für den Laien, sondern sogar für die Konsumenten selbst manchmal derart verwirrend, dass sie den Durchblick verlieren. Deshalb möchte ich die wichtigsten Begriffe hier klären.

Haschisch wird auch als »*Dope*« oder »*Shit*« bezeichnet. »Shit« könnte ein Käufer heutzutage laut ausrufen, wenn er sich über die tatsächliche Qualität dessen im Klaren wäre, was er gerade erworben hat. Heute gängige Handelsqualitäten haben in der Tat mehr mit »Mist« als mit hochwertiger Qualität zu tun. Unerfahrenen Konsumenten und Probierern ist nahezu jeder »Dreck« als Haschisch zu verkaufen. Es ist noch nicht lange her, dass sogar ausdrücklich verdorbenes, völlig unbrauchbares Haschisch unter der ausschmückenden Verwendung von Fantasienamen als besonders hochwertig angepriesen wurde. Nach dem Motto: »Der Kunde will betrogen werden«, gelangte der »Schimmelafghan« so zu seinem berühmt-berüchtigten Ruf. Ein für alle Mal: Ganz im Gegensatz zu dem kulinarisch geschätzten »Blauschimmelkäse«, der durch Edelschimmel verfeinert wird, handelt es sich bei verschimmeltem Haschisch niemals um ein edles, sondern um ein verdorbenes Produkt.

»*Piece*« oder »*Ecken*« bezeichnen mitnichten eine eigene Drogensorte, wie viele Jugendliche fälschlicherweise meinen. Es handelt sich dabei schlicht um ein von einer gepressten Cannabisplatte abgebrochenes oder abgeschnittenes »Stückchen« Haschisch oder einen Brocken Cannabisharz von unterschiedlicher Größe.

Mit »*Grass*«, »*Gras*«, »*Heu*« oder »*Pot*« ist Marihuana gemeint. »Gras« oder »Heu« sind also nicht misszuverstehen als das normale Gras, welches auf der Wiese wächst. Wer an dieser Stelle vorschnell lacht oder ungläubig den Kopf schüttelt, verkennt die Realität. Denn leider ist es nicht nur eine zur Erheiterung beitragende Anekdote, dass uninformierte Jungen und Mädchen, die von »Gras« und seinen berauschenden Wirkungen reden hören, genau diesem Irrtum unterliegen. Es kommt in der Realität wesentlich häufiger vor, als man glauben mag, dass neugierige Probierer Wiesenheu rauchen. Wird das im Kreis der Altersgenossen bekannt, werden sie selbstverständlich gnadenlos ausgelacht und beschämt. Ihren Ruf als »Dummies« haben sie ob ihrer Unwissenheit jedenfalls weg. Um auch das festzuhalten: Es ist überhaupt keine Schande, erst einmal nicht zu wissen, dass »Gras« im Drogenjargon »Marihuana« meint. Heikel wird die Sache erst, wenn man versucht seiner Beschämung zu entgehen, indem man wie ein 13-jähriges Mädchen immer wieder demonstrativ gewöhnliches Wiesenheu raucht, »weil das in der Lunge so schön zieht«.

Aus ferneren Regionen der Welt stammt das etwas exotischere Cannabis-Vokabular: Aus dem indischen Raum ist der Begriff »*Ganja*« zu uns gelangt. Ganja bezeichnet sowohl die Cannabispflanze wie die getrockneten Marihuanablüten. »*Bhang*« ist das gleichfalls aus Indien eingewanderte Wort für Marihuanablätter sowie für ein aus der Marihuanapflanze bereitetes Getränk mit milder euphorisierender Wirkung. »*Charas*« ist eine indisch-nepalesische Bezeichnung für handgeriebenes Haschisch. Das traditionelle marokkanische Wort »*Kif*« bezeichnet einerseits die Cannabispflanzen und -blüten, andererseits die beliebte rauchbare Mischung aus Cannabis und Tabak. »*Majoun*« ist ein gebräuchlicher Begriff für arabisches oder indisches Hanfkonfekt. Für seine Zubereitung gibt es die mannigfaltigsten Rezepte. Gleichgültig, nach welcher Rezeptur Majoun zubereitet wird, es gilt traditionell als wohlschmeckende Köstlichkeit mit überaus angenehmen psychischen Begleitwirkungen.

»*Pollen*« meint nicht eine bestimmte Güte hellgelben Haschischs, sondern ist die exakte Bezeichnung für den Blütenstaub, der aus den männlichen Cannabispflanzen zur Bestäubung und Befruchtung der weiblichen Blüten freigesetzt wird. Unbefruchtete und daher samenlose weibliche Cannabispflanzen sowie samenloses Marihuana sind unter dem Namen »*Sinsemilla*« bekannt. Er ist eine Zusammenziehung der spanischen Worte *sin* (ohne) und *semilla* (Samen).

Alle aufgeführten Begriffe können Erwachsenen begegnen, wenn sie mit jungen Menschen zu tun haben, die Umgang mit Cannabis pflegen. Zu wissen, dass sich hinter allen wohlklingenden Worten ein Produkt aus Cannabis verbirgt, ist nützlich zur Entängstigung. Cannabisdrogen von weit härteren Rauschgiften unterscheiden zu können hilft, aufsteigende Ängste im Zaum zu halten, wenn man persönlich vom Rauschmittelgebrauch junger Menschen betroffen ist. Ich erinnere mich an eine Mutter, die vor Angst überzuschnappen drohte, als sie in Erfahrung brachte, dass ihre Tochter »Ganja« benutzte. Dass jene nicht einmal in Ansätzen die Bereitschaft zeigte, ihrer Mutter zu erklären, worum es sich dabei handelte, steigerte deren Argwohn ins Unaushaltbare. Der Angstpegel sank um ein Vielfaches, als ich der Mutter »Ganja« erklärte. Die relative Beruhigung versetzte sie in die Lage, sich wieder dem Wesentlichen, nämlich der gestörten Beziehung zu ihrer Tochter zuzuwenden.

Zur Geschichte von Cannabis: Verbürgtes, Legenden, Mythen

Eine vollständige Kulturgeschichte des Hanfs zu verfassen wäre ein zum Scheitern verurteiltes Unterfangen. Es müsste nämlich nicht nur die Geschichte einer steinalten Kultur- und Rauschpflanze nachzeichnen, sondern gleichzeitig diejenige ganzer Regionen der Erde über Jahrtausende hinweg.

Zusätzlich darin verwoben wäre der historische Werdegang vieler Völker und Stämme, sowohl untergegangener wie heute noch bedeutsamer. Die Geschichte des Hanfs jedoch zumindest in ihren Grundzügen zu kennen macht die Faszination verständlicher, die die Pflanze auf so viele Menschen ausübt. Es erleichtert zudem das Verständnis mancher Legenden- und Mythenbildung um Cannabis.

Seit Jahrtausenden besitzt die Cannabispflanze einen hohen Wert für die Menschen. Sie haben sich ihrer zur Fasergewinnung sowie als Nahrungs- und Heilmittel bedient. Das erste chinesische Papier war aus Hanf gefertigt. Die erste Gutenberg-Bibel wurde auf Papier aus Hanf und Flachs gedruckt. Lange vor Christus waren Kleidung, Taue, Segelzeug und Fischernetze aus der robusten Hanffaser hergestellt.

Die psychoaktiven Inhaltsstoffe des Cannabis wurden gleichfalls bereits in vorchristlicher Zeit bei kultisch-religiösen Zeremonien und zu Heilungsritualen eingesetzt.

Der geografische Ursprung von Cannabis lässt sich nicht mehr mit Gewissheit bestimmen. Vieles spricht dafür, dass seine Urheimat in Zentralasien oder im indischen Himalaja liegt. Als Nutzpflanze wurde Hanf zuerst in China und Indien angebaut. Noch lange vor Christus gelangte das Gewächs durch Eroberungszüge, Wanderungsbewegungen und Handel nach Europa und Afrika. Im 16. und 17. Jahrhundert unserer Zeitrechnung wurde Cannabis gezielt in Nord-, Mittel- und Südamerika verbreitet.

Die frühesten kulturhistorischen Funde, welche die Verwendung von Cannabis zur Faserherstellung dokumentieren, stammen aus Grabungsstätten in China, die auf etwa 4200 Jahre vor Christus datiert werden. Cannabissamen waren den Chinesen ein wertvolles Nahrungsmittel. Als medizinisch vielfach einzusetzendes Heilmittel wird Cannabis erstmals im »Shen Nung Pen Ts'ao« erwähnt, einem chinesischen Heilkunde- und Arzneimittelbuch, welches dem Vernehmen nach von dem sagenhaften Kaiser Schen Nung im Jahre 2737 vor Christus verfasst wurde. Im »Ming-i Pieh-lu«, das im 5. Jahrhundert vom angesehenen Arzt T'ao Hung niedergeschrieben wurde, findet sich ein früher Verweis auf die rituelle Verwendung und die euphorisierenden Wirkungen von Cannabis. Dort heißt es zum Gebrauch des Gewächses: »Geisterbeschwörer und Schwarzkünstler verwenden es in Verbindung mit Ginseng, um die Zeit vorrücken zu lassen und künftige Geschehnisse zu offenbaren.«

In der indischen Kultur gilt Cannabis seit alters her als »Geschenk der Götter«. Es wird als Pflanze mit magischen und heilenden Kräften verehrt. Das »Atharvaveda«, die Wissenschaft der Zaubersprüche, das als vierte Sammlung der heiligen vedischen Texte zwischen 1500 und 1200 vor Christus verfasst wurde, verweist auf die wohltuenden heilenden Eigenschaften von Bhang oder Marihuana bei der Behandlung von Krankheiten. Ebenso werden traditionelle sakrale Zeremonien zu Ehren der Götter beschrieben. Auch die ayurvedische Medizin, die den Menschen »als Ganzes« behandelt und deshalb in unserer westlichen Kultur immer mehr Anhänger findet, lobt die überaus nützlichen Wirkungen von Bhang bei zahlreichen Krankheitsbildern. Noch heute ist Cannabis als Opfergabe bei den indischen Tempelwächtern nicht wegzudenken, da es als geheiligter Vermittler zwischen den Menschen und den Göttern gilt.

Oft werden skythische Nomadenstämme als diejenigen Völkerschaften beschrieben, die Cannabis bewusst früh als Rauschmittel benutzt hätten. Es spricht jedoch einiges dafür, dass Geschichtsschreiber wie Archäologen eine skythische Legende an die nächste reihen, sodass es schließlich zu Überinterpretationen und zu Missverständnissen kam.

Die skythischen Reitervölker durchstreiften gegen 1500 vor

Christus ganz Asien und das russische Sibirien. Ihre Wanderungen führten sie bis 700 vor Christus bis nach Indien und Persien, wo sie Cannabis bereits vorgefunden haben müssten. Wirtschaftliche Interessen bewegten die Skythen zu Handlungsreisen bis nach Europa. Im Kriegsfall praktizierten sie eine Politik grausamer Unbarmherzigkeit. In Friedenszeiten betrieben sie erfolgreich Landbau und erwiesen sich als geschickte Handwerker. So bauten sie zielgerichtet Hanf zur Tuchproduktion an. Außerdem verwendeten sie das magische Gewächs bei rituellen Begräbnisfeiern als Sakrament.

Besonders jener etwa 500 vor Christus vom griechischen Geschichtsschreiber Herodot beschriebene Brauch gab Anlass zu Missverständnissen. Herodot berichtete, wie die Skythen Zelte aus Tierhäuten und wollenen Decken bauten, in denen sie in speziellen Räuchergefäßen auf heißen Steinen Cannabissamen verbrannten: »Die Skythen nehmen von diesem Hanf die Samen und schlüpfen dann unter die bereits beschriebenen Wolldecken; hernach werfen sie den Samen auf die durch Feuer rot glühenden Steine; der hingeworfene Samen fängt sofort an zu rauchen und verbreitet einen solch wohlriechenden und kräftigen Dampf, dass kein hellenisches Schwitzbad diesen übertreffen dürfte; die Skythen brüllen dann vor Freude über ein solches Schwitzbad: denn es dient ihnen statt eines Bades, weil sie nämlich überhaupt ihren Leib mit Wasser nicht waschen.«

Aus Herodots Schilderungen sowie einigen archäologischen Funden wurde der Schluss gezogen, dass die Skythen bereits Cannabis geraucht bzw. inhaliert hätten, um sich zu berauschen. Überzeugende Beweise gibt es jedoch nur für die Tatsache, dass bei Begräbnisritualen und der damit einhergehenden Reinigungszeremonie Cannabissamen verbrannt wurden. Keine Belege existieren indes für die Legende, dass bei solchen Ritualen bewusst harzreiche Cannabisblüten verdampft worden wären, um euphorische Zustände zu bewirken. Die Cannabissamen entfalten ihrerseits keine psychoaktiven Wirkungen. Sie dienten den Skythen nebst Zypressen, Zedern und Weihrauch ausschließlich als Räucherwerk.

Vergleichen lässt sich das reinigende skythische Dampfbad mit schamanistischen Schwitzhütten-Ritualen, wie sie sich bei heutigen »Esoterikern« zunehmender Beliebtheit erfreuen, nicht selten in

Verbindung mit psychoaktiven Drogen. Zudem ließe sich aus dem Brauch der Skythen die Versuchung ableiten, Cannabisblüten oder Haschisch heutzutage auf den heißen Steinen einer modernen Sauna zu verdampfen.

Eine besonders hartnäckige Legende wird immer wieder absichtsvoll benutzt, um einen ursächlichen Zusammenhang zwischen Haschischgebrauch und Aggressivität zu belegen. Sie betrifft die »Mörderbande der Assassinen«. Die Legende nimmt ihren Ursprung in der Erzählung über den »Alten vom Berge«, Scheich Hassan Ibn Al-Sabbah. Ihr zufolge wird der zielgerichtete Gebrauch von Haschisch in Verbindung gebracht mit einem in Persien beheimateten islamischen Kult. Dessen Anhänger seien mit Hilfe von Haschisch dazu angehalten worden, gedungene Morde zu begehen. Den historisch-politischen Nährboden, auf dem die Legende gedieh, bildeten frühe innerislamische Auseinandersetzungen um den rechten islamischen Weg und seinen führenden »Imam«. Die 1090 nach Christus gegründete Bruderschaft um Hassan Ibn Al-Sabbah und seine nachfolgenden Großmeister bestanden aus den Ismaeliten oder »Nizari«. Sie hatten sich zum Ziel gesetzt, ihr politisch-religiöses Selbstverständnis im gesamten Islam durchzusetzen. Ihre Zeit endete 1256 mit dem Fall ihrer letzen islamischen Festung »Alamut«.

In den Jahren 1209/10 nach Christus berichtete erstmals der Abt Arnold von Lübeck, welcher sich mit den Kreuzzügen beschäftigte, über die Ismaeliten. Etwa hundert Jahre später trug Marco Polo zur weiteren Verfestigung der Legenden um den Orden bei. Zur Zeit seiner Berichte aus zweiter Hand waren die religiös motivierten Taten der Ismaeliten bereits zu sagenhaft ausgeschmückten Erzählungen gediehen.

Wie kam es nun aber zu der irreführenden und unhaltbaren Verbindung von Haschischgebrauch und fanatisierten Morden in der Legende um die Assassinen? Der Konsum von Haschisch in Persien, Arabien und im gesamten Nahen Osten war bereits bekannt. Das Wort »Haschischin« oder »Haschischesser« bezeichnete den Missbrauch der Substanz. Den Ismaeliten wurde der Beiname »Haschischin« verliehen, weil man ihnen gängigen Berichten zufolge unterstellte, gezielt ein Rauschmittel zu verwenden, um ihre Anhänger gefügig zu machen. Vermutlich enthielt die Bezeichnung »Haschischin« auch einen Unterton von Verächtlichkeit für die fanatischen Anschauungen und Gebräuche der Ismaeliten. Dass sie ihre Gegner gewaltsam aus dem Weg zu räumen pflegten, ist unbestritten. Dass sie dafür Haschisch verwendeten, ist erstens nicht belegt und zweitens passt mordende Gewalttätigkeit in keiner Weise mit dem Wirkungsspektrum von Haschisch überein. Sofern die Ismaeliten überhaupt Cannabis gebrauchten, mussten sich die erwählten Attentäter jedenfalls vor ihren Anschlägen in strenger Enthaltsamkeit üben: »Haschisch macht sanft; der Dolch trifft dann nicht, da das Herz zu Zärtlichkeiten neigt«, belehrt eine ihrer Schriften.

Es bedurfte überhaupt keiner Droge, um gläubige Anhänger der religiösen Bruderschaft gefügig zu machen. Gläubiger Fanatismus wirkt wie eine Droge an sich. Die afghanischen Taliban beispielsweise, welche mit terroristischem Eifer ihr Bild vom »Gottesstaat« durchzusetzen versuchen, sind zeitgenössische Nachfahren der Ismaeliten. Wo religiös motivierter Fanatismus wütet, findet der berühmte gewordene Satz des nahezu vergessenen Karl Marx sein neues Verständnis: »Religion ist Opium fürs Volk«.

Die hartnäckige These, die Assassinen hätten unter Drogeneinfluss gemeuchelt, ist politisch weidlich ausgenutzt worden. Noch Jahrhunderte später stand sie Pate bei der Verfolgung von Marihuana als »Mörderkraut« in den USA.

Die zentralasiatischen und vorherrschend islamischen Regionen Afghanistans und des 1934 von China und der Sowjetunion geteilten Turkestans waren über Jahrhunderte hinweg traditionelle Hochburgen orientalischer Haschischkultur. Durch die politischen Verwerfungen und Konflikte der letzten Jahrzehnte haben sie gleichwohl ihre Bedeutung als aktuelle Anbaugebiete für Cannabis eingebüßt. Was erhalten blieb, sind die uralten Gebräuche im Umgang mit Haschisch.

Im europäischen Raum waren die psychoaktiven Wirkungen von Cannabis lange Zeit unbekannt. Den antiken Griechen und Römern waren sie wenig vertraut. Wohl aber wurde etwa mit Beginn der neuen Zeitrechnung in Griechenland und im alten Rom die Verwendung von Cannabis als Heilmittel populär. Die berühmtesten Ärzte des Altertums, Plinius, Dioskurides und Galenus verwendeten den Pflanzensaft und die Samen äußerlich angewendet gegen Schmerzen, Gelenkbeschwerden und Gicht. Die »oberen zehntausend« im alten Rom genossen aber offensichtlich bereits ein wohlschmeckendes Hanfkonfekt. Galenus, der 129 bis 199 nach Christus lebte und als Arzt tätig war, vermerkte dazu: Wenn der Cannabiskonfekt »in großer Menge verzehrt wird, erzeugt er eine Wirkung auf den Kopf«.

Die pharmakologischen Erfahrungen der antiken Ärzte mit Cannabis beeinflussten die gesamte europäische Medizin bis zum Ende des Mittelalters. In den folgenden Jahrhunderten wurden allerdings zunehmend weitere Erkenntnisse mit den heilsamen Wirkungen von Hanfarzneien gesammelt. Die heilkundige Äbtissin Hildegard von Bingen, John Parkinson, ein englischer Kräuterarzt, der Schotte Sir William Brooke O'Shaughnessy und viele weitere Heiler priesen einhellig die medizinischen Qualitäten der Hanfpflanze.

Zur phantastischen Mythenbildung um Haschisch hat insbesondere eine kleine Gruppe französischer Intellektueller beigetragen, die zwischen 1845 und 1849 in Paris mit dem Stoff experimentierte. Es war vorwiegend ein Zirkel von Schriftstellern und Malern, die sich im Hôtel »Pimodan« auf der Seine-Insel Saint-Louis trafen und als der »Club des Hachichins« in die Cannabisgeschichte eingingen. Die literarischen Zeugnisse über ihre Rauscherlebnisse werden immer wieder wenig hinterfragend zitiert, um die dramatischen und tief greifenden Wirkungen von Haschisch zu belegen. Die Realität der Geschichte ist allerdings weit weniger romantisierend als die um den Club gesponnenen Mythen. Ausgangspunkt für den Haschischclub war der »Seelenarzt« Jacques Joseph Moreau de Tours, der, von klinisch-psychologischem Erkenntnisinteresse getrieben, an veränderten Persönlichkeitszuständen jenseits des »Normalen« interessiert war. Demzufolge verabreichte er seinen willigen »Versuchskaninchen« abenteuerlich hohe Dosen von Haschisch, die zudem oral genossen wurden, was ihre Wirkung noch einmal deutlich verstärkte. Die während mehrerer »Diners« im Club als Vorspeise servierte Haschischzubereitung war die zur damaligen Zeit geläufigste Art, das berauschende Mittel zu genießen. Es handelte sich um »Dawamesc«, eine des Öfteren als »grünliche Konfitüre« umschriebene Süßspeise auf der Basis von Haschischbutter, deren Herstellung Moreau de Tours exakt festgehalten hat. Die extrem hohen Dosen waren dazu gedacht, besonders bewegende Rauscherlebnisse hervorzurufen, die ausdrücklich als »Fantasia«-Trips bezeichnet wurden.

Théophile Gautier zeichnete seine Erlebnisse anlässlich mehrerer Abendmahle im Hôtel Pimodan in seinem erstmals am 1. Februar 1946 in »La Revue des Deux Mondes« veröffentlichten Bericht auf, nach dessen Titel der gesamte Zirkel seinen gleich lautenden Namen erhielt: »Le Club des Hachichins«. Gautier malt mit Worten:

»Eine leichte Wärme überkam mich, und der Wahnsinn, einer Woge gleichend, die gegen eine Klippe schäumt und sich wieder zurückzieht, um erneut gegen den Fels zu branden, trat in mich ein, verließ meinen Kopf wieder und brach dann völlig über mir zusammen. Die Halluzination, dieser seltsame Gast, war in mir lebendig geworden ... Allmählich füllte sich der Salon mit ungewöhnlichen Figuren, wie man sie nur auf den Stichen Callots oder den Aquatinten Goyas findet; ein Mischmasch aus Lumpen und Fetzen, tierischen und menschlichen Gestalten. Zu jeder anderen Zeit hätte ich mich in einer solchen Gesellschaft nicht wohl gefühlt, doch jetzt lag nichts Drohendes in diesen Ungeheuern. List, nicht Bosheit blitzte aus ihren Augen. Nur bei einem gutmütigen Grinsen vermochte man die ungleichen Hauer und spitzen Zähne zu entdecken ... Der etwas krampfhaften Ausgelassenheit am Anfang folgte nun ein unaussprechliches Wohlbehagen, ein Frieden ohne Ende. Ich befand mich in der glücklichsten Phase des Haschischrausches ... Ich fühlte meinen Körper nicht mehr, die Fesseln der Materie und des Geistes waren gelöst; nur kraft meines Willens bewegte ich mich in ein Medium, das mir nicht den geringsten Widerstand entgegensetzte. Auf diese Weise, vermute ich, agieren Seelen in der Welt, in der wir nach dem Tode einkehren ... Ich begriff, welche Freude höhere Wesen und Engel je nach dem Grade ihrer Vollkommenheit spüren, wenn sie Ätherwelten und Himmel durchstreifen, und wie sich Ewigkeit im Paradies anfühlt ... Mühsam erhob ich mich und ging auf die Tür zu, welche ich erst nach geraumer Zeit erreichte, da mich eine unbekannte Macht nach jedem dritten Schritt

wieder einen zurückzog. Nach meiner Schätzung mussten zehn Jahre verstrichen sein, als ich diese Entfernung zurückgelegt hatte ... In der Tat fühlte ich, wie meine Glieder zu Stein erstarrten. Bis zur Körpermitte war ich zu einer Statue geworden ... Nichtsdestotrotz gelangte ich zum Treppenabsatz und ich versuchte hinunterzugehen ... Als ich hinabblickte, sah ich einen Abgrund aus Stufen, Strudel von Wendeltreppen, verwirrende Spiralwindungen. Diese Treppe muss einfach bis zum Ende der Welt vorstoßen, dachte ich, während ich mechanisch weitertappte. Erst am Tage nach dem Jüngsten Gericht würde ich unten ankommen ... Dann verlor ich völlig die Nerven; ich wurde wahnsinnig und phantasierte ... Verzweiflung hatte mich gepackt, denn als ich mit der Hand an meinen Schädel fuhr, spürte ich, dass er offen war. Daraufhin schwand mir das Bewusstsein.«

Mit einem früheren Haschischrausch, dessen aufeinander folgende Phasen als Bericht am 10. Juli 1843 im Journal »La Presse« erschienen, liefert Gautier dem ärztlichen Erkenntnisinteresse Moreaus weiteren Stoff:

»Mein Körper schien sich aufzulösen und durchsichtig zu werden. Das Haschisch, das ich gegessen hatte, sah ich sehr deutlich in meiner Brust in Form eines Smaragds, der Millionen kleiner Fünkchen sprühte ... Rings um mich war ein Rieseln und Einstürzen von Steinmassen in allen Farben und in stetem Wechsel, das nur mit dem Spiel des Kaleidoskops verglichen werden kann. In manchen Augenblicken sah ich nur noch meine Kameraden, jedoch verändert, halb Mensch, halb Pflanze, mit dem nachdenklichen Aussehen eines Ibis, auf dem Fuße eines Vogels Strauß stehend, mit den Flügeln schlagend ... Nach einer halben Stunde verfiel ich von neuem wieder der Wirkung des Haschisch. Dieses Mal waren die Visionen sehr viel komplizierter und ungewöhnlicher. Milliarden von Schmetterlingen, deren Flügel wie Fächer rauschten, flogen mit dauerndem Summen in einer merkwürdig erleuchteten Luft umher. Gigantische Pflanzen und Blumen mit kristallenen Kelchen, enorme Pfingstrosen, goldene und silberne Betten stiegen auf und breiteten sich rings um mich aus mit einem Knistern, das an Feuerwerk erinnerte. Mein Gehör hatte sich merkwürdig gesteigert, ich hörte das Geräusch der Farben. Grüne, blaue, gelbe Tö-

ne kamen in scharf unterschiedenen Wellen zu mir. Ein umgeworfenes Glas, ein Ächzen des Stuhles, ein leise ausgesprochenes Wort vibrierten und widerhallten in mir wie Donnergetöse ... Noch nie hatte ich solches Glücksgefühl erlebt. Ich löste mich auf, war so weit entfernt von mir, meiner selbst so entledigt, dieses widerwärtigen Zeugen, der einen stets begleitet, dass ich zum ersten Mal die Existenz der Elementargeister verstand, der Engel und der vom Körper getrennten Seelen. Ich war wie ein Schwamm mitten im Meer. Jede Minute durchzogen mich Wellen von Glück, die durch meine Person ein- und ausgingen; denn ich war ja durchdringbar geworden, und bis ins Letzte hinein nahm ich die Farbe der phantastischen Umgebung auf, in die ich versetzt war. Töne, Düfte, Licht kamen durch unzählige schmale Kanälchen, so fein wie Haar, zu mir, in denen ich die magnetischen Ströme pfeifen hörte. Nach meiner Berechnung dauerte dieser Zustand ungefähr 300 Jahre, denn die Empfindungen folgten sich dermaßen zahlreich, dass eine Zeitwahrnehmung unmöglich schien ... Eine dritte Phase, die letzte und zugleich bizarrste, beendigte meine orientalische Sitzung. In dieser verdoppelte sich mein Blick. Zwei Bilder jedes Gegenstandes spiegelten sich in meiner Netzhaut und erzeugten eine vollständige Symmetrie. Aber bald nachdem die magische Substanz vollständig verzehrt war und nun noch intensiver auf mich zu wirken begann, war ich für eine Stunde vollkommen von Sinnen. Alle pantagruelischen Träume durchzogen meine Phantasie: Einhörner, Greifen, Riesenvögel usw., kurz, die ganze Menagerie der Traumungeheuer trippelte, funkelte, flatterte und klapperte durch das Zimmer.«

Solche und ähnliche Berichte zum Ruhme des Haschischs sind verständlicherweise geeignet, Mythen zu kreieren, die sich später verselbstständigen. Wer mit den Wirkungen der Droge wenig vertraut ist, wird den Berichten Glauben schenken und von Haschisch wundersame Wirkungen erwarten. Doch Gautiers Erzählungen sind mit besonderer Vorsicht zu genießen. Sie erklären sich nur vor ihrem konkreten geschichtlichen Hintergrund. Der Arzt Moreau wollte Halluzinationen erforschen und Gautier hat sie ihm geliefert. Die Stärke der von ihm berichteten Haschischwirkungen ist auf das Essen von Dosierungen zurückzuführen, wie sie kein normaler Haschischkonsument jemals zu sich nimmt. Aber selbst solch außergewöhnlich große Mengen von Haschisch reichen als Erklärung für die Schilderungen Gautiers nicht aus. Das berichtete Maß der Raum- und Zeitauflösung sowie der Sinnesverschiebungen, die völlige Losgelöstheit vom Körper, die Verbundenheit mit den Elementargeistern und letztlich das Übermaß an inneren Bildern und phantastischen Visionen gehen über die mit Haschisch erreichbaren Wirkungen hinaus. Sie gehören viel eher in das Wirkungsspektrum weitaus mächtigerer Halluzinogene und Entheogene, die in die Welt der Geister, Götter und Ahnen zu führen vermögen. Gautier war hoch gebildet und literarisch begabt. Beides kommt zwar der sprachlichen Gestaltung seiner Erzählungen zugute, führt aber mit zur unrealistisch überhöhten Schilderung seiner Rauscherlebnisse. Moreau persönlich macht darauf aufmerksam, welch brillanter Schriftsteller Gautier war und wie sehr seine Berichte von dessen »poetischer Imagination« geprägt seien. Gautier stilisiert seine Halluzinationen regelrecht. Dem Drang, Außergewöhnliches und Sensationelles bezeugen zu müssen, erliegt auch Gérard de Nerval, der festhält: »Das Haschisch macht gottgleich; indem der Rausch die Augen des Leibes trübt, erleuchtet er die Seele.«[1]

Ein hinreichendes Indiz dafür, dass die ekstatischen Berichte der Pariser Literaten sprachlich überhöht waren, ist die Tatsache, dass ihre malenden Kollegen sich weit weniger enthusiastisch zeigten.

---

1 Deutsche Übersetzungen von Gautiers Berichten bleiben nahe an dessen Erzählstil dran. Stellenweise überhöhen sie Gautiers »Fantasia«-Trips allerdings noch mehr. Übersetzungen des ersten Zitats finden sich im Kultbuch von Hans-Georg Behr: »Von Hanf ist die Rede« sowie bei Robert Connell Clarke: »Haschisch«. Die zweite Textstelle ist auf Deutsch nachzulesen im »Handbuch der Rauschdrogen« von Wolfgang Schmidbauer und Jürgen vom Scheidt. Jedem der französischen Sprache mächtigen Leser empfehle ich jedoch die französischen Originaltexte: »Le Club des Hachichins« von 1846 ist als kleiner Nachdruck in der Edition »L'Esprit frappeur« erhältlich. Gautiers 1843 in »La Presse« erschienener Bericht wurde von Moreau de Tours wieder verwendet. Er ist integraler Bestandteil des ersten, historischen Teils von Moreaus 1845 in Paris erschienenem Werk: »Du hachisch et de l'aliénation mentale« (Vom Haschisch und der Verwirrung des Geistes«, H.K.). Das Buch ist 1980 als Nachdruck in der Collection »Ressources«, Paris-Genève, neu aufgelegt worden.

Sie erfuhren keinerlei visionäre Inspirationen für ihre Kunst und zeigten sich von Haschisch enttäuscht.

Charles Baudelaire, der ebenfalls dem Pariser »Club des Hachichins« angehörte, ging in seiner berühmten »Dichtung vom Haschisch« wesentlich nüchterner an die Sache heran. Er analysierte die verschiedenen wellenartig anflutenden Wirkungsstadien des Rauschmittels Haschisch. Um seinen »sezierenden« Abstand von der Droge zu verstehen, muss man wissen, dass Baudelaire zur fraglichen Zeit bereits opiumabhängig und folglich mit den leidvollen Begleiterscheinungen eines unkontrollierten Rauschmittelgebrauchs vertraut war. Er geht der »Moral« des Haschischs nach. Vom »Standpunkt einer spiritualitischen Philosophie aus« erscheint es ihm tadelnswert, »die menschliche Freiheit und den unerlässlichen Schmerz zu verringern«, indem ein Mensch die Bedingungen des Lebens nicht annimmt, sondern es vorzieht, über »ein verbotenes Spiel« mit machtvollen Suchtmitteln seine Seele zu verkaufen.

So vorübergehend die Episode um den Pariser Zirkel der »Haschischesser« war, so überdauernd sind die von ihm begründeten Mythen um die Wirkungen des Stoffes bis heute. Sie stehen in keinem Verhältnis zur Realität, insbesondere nicht zu der eingeschränkten Bedeutung, die Haschisch zur damaligen Zeit als psychoaktive Substanz hatte. Nur in Griechenland wurde die Droge in größerem Umfang als Rauschmittel genossen. Der Anbau von Cannabis zur Gewinnung von Haschisch war in Griechenland etwa vom Ende des 19. Jahrhunderts ab verbreitet. Beliebte Konsumstätten waren die »Tekés«, die Cafés für die Haschischraucher in Piräus und Athen. Die Blütejahre des Hanfanbaus sowie der Genuss von Haschisch gingen einher mit der Hochzeit der »Rebetika«-Musik. Etwa um 1930 bis 1940 flaute der Cannabisanbau und Konsum in Griechenland durch immer schärfere Betäubungsmittelgesetze der griechischen Regierung ab.

Ein dramatischer Bruch im Umgang mit Cannabis erfolgte zu Beginn des 20. Jahrhunderts. In Amerika und Europa wurde die politische, wirtschaftliche, pharmakologische und gesellschaftliche Bewertung von Cannabis völlig in ihr Gegenteil verkehrt. Die Ursachen für diesen gesteuerten Meinungswechsel sind vor allem in den Vereinigten Staaten zu finden. Es ist eine Ironie der Geschichte, dass das weltweite Verbot von Cannabis von jenem Land gestartet wurde, dessen erste Flagge noch aus einem Hanfstoff gefertigt war.

Die Cannabisprohibition hat ihren ideologischen Ursprung in der hart geführten Auseinandersetzung zwischen Menschen weißer und schwarzer Hautfarbe in Südafrika und stärker noch in den USA. Dort hatte sich bis etwa 1930 das Rauchen von Marihuana stark verbreitet. Kulturell war Marihuana schon länger bei den Mexikanern verwurzelt. Dann wurde es von der schwarzen Bevölkerung in den USA zu ihrer Droge auserkoren. Verbreitet wurde ihr Konsum unter anderem durch die Jazzmusik, lange Zeit als »Negermusik« verschrien. Später hoch angesehene schwarze Jazzmusiker setzten Marihuana manch musikalisches Denkmal. Zu ihnen zählt auch Louis Armstrong, der dem verbotenen Kraut eine Liebeserklärung macht: »Ich habe durch Grass eine Menge Schönheit und Wärme erfahren. Das war mein Leben, und ich schäme mich deswegen überhaupt nicht. Mary Warner, mein Liebling, du warst wirklich die Beste.«

Neben rassistischen Gründen für das Cannabisverbot spielten der religiöse Puritanismus sowie mächtige wirtschaftliche Interessen der Textil- und Papierindustrie eine Rolle. Die Baumwollproduzenten und die chemische Industrie, die Papier künftig aus Holz herzustellen gedachte, wollten die Hanffaser vom Markt verdrängen.

Auf der Zweiten Internationalen Opiumkonferenz setzten die USA 1925 in Genf ein internationales Verbot von Cannabis durch. Haschisch und Marihuana sollten in ihrer Gefährlichkeit mit der Bewertung von Opium, Morphium, Heroin und Kokain gleichgestellt werden. Folglich wurde Cannabis in das seit 1912 bestehende 1. Internationale Opium Abkommen von Den Haag aufgenommen. Die »Eiferer« in den USA kannten fortan kein Halten mehr. Insbesondere mit einem Namen ist die Cannabishysterie in den USA untrennbar verbunden: mit Harry J. Anslinger, der von 1930 bis 1962 Leiter der zentralen amerikanischen Drogen- und Rauschgiftbehörde war (Bureau of Narcotics). Er erklärte Marihuana zum »Staatsfeind Nummer eins« und startete eine gezielte, systematische

Propaganda gegen das Kraut, die modernen Werbekampagnen alle Ehre gemacht hätte. Die Propagandabotschaften, die Marihuana als wahnsinnig machendes »Mörderkraut« und »Killer der Jugend« anprangerten, zeigten Wirkung. Mit dem hergestellten Zusammenhang zwischen Marihuanagenuss und Kriminalität sowie Mord und Totschlag wurde in der Öffentlichkeit weiter Stimmung gegen Cannabis gemacht. Die Legende um die »skythischen Mörderbanden« trieb neue Blüten. Um den illegalen Marihuanakonsum noch stärker zu unterbinden, wurde der legale Hanfanbau und -besitz durch die »Marihuana Tax Act« von 1937 mit horrenden staatlichen Steuern von 100 Dollar pro Unze, das entspricht etwa 30 Gramm, belegt. 1942 durften schließlich keinerlei Hanfprodukte mehr gehandelt werden. Der Marihuanakonsum wurde mit drastischen Zuchthausstrafen geahndet.

Anslinger lancierte auch die Umstiegsthese von Marihuana auf Heroin, wenn der gewohnte Sinneskitzel nicht mehr befriedige. Seine Behörde bestimmte maßgeblich die Drogenpolitik der Vereinten Nationen. Im Jahre 1961 erreichte sie mit der »Single Convention on Narcotic Drugs« die weltweite Ächtung von Cannabis. Anbau und Besitz von Hanf waren fortan in allen UN-Staaten mit Strafverfolgung bewehrt. Der Grundstein zum heute noch existierenden weltweiten Hanfverbot war gelegt. Es gab in den USA allerdings von Beginn an auch Widerstand gegen Anslingers Methoden und Ziele. Eine 1938 vom New Yorker Bürgermeister La Guardia eingesetzte wissenschaftliche Kommission veröffentlichte 1944 einen ausführlichen Bericht, der die gesamte Marihuanahysterie für übertrieben und unbegründet erklärte.

Im Übrigen ist Cannabis ein überaus robustes Gewächs. Es ist nicht nur resistent gegen Pflanzenschädlinge aller Art, sondern widersteht bis heute jeglicher politisch, wirtschaftlich, ideologisch oder gesundheitlich begründeter Repression. Trotz aller Bemühungen, den Cannabisgebrauch regelrecht auszurotten, wurde dieses Ziel selbst in den USA nie erreicht. Ab Mitte der 60er-Jahre war Marihuana trotz Verbots in allen Bevölkerungsschichten des Landes verbreitet, ohne Unterschied in der Hautfarbe oder im sozialen Herkommen. Die »Flower-Power« setzte sich mit »love & peace« gewaltfrei und beharrlich durch. Heute ist Cannabis trotz der beachtlichen Konkurrenz neu kreierter Designerdrogen wieder die meist gebrauchte illegale Droge, nicht nur in den USA, sondern weltweit.

Die Geschichte des Hanfverbots in Deutschland ist im Wesentlichen gekoppelt an die Verpflichtungen durch Internationale Verträge. Durch das Zweite Opiumabkommen, welches das Deutsche Reich ab 1929 mit dem Reichs-Opium-Gesetz umsetzte, wurde der Besitz von Hanf zum Zwecke der Berauschung erstmals für die Konsumenten verboten. Davon unberührt blieb zunächst der Hanfanbau zur Erzeugung von Rohstoffen, der im Zweiten Weltkrieg sogar staatlich gefördert wurde, weil die Nazis es für wert befanden: »Die Kriegswirtschaft verlangt die heimischen Fasern. Vielseitig ist die Verwendung: Garne, Netze, Leinenstoffe, Drillichzeug und Zeltbahnen, Schläuche und Gurte werden aus Hanffasern hergestellt. Die Sicherung der Versorgung der Heimat und ganz besonders der Wehrmacht mit unentbehrlichem Gut ist eine Aufgabe. Das Landvolk weiß, worum es geht. Der Krieg verlangt den äußersten Einsatz.« Nach dem Krieg waren Hanfzubereitungen als Heilmittel noch bis 1958 in deutschen Apotheken erhältlich. Nach und nach verschwand der Hanf indes aus den heimischen Gärten, wo er lange Zeit wie selbstverständlich wuchs. In geschlechtsspezifischer Abwandlung des bekannten Spruches: »Was die Großmutter noch wusste« wurde er von vielen älteren Männern wie selbstverständlich als Tabakersatz geraucht. Niemand dachte sich Böses dabei. Ebenso wenig sprach jemand von Haschisch oder Marihuana. In die Pfeife gestopft wurde Hanf als »seltsames Kraut«, das etwas »rauschig« machte, als »Knaster« oder »starker Tobak«.

Nachdem Mitte der 60er-Jahre die »Flower-Power« auch die damalige Bundesrepublik Deutschland voll erfasst hatte und im Gefolge Haschisch, Marihuana und LSD Eingang in die Gewohnheiten der zunehmend politisierten jungen Erwachsenen fanden, verabschiedete die Bundesregierung 1971 die erste Fassung des bundesdeutschen Betäubungsmittelgesetzes (BtMG). Seine Überarbeitung von 1982 verbot neben dem Konsum von Cannabis zugleich den Anbau von Hanf als Nutzpflanze. Die zweite Novellierung des BtMG von 1992 schrieb neue Paragraphen ins Gesetz, die bei gering anzusehenden Verstößen gegen das Cannabisverbot größeren Ermessensspielraum bei der Strafverfolgung ermöglichen.

Infolge des berühmt gewordenen Haschischurteils des Lübecker Landgerichts traf das Bundesverfassungsgericht 1994 eine bedeutsame Grundsatzentscheidung im Zusammenhang mit der Verfassungsmäßigkeit des generellen Verbotes von Cannabis. Das Urteil legt fest, dass bei Besitz von geringen Mengen Cannabis zum Eigengebrauch aus Gründen der Verhältnismäßigkeit von einer gerichtlichen Strafverfolgung abzusehen sei, wenn keine Fremdgefährdung vorliege. 1996 wurde zudem der Anbau von THC-armem Nutzhanf wieder freigegeben. Allerorten setzen sich in Deutschland überdies Hanfinitiativen für die Legalisierung von Cannabis und seine Freigabe als Medikament ein.

Was ist das Problem?

Als ich jung war, habe ich vergessen zu lachen. Erst später, als ich meine Augen öffnete und die Wirklichkeit erblickte, begann ich zu lachen und habe seither nicht mehr aufgehört.
(Sören Kierkegaard)

Um es in aller Deutlichkeit vorwegzunehmen: Die Existenz und Verfügbarkeit von Haschisch und Marihuana sind *nicht* das Problem. Das Problem sind vielmehr die Gebraucher von Cannabis, die mit der Droge nicht angemessen umzugehen wissen. Für viele Menschen, die mit Cannabis Umgang pflegen, scheint es allerdings kaum vorstellbar, dass Gebraucher der Pflanze überhaupt in Schwierigkeiten geraten können. Manche als Experten hoch gehandelte Vertreter eines liberalen Umgangs mit der Droge, Mitglieder von Hanfinitiativen sowie zahlreiche regelmäßige Cannabisnutzer, können sich überhaupt nicht oder nur mit Mühe in die Rolle derjenigen hineinversetzen, die auf vielerlei Arten an den Folgen des Cannabiskonsums zu leiden haben. Sie scheinen diesen für sie unliebsamen Aspekt der Droge schlichtweg auszublenden. Ihre selektive Wahrnehmung macht deswegen auch jeden Dialog mit ihnen zu einer mühseligen Angelegenheit. Jene angesprochenen Gruppen, die mit Cannabis vorgeblich oder tatsächlich kein Problem haben, zeigen sich in Gesprächen häufig ungläubig, dass es doch so viele Haschisch- und Marihuanagebraucher gibt, die von sich aus eine Drogenberatungsstelle aufsuchen, weil sie mit dem Stoff in keiner Weise mehr klarkommen. Während der Arbeit an diesem Buch führte ich zahlreiche Gespräche mit Besitzern und Angestellten so genannter »Hanfläden« (siehe das Kapitel: »Seien Sie neugierig«). Bei allen stieß ich auf das gleiche ungläubige Staunen: »Wie, gibt es wirklich Kiffer, die zu euch in die Drogenberatung kommen?« Der absolut verpeilte Cannabiskonsument, der in seinem Leben nichts mehr auf die Reihe bekommt, scheint für sie ein nicht existierendes Wesen zu sein. Nur ein einziger Besitzer eines Hanfladens zeigte sich ausgesprochen nachdenklich. Er beschäftigte sich selbst schon länger mit der für ihn konflikthaften Tatsache, dass seine Kunden immer jünger werden: »Das sind doch wirklich noch Kinder.« Die Vorstellung, dass diese Kinder bereits ganz selbstverständlich Haschisch und Marihuana benutzen, bereitet ihm wachsendes Unbehagen.

Es ist überhaupt nichts dagegen einzuwenden, für einen liberaleren und pragmatischeren Umgang mit Cannabis einzutreten. Das macht im Gegenteil sogar ausgesprochen Sinn. Wer jedoch ausblendet und abstreitet, dass die Droge erhebliche Probleme nach sich ziehen kann, blickt nicht über den eigenen Tellerrand hinaus. Er hat sich nie die Mühe gemacht, den Arbeitsalltag von Drogen- und Suchthilfeeinrichtungen kennen zu lernen, um auch die zweifelsfreien Schattenseiten der Droge seiner Wahl zur Kenntnis zu nehmen. Die Probleme mit Cannabis sind nicht wegzudiskutieren, auch wenn sie nur in die richtige Relation gesetzt angemessen zu bewerten sind. Millionen von Jugendlichen und jungen Erwachsenen probieren und gebrauchen Cannabis. Wir dürfen es als relativ beruhigend und entlastend ansehen, dass für die weitaus meisten von ihnen der Gebrauch des Rauschmittels nie zu größeren Schwierigkeiten führt. Ihr Haschisch- und Marihuanagenuss ist eine passagere Phase in ihrem Leben, aus der sie unbeschadet oder sogar mit nützlichen Erfahrungen auf dem Weg zum Erwachsenwerden herauswachsen. Trotzdem geraten allzu viele jüngere Menschen in unserer Kultur mit der Droge in eine Sackgasse, aus der sie nur mit Mühe und Hilfe wieder herausfinden. Die Zahl derer, die mit Cannabis ernsthafte Probleme bekommen, lässt sich schwer beziffern. Sie ist aber in jedem Falle zu hoch, um tatenlos zuzusehen, welchen Lebenspreis Kiffer, die die Droge nicht beherrschen, für ihre Erfahrungen bezahlen müssen.

In diesem Buch ist folgerichtig vorwiegend von denjenigen Haschisch- und Marihuanakonsumenten die Rede, welche der Umgang mit der Rauschdroge in schwerwiegende Nöte bringt. Das sei ausdrücklich betont, damit es nicht zu Missverständnissen kommt. Wer die Droge wirklich genießen kann, braucht sich von den Problematisierungen nur am Rande angesprochen zu fühlen. Er darf aber ruhig weiterlesen, um in Erfahrung zu bringen, wie es kiffenden »Brüdern« und »Schwestern« ergeht, denen die Droge weniger

Genuss als Verdruss beschert. Dabei sei er vor allem vor eigenen Größenphantasien und Überheblichkeit auf der Hut.

Was ist das Problem? Selbst dort, wo Cannabis seine Anhänger in arge Bedrängnis bringt, ist die Droge nicht das wirkliche Problem. Hinter ihrem Konsum des Rauschmittels verbergen sich in aller Regel soziale Gründe und innere Motive des Drogengebrauchs, die sich als das eigentliche, tiefer liegende Problem erweisen. Die Hauptverantwortung für den Suchtmittelgebrauch so vieler junger Menschen liegt jedoch bei einer Gesellschaft, die auf Grund ihrer wirtschaftlichen, sozialen und politischen Gegebenheiten ihre Mitglieder geradezu zum maßlosen Konsumieren nötigt. Wo unsere tiefsten menschlichen Bedürfnisse wie Liebe, Sicherheit, Geborgenheit, Kontakt und Beziehung zu uns nahen Menschen sowie Selbstentfaltung in konstruktiver Abgrenzung zu anderen nicht mehr ausreichend befriedigt werden, weichen wir aus in sekundäre Konsumbedürfnisse. Die konsumierende Gesellschaft lebt von der seelischen Not ihrer Mitglieder. Sie kann nur dadurch existieren, und als Gesellschaft der Maßlosigkeit ist sie eine Suchtgesellschaft par excellence. Doch die Gesellschaft als solche hat keine Adresse. Bei ihr kann man nicht klingeln. Sie ist anonym. Wir gehören ihr zwar alle an, aber der einzelne Mensch hat wenig bis gar keinen Einfluss mehr auf die vielfältigen Gesellschaftsstrukturen, deren höchstes Organisationsmerkmal die totale Abhängigkeit des »einen vom anderen« ist. Darunter leidet die Zuversicht, mit unserem Handeln etwas Sinnvolles bewegen und erreichen zu können. In meinem Buch »Der rote Faden in der Sucht« habe ich die Beschädigung unseres wichtigsten Kern- oder Selbstwertgefühls von »Urheberschaft und Wirksamkeit« als die Grundursache der süchtigen Abhängigkeit beschrieben. Wer das Gefühl bekommt: »Ich kann doch nichts mehr tun«, sucht die Rettung seines Selbstwerts an einem anderen Ort. So zwingt letztlich unsere auf grenzenlosen Konsum und dürftige Beziehungen getrimmte Lebensweise zunehmend mehr von Natur aus offene, begabte, kreative und glücksfähige Menschen zum Rückzug in die Welt der Drogen und Süchte. Das ist unser eigentliches Problem.

Zur Verbreitung von Cannabisprodukten

Zahlen, Daten und »harte« Fakten

Cannabis ist fraglos die besterforschte Droge überhaupt. Es existiert eine kaum noch zu überblickende Fülle von Studien zum Haschisch- und Marihuanagebrauch junger Menschen. Mit unterschiedlichem experimentellem Design sowie ausgeklügeltem methodischem Vorgehen versuchen sie Antworten auf ebenso vielfältige Fragestellungen zu finden. Alle gemeinsam kämpfen sie mit der Tücke des Objekts. »Das Ding an sich« macht es schwer, handfeste allgemein gültige Aussagen zum Cannabiskonsum in unserer Gesellschaft zu treffen. Es gibt einfach zu viele Einflussfaktoren auf Menschen, die in methodisch noch so exakt durchgeführten Studien nicht kontrolliert werden können. Zu verschieden sind die Menschen, die Cannabis benutzen, zu wenig vergleichbar ihre individuellen Gründe und Motive, ihre lebensgeschichtlichen familiären und sozialen Hintergründe. Mithin wundert es nicht, dass viele Studien sich gegenseitig widersprechen. Vielfach ist nicht einmal das objektive Zahlenmaterial miteinander vergleichbar. Die im Wissenschaftsbetrieb als Neuigkeiten verkauften Forschungsergebnisse sind gelegentlich gar so banal, dass ihr Erkenntniswert gegen null geht. Folglich ist ein Großteil der Cannabisstudien für die direkte beratend-therapeutische Arbeit mit abhängigen Kiffern im Grunde genommen nutzlos. Halbwegs objektive Daten und Fakten zum derzeitigen Wissensstand und zur aktuellen Verbreitung von Cannabis gewinnt man noch am ehesten aus dem Vergleich jüngerer Forschungsstudien.

Objektives Zahlenmaterial

Aus der vergleichenden Gesamtsicht von Cannabisstudien jüngeren Datums lassen sich einige halbwegs brauchbare Daten zum Umgang junger Menschen und Erwachsener mit der Rauschdroge Cannabis herauslesen.[1]

Gemäß der Drogenaffinitätsstudie der Bundeszentrale für gesundheitliche Aufklärung (BZgA) von 1993/94 haben etwa 24% der jungen Menschen zwischen 14 und 25 Jahren in den alten Bundesländern Erfahrungen mit Cannabis. Zum Erhebungszeitpunkt waren allerdings nur noch 9% der Befragten aktuelle Konsumenten. In der Wiederholungsbefragung aus dem Jahr 2000, in welcher die Altersschwelle der Befragten auf 12 Jahre herabgesetzt ist, gaben 26% der 12- bis 25-Jährigen in den alten und neuen Bundesländern an, schon einmal Cannabis probiert zu haben oder mehr oder weniger regelmäßig zu konsumieren (Lebenszeitprävalenz). Immerhin 13% der 12- bis 25-Jährigen haben in den letzten zwölf Monaten Cannabis genommen (12-Monatsprävalenz). Nur 5% bezeichnen sich als aktuelle Konsumenten. Von den Jungen und Mädchen, die noch jünger als 14 Jahre waren, gaben nur 1% Erfahrungen mit illegalen Drogen, sprich Cannabis, an. Dieser Wert aus der jüngsten

---

1 Nachstehende Studien wurden miteinander verglichen, um aktuelles Zahlenmaterial zu gewinnen:
Die Studie der Bundeszentrale für gesundheitliche Aufklärung zur Drogenaffinität Jugendlicher in der Bundesrepublik Deutschland von 1994 sowie die Wiederholungsbefragung von 2001;
die repräsentative Bundesstudie des Instituts für Therapieforschung über den Konsum psychoaktiver Substanzen in der erwachsenen Bevölkerung von 18 bis 59 Jahren von 2001, erstellt im Auftrag des Bundesministeriums für Gesundheit;
die sog. »Cannabisprojekt«-Studie von D. Kleiber und R. Soellner: Cannabiskonsum. Entwicklungstendenzen, Konsummuster und Risiken. Weinheim und München 1998;
von der Landesstelle gegen die Suchtgefahren für Schleswig-Holstein: Die Epidemiologie des Drogenkonsums schleswig-holsteinischer Jugendlicher, Kiel 1999. Repräsentativbefragung im Auftrag des Ministeriums für Arbeit, Gesundheit und Soziales des Landes Schleswig-Holstein;
der Sucht- und Drogenbericht der Bundesregierung 2000, Berlin 2001.
Die erwähnten Studien geben wissenschaftlich interessierten Lesern einen Einblick in die Trends der letzten Jahre. Für die beratend-therapeutische Beziehungsarbeit mit Cannabis konsumierenden jungen Menschen bieten sie nur sehr eingeschränkten Nutzen.

Drogenaffinitätsstudie der BZgA ist unvereinbar mit Angaben schleswig-holsteinischer Jugendlicher. Bei einer Repräsentativbefragung von 1998/99 wiesen immerhin 5,1% der 12- bis 13-Jährigen auf Eigenerfahrungen mit Cannabis hin.

Cannabis ist in jedem Fall über alle Altersstufen verteilt die am häufigsten benutzte illegale Droge in Deutschland. Im Rahmen der Bundesstudie 2000 des Instituts für Therapieforschung gaben 21% der befragten 18- bis 59-jährigen Westdeutschen und 11% der Ostdeutschen zu, in ihrem Leben mindestens einmal Cannabis konsumiert zu haben. Die Spitzen des Konsums liegen in den alten wie in den neuen Bundesländern zwischen 18 und 29 Jahren. In dieser Altersgruppe haben wenigstens 36% der jungen Erwachsenen Erfahrungen mit Haschisch und Marihuana. Mit zunehmendem Alter verringert sich der Konsum von Cannabisprodukten dagegen stetig.

Es existieren eindeutige geschlechtsspezifische Unterschiede im Umgang mit Cannabisprodukten. Anhand der Daten aus dem Jahr 2000 ermittelte das Institut für Therapieforschung bei den 18- bis 59-jährigen Männern in den westlichen Bundesländern 24,8% (18–29 Jahre 40,4%) Cannabis-erfahrene Personen. Die Frauen verfügten zu 17,7% (18–29 Jahre 29,5%) über entsprechende Konsumerfahrungen. Im Osten Deutschlands wussten 14,3% der 18 bis 59-jährigen Männer (18–29 Jahre 36,6%) und 6,6% der Frauen (18–29 Jahre 20,6%) über Erlebnisse mit Cannabis zu berichten. Eine der aktuellsten Forschungsarbeiten, welche im so genannten »Cannabisprojekt« den Substanzkonsum von 1458 Haschisch- und Marihuana-erfahrenen Personen untersuchte, bestätigt die geschlechtsspezifische Komponente. 62% der Konsumenten waren männlichen Geschlechts, 38% waren Frauen. Die Tatsache, dass etwa 2/3 der Kiffer männlich sind, ist ziemlich unstritig. Die geschlechtsspezifischen Unterschiede lassen sich noch genauer fassen: Männliche Jugendliche gebrauchen eindeutig häufiger, gewohnheitsmäßiger und höher dosiert Cannabis als junge Frauen, die eher seltener, anlässlich von Gelegenheiten und sorgfältiger dosiert konsumieren.

Besagte Studie des »Cannabisprojekts« bestätigt nachhaltig ältere Angaben der Bundeszentrale für gesundheitliche Aufklärung, die belegen, dass 97% der Probierer Haschisch oder Marihuana beim ersten Mal von Freunden, guten Bekannten oder gar eigenen Familienmitgliedern bekommen. Die Cannabisverführung durch den »Unbekannten Dritten« findet demnach nicht statt. Sie gehört definitiv ins Reich der Unsicherheit verbreitenden Sagen und Legenden.

Das durchschnittliche Einstiegsalter für die erste Bekanntschaft mit Cannabisprodukten wird in der Drogenaffinitätsstudie 2001 der Bundeszentrale für gesundheitliche Aufklärung mit 16,5 Jahren angegeben. Viele Konsumenten geben ihren Experimentiergebrauch von Haschisch und Marihuana nach wenigen Erfahrungen bereits wieder auf. Nicht wenige benutzen Cannabis indes über Monate oder Jahre hinweg. Die durchschnittliche Konsumerfahrung von 9,3 Jahren im »Cannabisprojekt« ist allerdings nicht die Norm, sondern ergibt sich aus der Tatsache, dass in der Stichprobe viele Gewohnheits- und Dauerkonsumenten vertreten waren. Sie macht jedoch auf einen eher versteckten Aspekt des Gebrauchs von Cannabis aufmerksam: Eine schwer erfassbare Zahl von Erwachsenen nimmt immer mal wieder oder sogar gewohnheitsmäßig Haschisch und Marihuana zu sich. Manche bedienen sich der Mittel bereits seit 20 Jahren und länger und haben nicht die Absicht, ihren Umgang damit zu beenden. Ein Ausstieg aus dem Konsum von Cannabis ist jedoch zu jedem Zeitpunkt möglich, vorausgesetzt die Person verfügt über die nötige Motivation.

Der Vergleich der jüngeren Cannabisstudien ergibt als weitere wesentliche Tatsache, dass mindestens jeder zweite Konsument von Cannabis über parallele Erfahrungen mit zusätzlichen illegalen Drogen verfügt, vorzugsweise mit Halluzinogenen und »Party«-Drogen wie »Ecstasy« oder Amphetaminen. Alkohol und Zigaretten sind bei nahezu allen Kiffern selbstverständlich, es sei denn, sie bezeichnen sich als »Protestkiffer«, die Alkohol als Gesellschaftsdroge ausdrücklich ablehnen. Die Tendenz zum Mischkonsum illegaler Rauschmittel verstärkt sich in den letzten Jahren deutlich wahrnehmbar.

Rein bezogen auf Cannabisprodukte lässt sich für die heutige Situation in Deutschland zusammenfassend festhalten, dass ein Großteil der Jugendlichen und jungen Erwachsenen mehr oder weniger intensive Eigenerfahrungen mit Haschisch und Marihuana aufzuweisen hat. In manchen Altersstufen erreicht ihr Anteil mit Sicherheit 40%.

Eine solche Größenordnung findet sich bestätigend im Drogenbericht 2000 der Europäischen Union. Trotz gewisser länderspezifischer Unterschiede dürfen wir davon ausgehen, dass in den Mitgliedsstaaten der Europäischen Union in den letzten zwölf Monaten wenigstens jeder vierte Jugendliche zwischen 15 und 16 Jahren Haschisch oder Marihuana benutzt hat. Von den 18-jährigen jungen Erwachsenen haben EU-weit durchschnittlich 40% im zurückliegenden Jahr Cannabisprodukte zu sich genommen.

Weltweit konsumierten nach Schätzungen des Drogenkontrollprogramms der Vereinten Nationen (UNDCP) in den späten Neunzigerjahren etwa 144 Millionen der über 15 Jahre alten Menschen Haschisch oder Marihuana. Auf den ersten Blick fällt allerdings auf, dass die unter 15-Jährigen von den Statistiken noch gar nicht erfasst werden, was die Aussagekraft der angenommenen Zahlen erheblich einschränkt.

Ergänzende subjektive Wahrnehmungen

Selbst sich noch so sehr um Objektivität bemühende repräsentative Umfragen zum Cannabisgebrauch junger Menschen vermögen nur einen begrenzten Ausschnitt aus der Wirklichkeit zu einem festgelegten Zeitpunkt wiederzugeben. Einige Daten aus den oben erwähnten Studien zweifele ich auf Grund eigener langjähriger Beobachtungen daher entschieden an. Ich ergänze sie deshalb auf zweierlei Weise: durch meine eigene subjektive Wahrnehmung aus dem Arbeitsalltag sowie durch Beobachtungen, wie sie junge Menschen selbst aus ihrem Umfeld schildern.

In meiner mittlerweile 15-jährigen präventiven, beratenden und therapeutischen Arbeit bin ich Tausenden von Jugendlichen, jungen Männern und Frauen, Eltern, Lehrern und Multiplikatoren begegnet. Ich habe junge Menschen an allen Orten ihres Alltags getroffen: in Schulen jeglicher Schulform, Jugendfreizeiteinrichtungen, Wohngruppen, Sportvereinen, Betrieben und überbetrieblichen Ausbildungsstätten sowie an ihren informellen Treffs. Bin ich mit ihnen im Gespräch über Rauschmittel und insbesondere Cannabis, macht sich ein breites, bezeichnendes Grinsen auf ihren Gesichtern breit, wenn sie hören, dass etwa 25% einer bestimmten Altersstufe Haschisch und Marihuana konsumieren sollen. Nicht selten reagieren sie sogar mit ungläubigem Staunen. Nicht etwa, weil sie die Zahl für zu hoch gegriffen halten, sondern aus ihrer eigenen Beobachtung heraus für wesentlich zu niedrig. Wenn sie selber schätzen, wie viele Jugendliche über Erfahrungen mit Cannabisprodukten verfügen, nennen sie spätestens mit 16 bis 17 Jahren in großer Einhelligkeit Zahlen zwischen 50% und 80%. Standardäußerungen wie: »Das machen doch alle«, sind zwar nicht repräsentativ, doch in der Regel wissen Jugendliche recht genau, was sich in ihrem Umfeld abspielt. In manchen Schulklassen an bestimmten Standorten oder in Freizeitcliquen, in denen klar festgelegt ist, wer dazugehört und wer nicht, greifen phasenweise nahezu alle männlichen Jugendlichen zu Haschisch oder Marihuana. Diejenigen, die das für ihre Person ablehnen, haben es schwer, ihren Standpunkt zu behaupten. Sie müssen sich gefallen lassen, als »Loser« oder »Weichei« tituliert zu werden. 25% Cannabis-erfahrene Jugendliche eines Jahrgangs ab 14 bis 15 Jahren aufwärts sind mit an Sicherheit grenzender Wahrscheinlichkeit die absolute Untergrenze. Nach oben ist die Skala offen, wobei 80% im Durchschnitt ebenso entschieden zu hoch gegriffen sein dürfte. Relativ in sich abgeschlossene Cliquen und Gruppen eher männlicher Jugendlicher, bei denen diese Zahl die Realität während einer begrenzten Lebensspanne ziemlich genau trifft, lassen sich allerdings leicht finden. Dass solche Vermutungen nicht frei erfunden oder einfach aus der Luft gegriffen sind, unterstreicht nachdrücklich eine weniger bekannte Umfrage von 1993/94 und 1994/95 bei Studienanfängern der Rechtswissenschaft in Gießen. Von den im Durchschnitt 21 Jahre alten 313 Studenten und 218 Studentinnen gaben 41,2% der Männer und 25,7% der Frauen, insgesamt also 66,9% der Befragten, die Selbstauskunft, in ihrem Leben schon Cannabis benutzt zu haben.[2]

---

2 Siehe: Kreuzer, A.: Rechtspolitische Aspekte und straßenverkehrsrechtliche Relevanz des Cannabiskonsums. In: Berghaus, G./Krüger, H.-P.: Cannabis im Straßenverkehr. Stuttgart, Jena, Lübeck, Ulm 1998, S. 211/12.

Solche Aussagen stehen in krassem Gegensatz zu der Feststellung des »Sucht- und Drogenberichts 2000« der Bundesregierung, dass über drei Viertel der jungen Menschen keinerlei Erfahrungen mit illegalen Drogen hätten.

Möglicherweise scheuen wir uns nur, mit aller Konsequenz der Tatsache in Auge zu blicken, dass zumindest in bestimmten Gruppen eher 60–80% als 40% der jungen Menschen Erfahrungen mit Cannabis machen, weil wir es einfach zu schockierend fänden. In der Beängstigungsskala zahlreicher nicht ausreichend informierter Eltern rangiert Haschisch schließlich unmittelbar hinter der Heroinspritze.

Als Mitarbeiter einer Sucht- und Drogenpräventionsstelle kooperiere ich mit allen nur denkbaren Einrichtungen der sozialen Arbeit. Gleichgültig, ob es sich um Jugendzentren, andere offene Treffs, Wohngruppen, den sozialen Dienst von Jugendämtern, Beschäftigungsförderungsprojekte oder ehrenamtlich geleitete kirchliche Jugendgruppen handelt, die dort tätigen Mitarbeiter scheuen sich nicht, in großer Einmütigkeit bis zu 80% Cannabis-erfahrene junge Menschen zu schätzen, wenn sie an die »ganz normalen« Jungen und Mädchen denken, mit denen sie arbeiten. Irgendetwas kann also nicht stimmen: Entweder sind die offiziell verbreiteten Zahlen selbst neuester Studien zur Verbreitung von Cannabis unter den Heranwachsenden nicht stimmig. Oder die Wahrnehmungen der jungen Menschen selbst sowie vieler Mitarbeiter in der sozialen Arbeit sind falsch. Persönlich bin ich klar entschieden, worauf ich mehr vertraue.

Die Drogenaffinitätsstudie der Bundeszentrale für gesundheitliche Aufklärung aus dem Jahr 2000 beziffert die Zahl der drogenerfahrenen Kinder und Jugendlichen unter 14 Jahren noch mit 1%. Das als Durchschnitt ermittelte Einstiegsalter für den Erstgebrauch von Cannabis wird in der Umfrage mit knapp 16,5 Jahren angegeben. Keinen der beiden Werte vermag ich so zu bestätigen. Seit Jahren ist zu Recht davon die Rede, dass das Einstiegsalter für illegale Drogen ständig im Sinken begriffen ist. Wer unter diesen Umständen weiterhin davon ausgeht, dass nur 1% der unter 14-Jährigen Erfahrungen mit Cannabis hat, verkennt die Realität. In den meisten Schulklassen, die der Altersstufe 13 entsprechen, findet sich wenigstens ein Schüler, der bereits Haschisch oder Marihuana probiert hat. Eher sind es sogar 3 bis 4 Schüler, die über entsprechende Erfahrungen zu berichten wissen. Es lässt sich leicht unterscheiden, ob ihre Erzählungen authentisch sind oder ob sie sich nur interessant machen wollen. Bei der weit verbreiteten Klassenstärke von etwas 30 Schülern entspräche das immerhin einem Anteil von 3–12% 13-jähriger Schüler mit Cannabiserfahrungen vorwiegend im Probier- und Experimentierstadium.

Es handelt sich dabei fast ausschließlich um Jungen. Die geschlechtsspezifische Komponente des Kiffens ist mithin deutlich bestätigt. Ein ganz anderer Abgrund tut sich dort auf, wo bereits 13-jährige Mädchen auf dem »Babystrich« ihre Haut zu Markte tragen, um ihren Geldbedarf für Drogen und Konsumgüter aller Art zu erwirtschaften. Sie sind Opfer der Menschen wie Umwelt gleichermaßen verachtenden Mentalität der Verbrauchs- und Wegwerfgesellschaft, die selbst vor dem Benutzen und Vernichten von Kindern nicht Halt macht.

Als Junge (oder Mädchen) mit 13 oder 14 Jahren Cannabis zu benutzen ist zwar noch nicht die allgemeine Norm. Das durchschnittliche Alter für den Erstgebrauch der Droge muss allerdings realistischerweise um zwei bis drei Jahre nach unten korrigiert werden, denn mit 14 bis 15 Jahren steigen die Zahlen der Haschisch- und Marihuana-erfahrenen jungen Menschen sprunghaft an. Der jüngste Kiffer, mit dem ich gesprochen habe und der es bereits faustdick hinter den Ohren hatte, war gerade mal 11 Jahre alt geworden.

Ein Jugendzentrumsbesucher fasst seine Lebenseinstellung dementsprechend in der Beobachtung zusammen: »Wer 14 Jahre alt ist und noch nicht gekifft hat, mit dem ist was nicht in Ordnung.« Es wäre wichtig, dass es gemeinsam gelänge, den eindeutigen Trend nach unten zu stoppen, denn jedes gewonnene Jahr vor dem ersten Probierkonsum einer Droge ist von unschätzbarem Wert für eine angemessene körperliche und seelische Entwicklung der Heranwachsenden.

Relativierende Einschätzungen

Die Daten und Fakten zur Verbreitung von Cannabis lassen sich nur richtig verstehen, wenn man sie in die notwendige Relation zu einem Gesamtbild setzt. Die Wahrscheinlichkeit, dass junge Menschen ab 13 oder 14 Jahren aufwärts zu irgendeinem Zeitpunkt während der Pubertät und Adoleszenz ausprobieren, wie es ist, bekifft zu sein, ist hoch. Millionen von Jugendlichen und jungen Erwachsenen machen diese Erfahrung. Das vermag vor allem Mütter und Väter zu beunruhigen oder gar zu ängstigen. Man darf bei der Einschätzung der Cannabisverbreitung allerdings nicht übersehen, dass der Gebrauch von Haschisch, Marihuana und weiterer illegaler Drogen für die weitaus meisten jungen Menschen ein Übergangsphänomen ist. Auf ihrem schwierigen Weg vom Kind über den Jugendlichen zum Erwachsenen spielen Cannabisprodukte phasenweise eine für ihre Persönlichkeitsentwicklung bedeutsame Rolle. Nach erfolgreicher Bewältigung der entsprechenden Lebensaufgaben durch die Heranwachsenden verlieren die Substanzen ihre Rolle wieder. Trotz der enormen Verbreitung von Cannabis kann es daher relativ entlastend sein zu wissen, dass nur ein sehr begrenzter Teil der Haschisch und Marihuana gebrauchenden jungen Menschen in ernsthafte Schwierigkeiten mit den Drogen gerät. Selbst jene, welche durch ihren Cannabisgebrauch im Strudel des Lebens weit nach unten gesogen werden, können wieder auftauchen. Wer die innere Entscheidung trifft, sein Verhältnis mit der Rauschdroge zu beenden, kann sein Leben jederzeit neu ordnen. Es gibt bei Haschisch und Marihuana keine »Dead-Line« und keinen »Point of no return«.

Gebrauchsmuster von Cannabis: Kiffen gestern und heute

Es macht wenig Sinn, Cannabis als weiche Droge zu bezeichnen. Wenn ein Konsument mit der Substanz nicht umzugehen weiß, wird sie für ihn zu einem Risiko. Die Risiken, die mit dem Gebrauch der Rauschdroge einhergehen können, sind gekoppelt an die Gebrauchsmuster der Nutzer. Es gibt »weichere« und »härtere« Arten, mit Haschisch und Marihuana zu verkehren.

Damit Cannabis seine psychoaktiven Wirkungen zu entfalten vermag, muss es vom Blutkreislauf aufgenommen werden. Das ist über drei Wege möglich: durch Haschisch und Marihuana rauchen, durch das Inhalieren der Dämpfe und durch das Essen von Haschisch. Das Erleben des Rausches variiert mit dem Gebrauchsmuster und der Erwartung des Konsumenten an die Wirkungen der Droge.

Das traditionelle mystische oder spirituelle Rauscherleben verfolgt von vorneherein andere Ziele als das Kiffen aus Langeweile, »Just for fun« oder zur Verminderung unerträglicher Spannungs- und Stresszustände.

Die bei uns geläufigste Art, Cannabis zu gebrauchen, ist sicherlich das Rauchen eines einfachen »Joints«, entweder alleine oder in geselliger Runde. Ein »Joint« ist eine Haschisch- oder Marihuanazigarette. Als so genanntes »Tütchen« kann sie in unterschiedlicher Dimensionierung »gebaut« werden. Bei dieser Anwendungsform ist die Dosis über die Anzahl und Tiefe der Züge an der »Tüte« leicht zu kontrollieren. Durch das Erhitzen beim Rauchen von Haschisch und Marihuana findet eine chemische Umwandlung von nicht psychoaktiven Cannabinoidsäuren in psychoaktiv wirksame Stoffe statt. Der komplizierte chemische Vorgang wird als »Decarboxylierung« bezeichnet.

Der Rausch tritt beim Rauchen oder Inhalieren von Cannabisprodukten nahezu augenblicklich ein. Der Hauptwirkstoff THC gelangt über die Lunge in den Blutkreislauf und ohne Umwege direkt ins Gehirn. Die Wirkung flutet je nach Rauchtechnik sanft an oder sie schlägt regelrecht zu.

Beim Essen von Haschisch verhält es sich anders. Damit die Cannabionoide in ihre psychoaktive Form überführt werden, muss der Stoff auch bei dieser Anwendungsform erwärmt werden. In aller Regel erfolgt das durch ein Verbacken von Haschisch. Als fettlösliche Substanz wird das Haschisch gut mit Backfett vermischt und zu Kuchen oder Plätzchen, so genannten »spacecakes« oder »cookies« verarbeitet. Geläufig sind ebenfalls Zubereitungen als Tee, Schokoladengetränk oder als phantasievoll zubereitetes Konfekt. Die Dosierung ist weitaus schwieriger als beim Rauchen. Die Wirkung tritt verzögert ein, da das THC zunächst vom Magen und vom Darm aufgenommen werden muss. Von dort wandert es mit dem Blut in die Leber und erst dann zum Gehirn. Der unterschiedliche Weg, den das THC beim Rauchen bzw. beim Essen von Haschisch nimmt, macht die Verschiedenartigkeit der Wirkung aus. In die Leber gelangendes THC wird dort verändert. Die dabei entstehenden Metaboliten unterscheiden sich in ihren pharmakologischen Feinwirkungen von denen der Ursprungssubstanz THC.

Über die Lunge aufgenommen, entfaltet THC direkt seine Wirkungen im Gehirn. Beim Essen von Haschisch kommen die Sekundärwirkungen der umgehend durch den Stoffwechsel veränderten Metaboliten hinzu. Der (11-Hydroxy-)Metabolit von THC wirkt vereinnahmender als THC selbst. Dieser Mechanismus erklärt die deutlich wahrnehmbaren, aufeinander folgenden Wirkungsphasen beim oralen Genuss von Haschisch. Im Normalfall tritt die Wirkung in Wellen ein. Die erste Welle rollt leicht an, baut sich langsam auf, erreicht eine erste Spitze und ebbt wieder ab. Eine zweite und dritte Woge können in der Rauschwirkung ein hohes Plateau erreichen, bevor sie langsam auslaufen. Der Rausch ist in aller Regel stärker als beim Rauchen von Cannabis. Beim Verzehr großer Mengen Kuchen oder Plätzchen vermag der Rausch unangenehm stark, bisweilen sogar dramatisch zu werden. Seine Macht zieht den Haschischesser stärker in den Bann als die Wirkungen beim Rauchen. Für ungeübte Anfänger eignet sich diese Anwendungsform nicht.

Gemeinsam sind beiden Gebrauchsformen typische Stadien eines Rausches: Einer ersten Phase von Hochstimmung, Heiterkeit und Anregung folgen innere Ruhe, träumerische Schläfrigkeit und Gelöstheit. Die jeweilige Intensität ist allerdings höchst unterschiedlich.

Haschisch oder Marihuana zu rauchen bewirkt im Wesentlichen das Gleiche. Da Haschisch in der Regel THC-haltiger ist, braucht es eine geringere rauchbare Dosis, um die gewünschte Wirkung zu erzielen. Es enthält zudem weniger Teerstoffe als das aus Pflanzenteilen bestehende Marihuana. Von daher wäre das Rauchen von Haschisch dem von »Gras« vorzuziehen. Doch unterschiedliche Konsumenten pflegen anders geartete Vorlieben. Die einen wollen lieber »high« und beschwingt drauf kommen, die anderen »beamen« sich bevorzugt in einen betäubungsähnlichen Zustand. Sie sind »stoned«. Dazwischen existieren viele Abstufungen im Rausch, die ein Cannabisgebraucher anstreben kann. Je nach Vorliebe oder Gelegenheit wählt er den Stoff, die Dosierung, die Anwendungsform und eventuell die Rauchtechnik. Für eine 16-jährige, ziemlich aufgeweckte Freizeitkonsumentin ist die Wahl eindeutig: »Ich rauche nicht so gerne Haschisch. Ich nehme lieber Gras, weil Gras mich nicht so platt macht, sondern ich die ganze Zeit lachen muss.«

Von Joints, Wasserpfeifen, Kawumms, Bongs, Eimern und sonstigen Gebrauchsutensilien rund um den Cannabiskonsum

Haschisch und Marihuana werden allerorten auf der Welt auf unzählige Arten geraucht. Am häufigsten wird es pur oder mit Zigarettentabak und gelegentlich weiteren psychoaktiven Pflanzen vermischt zu »Joints« gedreht oder in einfachen Pfeifen mit geringem Volumen geraucht. Das kann langsam und genussvoll oder hastig und gierig erfolgen.

Speziell zum »Jointdrehen« oder »Tütenbauen« gibt es besondere Zigarettenpapiere, so genannte »Longpapers«. Sie sind doppelt so lang und breit wie normale »Papers«, von denen nur zur Not mehrere benutzt werden, um eine »Tüte« zu bauen. Auf die großen Blättchen gibt man einen Filter sowie Tabak und zerbröseltes Haschisch oder Marihuana und rollt das Ganze zu einer rauchfertigen Tüte.

Ebenso geläufig ist, dass der Genuss von Haschisch mit Hilfe traditioneller Verfahren und ausgesuchter Rauchgeräte nebst spezieller Technik regelrecht zelebriert wird.

»Gediegene« Rauchgeräte sind allesamt »exotischeren« Ursprungs. In unserer Kultur waren sie zunächst nicht beheimatet. Mittlerweile hat sie die hiesige Haschischgemeinde jedoch erobert und sich zu Eigen gemacht. Bereits als Cannabis im Zuge von »Flower-Power« im Westen populär wurde, verbreitete sich in seinem Gefolge die orientalische oder asiatische Wasserpfeife. Traditionelle Wasserpfeifen existieren in handlichen Exemplaren oder als großvolumige, dickbäuchige Schwergewichte. Das Prinzip beim Rauchen ist immer das Gleiche: Der Rauch wird durch Wasser gezogen, dabei von Unreinheiten gereinigt und gewaschen. Der Wirkstoff THC durchwandert mit dem Rauch das Wasser, da er nicht wasserlöslich ist. Er verliert zwar etwas von seiner Potenz, doch der gekühlte Rauch fühlt sich in der Lunge angenehmer an. Folglich wird er länger in der Lunge behalten und entfaltet so wiederum stärkere

Wirkung. Das typische Geräusch, das entsteht, wenn der Rauch durch das Wasser im Bauch der Pfeife hindurchblubbert, stand Pate für die Namensgebung »Blubber«, mit der heutige Haschischraucher ihre entsprechenden Rauchgeräte belegen. Einer kostbaren, zeremoniell eingesetzten Wasserpfeife mag eine solch respektlose Bezeichnung wenig gefallen.

Beim Urtyp der Wasserpfeife sitzt der Pfeifenkopf oben auf dem Wassergefäß. Über den langen biegsamen Schlauch wird der Rauch inhaliert. Andere Wasserpfeifen haben starre, gerade Mundstücke und anders angebrachte Pfeifenköpfe. Etwas Besonderes ist die uralte afghanische »Erdpfeife«, eine in den Erdboden eingebaute Wasserpfeife. Die Konstruktion ist aufwändig und braucht Zeit. Ihre zentralafrikanische Variante in Form eines Erdaltars kam vorzugsweise bei religiösen Opferzeremonien zum Einsatz. Der Haschischrauch wurde aus dem Schoß von »Mutter Erde« geatmet. Die Lehmbodenpfeife wie der Erdaltar sind die Vorbilder, nach denen heutige Experimentierer so genannte »Erdlöcher« rauchen, eine Rauchtechnik für eingefleischte Haschisch-»Freaks«.

Während die Wasserpfeife bei früheren Kiffergenerationen im Westen bei Rauchritualen bereits geteilt wurde, sprach noch kaum jemand von »Bongs«. Bongs sind ebenfalls traditionelle Rauchgeräte asiatischen Ursprungs. Sie waren ursprünglich aus Bambusstücken hergestellt, die am unteren Ende verschlossen wurden. Im unteren Teil einer solchen Röhre wurde seitlich ein schräg nach oben stehender kurzer, hohler Stab angebracht. Auf dessen oberen Ende wurde der Pfeifenkopf, heute »Head« genannt, befestigt. Der Rauch wurde eingesogen, indem der Mund das offene Ende des Bambusrohrs fest umschloss. Er wurde mit einem einzigen Atemzug vollständig inhaliert. Sowohl alte wie moderne Bongs neuester Bauart sind unterschiedlich groß. Großvolumige Bongs mit langen und zugleich dicken Röhren enthalten große Mengen Rauch. Entsprechend leicht kann man sich mit einem vollen Bong in ermattende, narkoseähnliche Zustände versetzen. Hier haben sich in den letzten Jahren die Gewohnheiten der Kiffer eindeutig verändert. Das eher »weiche« Rauchen des Joints ist vielfach dem wesentlich »härteren« Gebrauchsmuster des Bong-Rauchens gewichen. Viele heutige Kiffer wünschen und brauchen es »härter«. Die Zeit ist danach. Fast immer handelt es sich bei ihnen um männliche Bong-Enthusiasten. Besonnenere Haschischraucherinnen bevorzugen meistens den »sanfteren« Joint, wie mir eine 17-jährige Schülerin schrieb: »Ich rauche gerne mal einen Joint, um mich zu entspannen. Wenn ich Haschisch in der Bong rauche, fühle ich mich einfach nur platt, d.h., ich bin müde und will nix mehr machen. Ein Joint jedoch macht mich nicht so müde, er macht mich eher nachdenklich. Ich denke über sehr viele Sachen nach.«

Eine absolut harte Konsumform ist auch das Rauchen eines »Eimers«. Eine 22 Jahre alte »Punkerin«, die vielerlei Drogen konsumiert (was man als »Polytoxikomanie« bezeichnet) beschreibt, wie sie das macht:

»Man füllt einen Putzeimer bis oben hin mit Wasser. In den Eimer kommt eine Plastikflasche, deren Boden abgeschnitten ist. Auf die Öffnung der Flasche kommt ein so genanntes Köpfchen. Das Köpfchen kann aus Holz, Ton, Speckstein, aus allen formbaren Materialien sei. Köpfchen gibt es aber auch fertig zu kaufen. Sie haben oben eine Öffnung mit einem Sieb, auf das man die Mischung legt. Durch das Köpfchen geht ein kleines Loch. Die Mischung besteht aus Haschisch und Tabak. Die Flasche mit dem Köpfchen muss bis zum Flaschenhals im Wasser sein. Man nimmt die Flasche, zündet die Mischung an und zieht die Flasche langsam in kreisenden Bewegungen hoch. In der Flasche entsteht dann Qualm. Wenn die Flasche oben ist, aber mit dem unteren Teil immer noch im Wasser, dann nimmt man das Köpfchen weg, setzt den Mund an die Öffnung, zieht und drückt die Flasche langsam nach unten, bis kein Qualm mehr in der Flasche ist. Es entsteht dabei ein Hustenreiz. Diesen Vorgang kann man wiederholen, sofern noch Mischung im Sieb ist. Befindet sich dort nur noch Asche, muss man eine neue Mischung herstellen, wenn man weiterrauchen will. Beim Eimerrauchen kann die Wirkung ganz verschieden sein. Es können intensive und vielfältige Wirkungen einzeln, gleichzeitig oder hintereinander auftreten. Zum Beispiel, dass sich alles dreht, dass man einen riesigen Hunger bekommt, dass man über alles lachen muss, dass man plötzlich viel redet

> usw. Man nimmt die Welt mit anderen Augen wahr: bunter, farbenfroher, man nimmt alles gelassener, ist lockerer. Wenn man jeden Tag Eimer raucht, dann muss man mehr rauchen, um die gleiche Wirkung zu erzielen, denn die intensive Wirkung lässt mit der Zeit nach. Man wird träger, will nur noch relaxen und Musik hören und mit anderen, die ebenfalls drauf sind, sich über deren kreative Gedankengänge unterhalten. Man wird kreativer, aber durch die Trägheit wird diese Kreativität nicht voll ausgeschöpft. Die Wirkung des Eimerrauchens hält etwa eine halbe Stunde an. Danach hat man so genannten Matsch in der Birne, hat null Bock auf alles. Man ist lustlos.«

»Bong-« und »Eimerrauchen« entwickeln ein völlig anderes Abhängigkeitsrisiko als sanftere Konsumformen. Wer als potenzieller Kiffer die Schilderung des Eimerrauchens als »Gebrauchsanweisung« missverstehen möchte, mag das nachstehende Zeugnis eines 26 Jahre alten Ex-Punkers beachten. Er ist aus der Szene raus, hat eine Therapie absolviert und nimmt derzeit an einer vom Arbeitsamt geförderten Umschulung teil. Zuerst meinte er, er habe für ein Interview keine Zeit. Als er dann doch seine Kiffergeschichte erzählte, war es gleichzeitig eine für ihn nützliche Auseinandersetzung mit sich selbst, die ihm sein aktuelles Risiko vor Augen führte:

> »Ich habe mit 15 mit dem Kiffen angefangen. Das erste Mal war eine Tüte. Der erste Eimer, den ich geraucht habe, war ein echter Knaller! Seitdem bin ich auf dem Eimer hängen geblieben.
> An dem Tag ging es mir zum ersten Mal richtig gut. Ich habe den Eimer geraucht, mir drei Stunden lang die Augen festgehalten, damit sie mir nicht rausfallen, und es ging mir richtig gut. Seitdem rauche ich täglich, ja oft stündlich einen Eimer.
> Die Tüte hat mir nichts gebracht, der Tabak ist ekelhaft, da musste ich kotzen. Bei jeder Tüte kotzen, das war nix. Also haben meine Freunde überlegt und mir den ersten Eimer gebaut. Den rauchen wir jetzt ohne Tabak, nur Haschisch. Kein Marihuana, kein Mix, nur ein echter Haschisch-Eimer.

Die haben mir also einen Eimer gebaut. Ich habe ihn reingezogen, ich war den ganzen Tag breit. Heute rauche ich zehn Eimer und ich gehe anschließend noch zur Arbeit.
Damals ein Eimer und der ganze Tag war toll.
Das Tolle an dem Eimer ist der Hammereffekt, das ist schon richtiges Junkieverhalten.
Ich ziehe den Eimer, drücke ab, die Lunge ist schlagartig voll, ich halte die Luft an, was meist auch gelingt, aber nicht immer, und dann beginnt es im Nacken zu kribbeln, es kribbelt weiter im Kopf, ich habe das Gefühl, als würde der Kopf dann ein Stück größer, die Augen fühlen sich anders an, so als kämen sie ein Stück aus dem Kopf raus. Es ist so, als wäre vor dem Eimer alles zusammengepresst und kommt nun plötzlich raus, wird frei und groß. Druck wird freigelassen, sowohl räumlich als auch psychisch. Dann kommen noch kleine Hallos dazu, Farbvariationen und neue Muster. Blau ist immer blau, aber mit dem Eimer wird es wunderschön blau.
Das ist aber alles nichts gegen den ersten Eimer in meinem Leben. Der erste Eimer war so, dass alles schön, wunderbar war…
Heute ist spätestens nach einer halben Stunde der Eimer wirkungslos.
Ich rauche vor der Arbeit heute drei Eimer und dann kann ich auf die Arbeit.
Ich bin total abhängig vom Eimer, also vom Haschisch im Eimer geraucht, ohne den Eimer geht schon lange nichts mehr.
Junk (=Heroin) kenne ich auch, ist aber nichts für mich, ich ziehe lieber einen Eimer als eine Spritze.
Soll noch einer sagen Haschisch macht nicht abhängig, das ist totaler Quatsch.
Ich habe zurzeit wieder Angst abzudrehen, ich brauche wieder eine Entgiftung, sonst drehe ich ab.«

Moderne Abhängigkeitsprobleme sind Cannabiskonsumenten, die den Stoff auf sanftere, traditionelle Weise konsumieren, unbekannt. Ein althergebrachtes, gediegenes Rauchgerät mit zeremoniellem Kultcharakter ist das »Chillum«. Es stammt ursprünglich aus dem Himalaja und dem indisch-nepalesischen Raum. Sein Material bestand häufig aus feinem Ton. Seltener war es aus Hartholz, Stein, Glas oder Horn gefertigt. Ein Chillum ist am Mundstück schmal und verbreitert sich nach oben zum Ende, wo der Pfeifenkopf sitzt. Es wird aufrecht nach oben gehalten geraucht, indem es am Mundstück mit beiden Händen umschlossen wird. Die Hände bilden einen Hohlraum, durch den der Rauch eingesogen wird. »Kawumms« sind ebenfalls Rauchgeräte unterschiedlicher Größe und Materialien, denen ein eigener Pfeifenkopf eingesetzt wird.

Eine spezielle Inhalationstechnik ist das so genannte »Rauchen einer Schlange«. Zubehör braucht es dafür nicht. Warmes, weiches Haschisch(pulver) wird fingerfertig zu einer kleinen Schlange gerollt, die wie ein Räucherstäbchen entzündet wird. Der aufsteigende Rauch wird sorgfältig und tief inhaliert. Für den Laien ist die Schlange vergleichbar einer kleinen »Lakritzrolle«.

Traditionelle Gerätschaften zum Rauchen von Haschisch sind in der Regel Kultgegenstände. Nicht selten verbinden aufwändige Ornamente ihren kulturellen Stellenwert mit ihrer praktischen Funktion. Eine reich verzierte orientalische Wasserpfeife besitzt sogar einigen materiellen Wert. Auf Grund ihres rituellen Bestimmungszwecks nimmt sie einen festen Platz in den Sitten und Gebräuchen der Haschisch rauchenden Bevölkerung in den traditionellen Cannabisregionen der Welt ein. Um sie ranken sich 1001 Geschichten aus dem Reich der Sagen und Legenden sowie dem alltäglichen Leben mit der Rauschdroge. Ein Wasserpfeifenritual verspricht Geselligkeit und Genuss. Solche alten Rauchgeräte sind nicht nur Kulturgut, sondern in aller Regel auch von hohem ästhetischem Wert. Von moderner Rauchtechnik westlicher Prägung lässt sich das nicht unbedingt behaupten. »Bongs«, »Chillums« und »Kawumms«, wie es sie heutzutage im florierenden Zubehörhandel zum Haschischgebrauch zu kaufen gibt, sind vielfach aus Acryl und Kunststoff hergestellt. Auf Funktion hin ausgelegt, erfüllen sie zwar hervorragend ihren Zweck. Mit ihrer »ästhetischen Kühle« und den vielfach schreienden Neonfarben verströmen sie jedoch den aseptisch-cleanen Charme einer Werbung für Desinfektionsmittel. Doch ist das fraglos Geschmackssache. Alle Hersteller versprechen bestmögliche Fertigungsqualität und Rauchästhetik auf höchstem Niveau.

Manche von technischem Erfindungsgeist getragenen Hightech-Geräte zum Verdampfen und Inhalieren von Haschisch sind zwar in der Wirkung höchst effizient, in ihrer Anwendungsform allerdings überaus »ernüchternd«. Sie sind nur etwas für Individualisten, denn »Kult«-Stimmung lässt sich mit ihnen nicht herstellen. Bei der Konstruktion selbst gebauter Rauchutensilien greifen heutige Alltags-»Ingenieure« auf Materialien jeglicher Herkunft zurück: Plastikeimer, Kunststoffflaschen, Gummischläuche, Abflussrohre aus dem Sanitärhandel, Metall und Ähnliches mehr. Ihr Ideenreichtum ist schier unerschöpflich. Der Lustgewinn und der zusätzliche »Kick« bestehen im erfolgreichen Experimentieren. Am Rausch selber ändert sich nichts Wesentliches.

Ästhetisch anspruchsvollere Haschischkonsumenten greifen heutzutage entweder auf die »gute, alte Wasserpfeife« oder auf modernere Rauchgeräte aus Glas zurück, denen man eine eigene »Schönheit« nicht absprechen kann. »Glasbongs« werden funktionell als auf das Wesentliche reduzierte und ästhetisch als zeitlos klassisch-schöne Rauchgeräte beworben. Nicht selten sind die ästhetisch wählerischen Haschischraucher zugleich die erfahreneren Konsumenten. Ihnen wird ebenso wenig wie traditionellen Haschischgebrauchern in den Ursprungsgebieten der Cannabiskultur der Fehler unterlaufen, wie ihn manche »Bong«-Raucher gegenwärtig in Kiffercliquen praktizieren. Sie geben eigenen Rauch aus der Lunge wie bei einer Mund-zu-Mund-Beatmung an einen zweiten Kiffer weiter. Eine solche Praxis zeugt von großer Ahnungslosigkeit. Kein erfahrener Haschischgenießer würde freiwillig alten, verbrauchten Rauch inhalieren. Im Gegenteil: Er hätte für ein derartiges Vorgehen nur verständnisloses Kopfschütteln und Verachtung übrig. Sein höchstes Bestreben gilt der Aufnahme von frischem, unabgestandenem und aromatischem Rauch. Bei jedem Wasserpfeifenritual wird der im Wassergefäß verbleibende alte Rauch zuerst ausgeblasen, bevor ein Raucher einen weiteren Zug nimmt.

Cannabis-ähnliche Rauschpflanzen

Obwohl Haschisch und Marihuana weltweit verbreitet sind, gibt es zahlreiche psychoaktive Pflanzen, die als deren Ersatz verwendet werden.

- Der »Zacatechichi«-Strauch, das aztekische »bittere Traumgras«, liefert mit seinen gebrochenen, getrockneten Blättern den Grundstoff für einen leicht halluzinogen wirkenden Tee.
- »Palqui«-Blätter dienen als Räucherwerk und werden als Marihuanaersatz geraucht. Gleiches gilt für »Zitronengras«, das mittlerweile allerdings ein auch bei uns beliebtes Gewürz ist.
- Bestimmte »Strohblumen«-Arten werden geraucht oder inhaliert, um sich in einen leichten Trancezustand zu versetzen.
- Das Harz sowie die Knospen und Blätter des »Wild dagga«, des »Wilden Hanfs« oder »Löwenschwanzes«, erinnern unmittelbar an Cannabis. Die getrockneten Pflanzenteile werden pur oder mit Tabak vermischt geraucht. Die psychoaktive Wirkung ist leicht.
- »Marijuanillo« oder »Sibirisches Herzgespann« erinnert schon vom Namen her an Marihuana. Desgleichen wird die blühende Pflanze getrocknet und pur oder mit Tabak sowie weiteren psychoaktiven Gewächsen vermischt geraucht.

Die aufgeführten »magischen Pflanzen« sind längst nicht alle Cannabis-ähnlichen Gewächse. Ihr kulturell eingebundener Gebrauch entsprach niemals dem willkürlichen, lustbetonten Konsum von Haschisch und Marihuana, wie ihn heutige Drogengebraucher pflegen. Die entsprechenden Pflanzen wurden vorwiegend rituell von Medizinmännern, Schamanen und anderen dazu ausdrücklich befugten »Eingeweihten« genutzt. Jene begegneten ihnen immerzu mit höchstem Respekt.

In unserer Kultur haben Cannabis-ähnliche Drogen eine gewissen Bedeutung für Experimentierer, die möglichst vielfältige Erfahrungen mit pflanzlichen Rauschmitteln sammeln möchten.

Während der 70er-Jahre gab es außerdem eine vorübergehende Modeerscheinung, als manche jugendlichen Zigarettenraucher versuchten, sich mit Hilfe von selbst zusammengestelltem »Kräutertabak« entweder das Rauchen abzugewöhnen oder sich schlichtweg interessant zu machen. Kräutertabak sollte die Entwöhnung von Nikotin erleichtern. Psychoaktive Wirkungen entfaltete er nicht. Die Mischung enthielt meist unterschiedliche Anteile an Minze, Salbei, Löwenzahn, Lavendel, Oregano, Basilikum, Thymian und Zitronenmelisse. Der Geruch des Rauches war dem von Haschisch und Marihuana täuschend ähnlich. Im »vollen Bewusstsein der Unschuld« wurde Kräutertabak gerne in den Raucherecken von Schulen entzündet, um mit den Lehrkräften »Katz und Maus« zu spielen. Heutzutage kommt der Mixtur kaum noch eine Bedeutung zu. Selbst als Raucher-Entwöhnungshilfe hat sich die Methode nicht bewährt, zumal die Verbrennungsrückstände der verwendeten Kräutermischungen der Gesundheit der Lunge nicht eben dienlich sind.

Mehr als ein Wort zu Einstiegsdrogen

Die beliebte Diskussion darüber, ob Cannabis als Einstiegsdroge zu bewerten ist oder nicht, nimmt leicht den Charakter einer »Gespensterdiskussion« an. Mit welchem Sinn oder Unsinn sie geführt wird, hängt davon ab, wer sich mit welcher Absicht in die Debatte einmischt. Landläufig hält sich hartnäckig die Meinung, Haschisch und Marihuana seien Einstiegsdrogen und der Anfang vom Ende einer zerstörerischen Drogenkarriere. Diese Ansicht ist ebenso falsch wie Unheil stiftend, wenn sie beispielsweise bei Eltern übertriebene Ängste schürt. Cannabis *kann* eine Substanz unter anderen sein, die von Menschen konsumiert wird, die den Weg in eine ernsthafte Rauschmittelabhängigkeit gehen. Ein zwangsläufiger Umstieg von Cannabis auf härtere Drogen findet aber nicht statt.

Nichtsdestotrotz ist es ratsam, ein wachsames Auge auf Haschisch und Marihuana zu haben, wie ein 35 Jahre alter Sozialarbeiter aus eigener Betroffenheit zu bedenken gibt:

> »Ganz am Anfang dachte ich auch immer, kiffen ist halb so wild und Haschisch ist keine Einstiegsdroge. Erst als ich vor Jahren längere Zeit selbst gekifft habe und kurz davor war, aus dem Fenster zu springen, weil meine Erlebnisse mit Haschisch mich so weit gebracht hatten, habe ich angefangen, das anders zu sehen. Ich habe die Kurve noch gekriegt. Wer mit der Droge selbst nie was zu tun hat, kann leicht reden. Aber viele von denen, die am eigenen Leib erfahren haben, wohin man damit kommen kann, sehen manches anders. Aus meiner heutigen Distanz und bei dem, was ich in meiner Arbeit mit Jugendlichen beobachte, sage ich zwar klar, dass die eigentlichen Einstiegsdrogen viel eher Zigaretten und Alkohol sind. Aber so ganz ausnehmen mag ich Haschisch davon nicht.«

In der Tat sollten wir uns ebenso davor hüten, Cannabis zu verniedlichen, wie seine unheilvolle Rolle als Einstiegsdroge zu beschwören. Befragungen von süchtig abhängigen Heroin-, Kokain- und Crackkonsumenten zeigen in der Regel, dass viele von ihnen als erste *illegale* Droge Cannabis konsumiert haben, aber längst nicht alle. Uneingeschränkt alle haben indes frühzeitig in ihrem Leben ganz *legal* zu normalen Zigaretten und zu Alkohol gegriffen. Cannabis ist zweifelsfrei das meist gebrauchte illegale Rauschmittel. Realistischerweise können wir davon ausgehen, dass wenigstens 25% eines Jahrgangs zwischen 14 und 25 Jahren Erfahrungen mit Haschisch und Marihuana als illegalen Drogen haben. Doch nur ein kleiner Teil der Haschisch- und Marihuanakonsumenten probiert jemals Opiate. Selbst wenn Cannabis zusammen mit »Party«-Drogen gebraucht wird, bleibt die Grundtendenz bestehen, dass die wenigsten dieser Mischkonsumenten auf Kokain oder Heroin umsteigen. Sogar diejenigen Drogengebraucher, die direkt mit synthetischen Drogen einsteigen, wählen als Zweitmittel eher Cannabis, das in der Substanzhierarchie unter den »Party«-Drogen rangiert. Nur etwa 6 bis 7% aller drogenerfahrenen jungen Menschen haben überhaupt jemals Heroin probiert. Selbst das bedeutet noch nicht, dass sie an der Spritze hängen und eine Drogenkarriere bis zum bitteren Ende durchlaufen.

Halten wir fest: Perspektivisch betrachtet bedeutet der Gebrauch von Haschisch und Marihuana nicht den automatischen Einstieg in eine nachfolgende Suchtkarriere. Ein anderer Zusammenhang ist dagegen deutlich wahrscheinlicher: Jugendliche Zigarettenraucher freunden sich wesentlich häufiger mit Haschisch und Marihuana an als jugendliche Nichtraucher.

Wir können kaum genug betonen: Die Einstiegsdrogen in unserer Kultur sind ganz eindeutig Zigaretten, Alkohol und legale Medikamente, die überall und uneingeschränkt verfügbar sind. Es dürfte kaum einen Menschen in unserer westlichen Kultur geben, der nicht in irgendeiner Weise mit Nikotin und Alkohol in Kontakt kommt. Das geschieht ganz legal und gesellschaftlich akzeptiert.

Beide Suchtmittel werden mit gewissen Einschränkungen völlig ungeniert und mit großem materiellen wie ideenreichen Aufwand beworben. Es war im Übrigen die deutsche Bundesregierung, die vor dem Europäischen Gerichtshof gegen ein Totalverbot der Zigarettenwerbung geklagt hat und dort sogar noch Recht bekam. Das ist ein bezeichnendes Beispiel dafür, wo die Macht ist und um wessen Interessen es in unserer Gesellschaft geht. Die Interessenlage der mächtigen Tabakindustrie, die millionenschweres Sponsoring betreibt, wiegt gewichtiger als der Gesundheitsschutz von Kindern und Jugendlichen. Daran ändern auch die verschärften Richtlinien der Europäischen Union zum Umgang mit Tabakprodukten nicht viel. Die neuen Aufdrucke auf den Zigarettenschachteln, welche in ihrer Aufmachung wie Todesanzeigen vor den möglichen Folgen des Rauchens warnen sollen, verfolgen eine Strategie der Abschreckung, die sich in der Suchtprävention bereits vor Jahrzehnten als gänzlich wirkungslos erwiesen hat.

Ein weiteres Beispiel für die völlig ungenierte Heranführung von Minderjährigen an Suchtmittel macht es noch deutlicher. Die Einstiegsdrogen »Nummer eins«, die alles andere in den Schatten stellen, sind in den letzten Jahren die neuartigen Mixgetränke bekannter Brauereien: Cola + Bier + X, Apfelsaft + Bier oder weitere alkoholhaltige Mixturen, welche Limonadengetränke mit Wodka oder sonstigen hochprozentigen Alkoholika mischen. Sie bedienen bewusst und ausgeklügelt den Geschmack von Kindern und Jugendlichen. In Unkenntnis ihres für Heranwachsende nicht unbeträchtlichen Alkoholgehaltes werden solche Getränke häufig sogar von Erwachsenen Kindern und Jugendlichen großzügig zur Verfügung gestellt.

Wenn irgendwo die berechtigte Rede davon sein kann, dass Kinder und Jugendliche mit voller Absicht zu Suchtmitteln verführt werden, dann hier: Mit geschickter Werbung und massivem Aufwand werden gezielt jugendliche Zielgruppen angesprochen, um ihnen die neuen Alkohol-Mixgetränke schmackhaft zu machen. Der von den meisten Kindern und Jugendlichen noch eher als unangenehm empfundene herb-bittere Biergeschmack wird überdeckt durch die eigenen Geschmacksnoten der jeweiligen Getränke. Bei Jugendkultur- und Sportveranstaltungen treten die Hersteller der Getränke regelmäßig als großzügige Sponsoren auf. Sie sorgen gezielt dafür, ihre Marken am Markt zu platzieren und bekannt zu machen. Es ist keinesfalls übertrieben zu sagen, dass diese Art von Getränken von zahlreichen Kindern und Jugendlichen palettenweise »abgepumpt« wird, insbesondere bei Partys oder regelmäßigen Treffen an den bevorzugten Freizeitorten jugendlicher Cliquen. Mehrere 0,5 Liter Dosen pro Tag sind für viele bereits Gewohnheit: »Das ist doch nicht schlimm«, »Das macht mir gar nichts aus« oder »Die anderen machen das doch auch alle« sind nicht selten gehörte Äußerungen 13- bis 14-jähriger Jungen. Bezeichnenderweise existiert keinerlei Bewusstsein dafür, dass sie mit solchen Mixgetränken für sie nicht unerhebliche Mengen von Alkohol zu sich nehmen. Die Gewöhnung an den regelmäßigen Alkoholkonsum geschieht schleichend. Die Verantwortung hierfür liegt eindeutig bei den Produzenten der Getränke. Zwar zwingt niemand die Jugendlichen dazu, die Alkohol-Mixgetränke zu kaufen, aber für die Kinder unter ihnen gilt der Titel des berühmten Films: »Denn sie wissen nicht, was sie tun«. Zu dreist und unverfroren werden ihnen die Produkte schmackhaft gemacht, so als seien sie unverzichtbar für ihren Lifestyle. Wer dazugehören will, spricht diesen Getränken zu.

In persona würden sich deren Produzenten sicherlich heftig dagegen verwahren, wenn wir sie als legale Großdealer bezeichnen würden, die wissentlich und voller Absicht in Kauf nehmen, dass sie Kinder und Jugendliche auf ziemlich unlautere Art zum Trinken von Alkohol verführen. Fakt ist, dass sie genau das tun. Das als Einstiegsdroge diffamierte Cannabis spielt dagegen eine vergleichsweise bescheidene Rolle. Geradezu lächerlich mutet es an, wenn entsprechende Unternehmen als Entgegnung auf die von Suchtpräventionsstellen geäußerte Kritik an ihrem Geschäftsgebaren durch ihre Pressesprecher versichern lassen, sie hätten für ihre Getränke immer nur Zielgruppen ab 18 Jahren im Auge gehabt. Ihr konkretes Verhalten straft sie Lügen.

Übrigens: Wenn es um Einstiegsdrogen geht, sind in erster Linie die Erwachsenen gefordert. Kinder lernen unter anderem durch Vorbild-Verhalten. Wie gehen die Erwachsenen als Vorbilder in unserer Gesellschaft mit den Einstiegsdrogen Nikotin, Alkohol, Koffein und Medikamente um? Beantworten Sie als Leser diese Frage bitte einmal ehrlich für Ihre eigene Person, auch wenn die Antwort nicht bequem ist. Das Kehren vor der eigenen Haustür ist immer am lästigsten, aber es beinhaltet die größten präventiven Chancen in Bezug auf die uns aufmerksam beobachtende nachfolgende Generation.

Kinder beklagen sich in Präventionsveranstaltungen regelmäßig darüber, wie sehr sie sich zu Hause durch rauchende Eltern oder Geschwister belästigt fühlen. Nicht immer reagieren die Erwachsenen auf die berechtigten Bitten von Kindern um Rücksichtnahme mit Verständnis. Findigen Kindern gelingt es bei einsichtigeren Rauchern allerdings immer häufiger, sich rauchfreie Zonen zu erkämpfen. Wer als Mutter oder Vater in den eigenen vier Wänden beziehungsweise als Kollege im Jugendzentrum oder im Betrieb andere Menschen zum passiven Mitrauchen nötigt, bringt sich auf jeden Fall in eine schlechte Position, Jugendliche über Haschisch und Marihuana belehren zu wollen. Der Unterschied besteht nicht in erster Linie in Kategorien wie »legal – illegal« oder »erwachsen – nicht erwachsen«, sondern darin, wie verantwortungsvoll oder wenig pfleglich jemand für die eigene Person und Gesundheit sorgt.

Die Wirkungen von Haschisch und Marihuana

*Der Seele Grenzen
kannst du im Gehen nicht erreichen,
und wenn du jeglichen Weg auf der Erde
zu Ende gehen würdest.
(Heraklit)*

Des Haschischs »Stammbuch«

»Was empfindet man? was sieht man? Wunderdinge, nicht wahr? außerordentliche Schauspiele? Ist es herrlich? und schrecklich? und sehr gefährlich? Solche Fragen stellen die Unwissenden, in deren Neugier sich Furcht mischt, gewöhnlich an die Adepten ... Sie stellen sich den Haschischrausch wie ein Wunderland vor, ein ungeheures Theater voller Zauber- und Gauklerkünste, wo alles unerhört und unvorhergesehen ist. Das ist ein Vorurteil und eine vollkommene Verkennung ... Möchten die Weltleute und die Unwissenden, die nach außergewöhnlichen Wonnen lüstern sind, es sich doch gesagt sein lassen, dass sie im Haschisch nichts Wunderbares finden werden, durchaus nichts anderes als die gesteigerte Natur. Auch unter der Einwirkung des Haschisch auf das Gehirn und den gesamten Organismus werden sich nur die bei dem Einzelnen gewöhnlichen Phänomene einstellen, häufiger freilich und kräftiger, doch stets ihrem Ursprung getreu. Der Mensch wird der Bestimmung seines körperlichen und seelischen Temperaments nicht entrinnen: das Haschisch wird für die dem Menschen vertrauten Eindrücke und Gedanken ein Vergrößerungsspiegel sein, doch nur ein Spiegel ... Ich nehme an, ihr habt euch vorgesehen und den rechten Augenblick für eure abenteuerliche Expedition gewählt. Jede vollkommene Ausschweifung bedarf einer vollkommenen Muße. Ihr wisst zudem, dass das Haschisch nicht nur eine Steigerung des Individuums, sondern auch der Umstände und der Umgebung bewirkt; ihr habt keine Pflichten zu erfüllen, die Pünktlichkeit und Genauigkeit verlangen; keine Familiensorgen; keine Liebesschmerzen. Das ist wichtig. Diese

Sorge, diese Unruhe, diese Erinnerung an eine Pflicht, die euren Willen und eure Aufmerksamkeit zu einer bestimmten Minute erfordert, würden wie ein Totengeläute in eure Trunkenheit schallen und euch die Lust vergällen. Die Unruhe würde Beklemmung, die Sorge Marter. Habt ihr all diese Vorbedingungen beachtet, ist das Wetter schön, befindet ihr euch in einer günstigen Umgebung, einer malerischen Landschaft etwa oder einem poetischen Raum, dürft ihr überdies auf ein wenig Musik hoffen, so steht alles zum Besten.«
(Charles Baudelaire: Die künstlichen Paradiese. »Das Gedicht vom Haschisch«, 1860)

Charles Baudelaires exakte Beschreibungen dessen, was wir heute modern als »Set« und »Setting« bezeichnen, seien jedem, der Haschisch zu probieren gedenkt oder es tatsächlich benutzt, in sein »Stammbuch« geschrieben. Obwohl bereits 1858 erstmals formuliert, haben sie nichts von ihrer Aktualität verloren und sind uneingeschränkt zutreffend. Wer seine Erwartungen an die Wirkungen von Haschisch in den Himmel hängt, wird sich enttäuscht sehen. Haschisch vermag zwar überaus angenehme Zustände herbeizuführen, öffnet aber nicht die Pforten zu einem überirdischen Paradies. Dafür sind die möglichen Wirkungen des Stoffes zu »gewöhnlich« und »alltäglich«. Einerseits führt die »Gewöhnlichkeit« der Haschischwirkungen dazu, dass viele Probierer der Droge frühzeitig wieder den Rücken kehren. Andererseits ist die unspektakuläre »Alltäglichkeit« der Wirkungen eine der Ursachen für einen langwierigen Gewohnheitsgebrauch des Mittels.

Haschisch und Marihuana bewirken äußerst vielfältige und unterschiedliche Effekte, die nicht bloß einem durch die Eigenmächtigkeit der Drogen vorgegebenen Wirkungsmuster folgen. Wie viele Rauschmittel verstärkt Cannabis die bereits vor dem Gebrauch vorherrschende Befindlichkeit des Konsumenten. Jemand, der sich in einer schlechten Grundstimmung befindet, wird auch durch Cannabis nicht davon erlöst. In dem Fall wird er zudem die körperlichen Begleiterscheinungen des Substanzgebrauchs als eher unangenehm erleben. Ein anderer, der »gut drauf« ist, wird viel wahrscheinlicher die seelisch-psychischen Wirkungen des Rausches genießen. Es stellt sich allerdings die Frage, weswegen eine gute

Ausgangsstimmung zusätzlich mit Cannabis beeinflusst werden soll.

Eine Vielzahl von Einflussfaktoren bestimmt die Feinwirkungen der Droge. Hier sind insbesondere das »Set« und das »Setting« zu nennen. Mit *Set* werden die innere Einstellung gegenüber dem Mittel, die persönliche Erwartungshaltung an die von ihm erhofften Wirkungen, die Gefühlslage beim Gebrauch und die Persönlichkeitsmerkmale des Benutzers bezeichnet. Mit *Setting* sind die äußeren Begleitumstände der Konsumsituation gemeint. Der Ort, an dem die Droge genommen wird, wirkt sich ebenso aus, wie die Entscheidung, ob jemand die Substanz für sich alleine oder mit anderen Menschen zusammen gebraucht. Deshalb sollte jeder Konsument sowohl die äußeren Begleitumstände wie die Begleitpersonen für das innere Erleben sorgfältig auswählen. In der Realität wird hierauf jedoch oft wenig persönliche Sorgfalt verwandt. Mit der Sorgfalt hapert es obendrein häufiger bei der Dosierung der Droge, die mit entscheidend für die Wirkungen und den Verlauf des Rausches ist.

Der Cannabisrausch beginnt beim Rauchen unmittelbar nach den ersten Zügen. Er dauert bei dieser Anwendungsform von Cannabis zwischen 1 bis 4 Stunden und ebbt danach ab. Bei oralem Gebrauch dauert es wenigstens eine halbe bis eine Stunde, bevor sich langsam steigernd die Wirkungen aufbauen. Wird Haschisch gegessen, ist die Intensität des Rausches viel weniger steuerbar. Je nach Dosis klingt der Rauschzustand nach etwa 5 Stunden ab.

Erwünschte »positive« Wirkungen

Wenn Cannabis gut wirkt, ruft es meist leicht euphorische Stimmungslagen hervor. Der Rausch beginnt häufig mit unbeschwerter Heiterkeit, die sich in stillem Vor-sich-Hinlächeln, in äußerlich unmotiviertem Gekicher oder lang anhaltenden Lach-Flashs Ausdruck verschaffen kann. Lachanfälle innerhalb einer Gruppe sind überaus ansteckend. Im Nachhinein bieten sie den Bekifften Stoff für Anekdoten, die beim gegenseitigen Erzählen immer wieder erneut für Heiterkeit sorgen.

Der Rausch vermag gleich von Beginn an in ein den inneren Erlebnisraum vollständig ausfüllendes Wohlbehagen zu münden. Seele und Körper treten in einen Zustand leicht schwebender Entspannung ein. Große innere Ruhe und Ausgeglichenheit breiten sich aus. Die möglichen starken Glücksgefühle lassen sich am zutreffendsten mit »Glückseligkeit« beschreiben. Es könnte bestenfalls eine suchende Annäherung sein, wollte man den Befindlichkeitszustand mit Worten genauer fassen. Aber jeder, der ihn erlebt hat, findet sein Erleben im Wortbild »Glückseligkeit« wieder.

Kiffer empfinden überdurchschnittlich häufig eine gesteigerte Kommunikationsfähigkeit, die selbstverständlich nur in einem Gruppengeschehen zum Tragen kommt. In vielen Haschischcliquen werden während des gemeinsamen Bekifftseins deutlich mehr Gespräche geführt als im »Normal«zustand. Tief schürfender Gedankenaustausch und leere Schwatzhaftigkeit gehen widerspruchslos ineinander über. Gegenseitiges Sich-Beschweigen oder ein gemeinsames Teilen tiefen Schweigens sind ebenso üblich.

Als mildes Halluzinogen vermag Cannabis die bildliche und akustische Wahrnehmung zu beeinflussen. In der Regel werden die Sinneswahrnehmungen intensiver empfunden. Viele Kiffer berichten über eine deutlich gesteigerte Einfühlsamkeit in Musik, Worte und Texte. Das Hören von Klängen sowie deren Ortung im Raum erreicht eine nicht alltägliche Qualität. Unter der leicht halluzinogenen Wirkung verändert sich das Zeitempfinden, meist erlebt als ein langsames Dahinschleichen von Zeit. Optisch werden Farben intensiver, leuchtender und lebendiger empfunden. Über traumartige Gewahrseinszustände tauchen Kiffer gelegentlich in bildhaftes Geschehen ein.

Die Gedanken beginnen im Rausch ein Eigenleben zu führen. Sie drängen an, türmen sich auf, rauschen vorbei, beflügeln, nehmen philosophische Tiefe an, spinnen eigensinnige Denkfäden. Das strikt logische Denken ist aufgelöst, wobei »Denken an sich« eine der Lieblingsbeschäftigungen des Bekifften ist, weil er den subjektiven Eindruck hat, zu immer neuen, bedeutungsvolleren Erkenntnissen über »das Leben im Allgemeinen und Besonderen« zu gelangen. Als besonders entlastend, angenehm und lustvoll wird von geübten Kiffern die Aufgabe von innerlich wie äußerlich erlebter Kontrolle empfunden. Die Befreiung von Ängsten aller Art ist gar ein herausgehobener Grund für den Konsum von Haschisch oder Marihuana.

Ein Cannabisrausch wird oft begleitet von Hunger- und Durstgefühlen. Der gelegentliche »Fress-Flash«, der in einem Anfall von gierig übersteigertem Appetit zur Plünderung von Kühlschränken und Vorratskammern führt, ist nahezu jedem Kiffer vertraut. Damit verbunden ist mancherlei kulinarische Entdeckung, da das Geschmacksempfinden stark verändert sein kann.

Beim Abklingen ist ein Haschisch- oder Marihuanarausch meistens von Entspannung, Schläfrigkeit und traumartigen »Nachhängern« begleitet. Sie sorgen für ein langsames Auftauchen in die Realität.

Immer wieder berichten Cannabisgebraucher über ein tief reichend verändertes Erleben von Erotik während des Rausches. Cannabis wurde sogar der Ruf einer Sexdroge zuteil. Wer aber Haschisch in der Hoffnung raucht, danach eine besonders aufregende Sexualität erleben zu können, muss sich enttäuscht sehen. Er unterliegt dem in unserer Kultur so weit verbreiteten Irrtum, der Erotik einerseits und Nähewünsche andererseits mit Sexualisierung verwechselt. Da Cannabis eine eher dämpfende Wirkung entfaltet, regt es im eigentlichen Sinne nicht sexuell an. Die Stimulierung der Lust auf Liebe vollzieht sich auf anderen Ebenen. Cannabis vermag in überaus feinfühliger Weise das Berührungsempfinden sowie das Sehnen nach körperlicher Nähe und Berührung zu steigern. Diese Gefühle, Wünsche und Bedürfnisse sind eher von sinnlicher Zartheit als von heftigem sexuellem Begehren geprägt. Gelingt es bekifften Liebenden sie zu teilen, können sie ihr gemeinsames Erleben als ungewohnt schön, innig und verbindend empfinden. Erleben sie dagegen auf Grund falscher Erwartungen gesteigerte Vereinzelung, führt das zu abgrundtiefer Enttäuschung, Katergefühlen der Seele und womöglich zu dauerhafter Abkehr voneinander. Über diese Wirkungen von Cannabis wird selten offen gesprochen. Die Konsumenten tun sich damit keinen Gefallen. Im Gegenteil: Sie setzen beständig neue Anekdoten und Legenden in die sexualisierte Haschischwelt. Es sind vornehmlich männliche Kiffer, die den Zusammenhang von Cannabiswirkung und sexuellem Erleben am eigenen Leibe erfahren wollen. Da vielen von ihnen in ihrem »phallokratischen« männlichen Denken und Erleben die Türen zur Welt der Zartheit und Erotik im eigentlichen Sinne aber nur eingeschränkt offen stehen, fehlen ihnen öfters bereits die Worte, um angemessen zu beschreiben, was Haschisch in der Liebe tatsächlich bewirkt. Zudem scheuen sie sich normalerweise im männlichen Freundeskreis über zart fühlendes Erleben überhaupt zu sprechen. Stattdessen werden immer aufs Neue Geschichten von sexuellen »Heldentaten«, Höchstleistungen, Mega-Orgasmen und sonstigen »geilen Abenteuern« erzählt.

Seltenst berichten männliche Kiffer über ihr tatsächliches Erleben und ihre enttäuschten Erwartungen, die solche Erzählungen erst in ihnen hervorgerufen haben.

Ein 22-jähriger Studienanfänger räumt mit falschen Vorstellungen gründlich auf:

> »Ich glaubte, nach all dem, was mir Freunde über Kiffen und Zusammenschlafen erzählt hatten, das müsste wirklich was Besonderes sein. Ich fand es aber überhaupt nicht toll. Ich dachte, es müsste mit meiner Freundin im Bett total scharf abgehen. Aber am Schluss waren wir beide total enttäuscht. Klar, wir haben zwar zusammen geschlafen, aber wir waren überhaupt nicht zusammen. Jeder war mit sich allein, mit seinen Erwartungen und dem eigenen Erleben beschäftigt. Haschisch hat uns nicht verbunden, sondern getrennt. Es war die ganze Zeit störend zwischen uns. Nach dem Sex war auch die Wirkung ganz schnell verpufft. Das Ganze war nur schal. Ich habe mich wie betrogen gefühlt. Ich weiß nicht, ich glaube, es wäre schöner und richtiger gewesen, wir hätten nur zusammen gelegen und uns vielleicht mehr gestreichelt, als gleich zur Sache zu gehen. Und selbst allein beim Onanieren war es nichts Besonderes. Den Orgasmus hab ich zwar irgendwie ›heißer‹ erlebt, aber auch da war die ganze Wirkung vom Kiffen gleich danach wie verpufft. Ich hab das dann nicht wieder gemacht.«

Unerwünschte negative Wirkungen

Wir unterscheiden unmittelbare und längerfristige unerwünschte Nebenwirkungen von Cannabis.

Akute Nebenwirkungen des Kiffens sind eine Erhöhung des Puls- und Herzschlags sowie ein leichter Anstieg des Blutdrucks. Ganz typisch sind die »Kaninchenaugen«, d.h. die Rötung der Augen durch die Weitung der Blutgefäße in der Bindehaut und die Weitstellung der Pupillen. Bei Konsumenten, die an Cannabis gewöhnt sind, kann sich die verräterische Rötung verlieren. Spätestens mit Abklingen des Rausches verschwinden alle Begleiterscheinungen wieder. Als störend empfunden werden ein trockener Mund, Hustenreiz, Kopfschmerzen und gelegentliche Übelkeit bis hin zum Erbrechen.

Sich elend zu fühlen ist insbesondere eine Erfahrung von Cannabisanfängern.

Der unter Umständen leicht erhöhte Blutdruck und Herzschlag sind zwar für Menschen, die nicht durch eine entsprechende Krankheit vorbelastet sind, nicht gefährlich, sie können aber subjektiv als sehr peinigend und ängstigend erlebt werden, wie ein Zivildienstleistender erzählt:

> »Vor allem, wenn ich Haschisch gegessen hatte, fühlte ich mich plötzlich ganz unangenehm durchpulst. Es pochte immer in meinem Kopf. Außerdem saß ich die ganze Zeit da und hielt mir beide Hände vor die Brust, vor lauter Angst, mein Herz würde zerspringen oder mir vorne aus der Brust rausfliegen. Ich hielt mich regelrecht fest und zusammen. Ich konnte da gar nicht loslassen und genießen. Manchmal, wenn ich mich ganz stark konzentrierte, beruhigte ich mich. Aber sobald ich mich dareinfallen lassen wollte, spürte ich mein Herz wieder verrückt spielen.«

Gelegentlich berichten Cannabisbenutzer von ganz unspezifischen unlustvollen Wahrnehmungen in allen möglichen Körperregionen. Ein Student erinnert sich:

»Wenn ich Haschisch geraucht hatte, spürte ich ganz eigenartige Veränderungen in meiner Lunge. Ich habe richtig gemerkt, wie der Rauch in meiner Lunge vorgedrungen ist. Ich kann das nur schwer beschreiben. Aber tief in meinem Körper fühlte sich das an, als würde es in meiner Lunge knistern. Ich traute mich fast nicht mehr zu atmen, weil es dann richtig stark knackte. Das zog mir irgendwie durch den ganzen Körper. Ein so unangenehmes Gefühl hatte ich noch nie vorher verspürt. Wenn das noch stärker wurde, hatte ich das Gefühl, jemand schneidet mir mit einem Rasiermesser durch den Rücken und geht mir kreuz und quer durch die Lunge. Ich wusste natürlich genau, dass das alles überhaupt nicht so war, aber es hat mir trotzdem Angst gemacht und mir den Genuss am Kiffen verdorben.«

Ein ernst zu nehmendes Risiko, das jeder Kiffer erwägen muss, ist eine mögliche dauerhafte Schädigung der Atemwege und der Lunge. Haschisch- und Marihuanaraucher schädigen ihre Lunge durch den in den Joints enthaltenen Tabak sowie durch die Cannabis-eigenen Verbrennungsrückstände und Teerstoffe. Bei Gewohnheitskiffern verschlechtert sich nachweisbar die Lungenfunktion. Außerdem leiden sie häufiger als Nichtraucher an Reizungen und Entzündungen der Bronchien und Atemwege. Besonders ernst zu nehmen sind Hinweise darauf, dass Vielkiffer Zellveränderungen im Lungengewebe aufweisen, wie sie für Frühphasen der Krebsentstehung (im Prodromalstadium) typisch sind. Doch das eventuelle »Opfer von morgen« ficht den Kiffer von heute selten an. Das Risiko wird schließlich genauso von jedem normalen Zigarettenraucher »erfolgreich« ausgeblendet. Jeder weiß: »Rauchen schadet der Gesundheit«, aber kaum einer nimmt es wirklich ernst, weil ihm der Preis für die unmittelbare Konsequenz zu hoch und unlustvoll erscheint.

Es ist nicht auszuschließen, dass längerfristiger Cannabisgebrauch Auswirkungen auf das menschliche Immunsystem nimmt. Es wird spekuliert, ob und unter welchen Umständen die Aktivierung der im Immunsystem vorhandenen Cannabinoidrezeptoren eine wirkungsvolle Immunreaktion unterdrücken könnte, wenn sie im akuten Fall gebraucht wird. Zwar liegen bis heute keine Hinweise darauf vor, dass eine durch Cannabinoide vermittelte Abwehrschwäche ursächlich an der Entstehung von Krankheiten beteiligt ist. Gänzlich auszuschließen ist es allerdings nicht.

Es gibt Hinweise darauf, dass chronischer Cannabisgebrauch Auswirkungen auf die Sexualfunktionen hat. Bei Männern kann der Spiegel des Sexualhormons »Testosteron« sowie die Produktion von Spermien sinken. Alle nachgewiesenen Effekte verlieren sich jedoch nach Absetzen der Droge wieder. Gerüchte über mangelnde Potenz und sexuelle Lustlosigkeit haben wohl keine hormonell oder organisch bedingte Ursache, sondern lassen sich dadurch erklären, dass ein »Zuviel« an Cannabis einfach nur noch »platt« macht. Wenn Cannabis überdies zur »fixen Idee« wird und eine Einengung des alltäglichen Lebens nach sich zieht, werden Liebe und Sexualität ohnehin zu vernachlässigenden Nebensächlichkeiten. Ein ziemlich beziehungsarmer Computertechniker fasst seine Lebensprioritäten kurz und bündig zusammen:

> »Was soll das ganze Getue eigentlich, das Bemühen, Frauen kennen zu lernen, und das angestrengte Rummachen, wenn ich durch einen Joint jederzeit und ohne Probleme ein viel besseres Gefühl haben kann.«

Umstritten sind die Auswirkungen, die Cannabis bei Frauen während einer Schwangerschaft auf den Embryo hat. Da Cannabinoide allerdings in der Lage sind, die Plazentaschranke zu durchwandern, ist aus Sicherheitsgründen Vorsicht angebracht. Nach dem derzeitigen Stand des Wissens gibt es zwar keine eindeutig nachweisbare Schädigung des Fetus oder eine Beeinträchtigung der Entwicklung von Säuglingen und Kleinkindern in Folge eines Cannabiskonsums der Mutter während der Schwangerschaft. Es existieren jedoch zumindest Hinweise, dass Neugeborene, die im Mutterleib regelmäßigen THC-Expositionen ausgesetzt waren, auffallende Ähnlichkeiten im Verhalten mit so genannten »hyperaktiven« Kindern zeigen (siehe »Ich bin so schillernd«). Um jegliches Restrisiko durch Cannabis auszuschließen, sollte der Stoff für werdende Mütter ebenso »tabu« sein wie Alkohol, Nikotin und Medikamente.

Wiederholt auftretende psychische Nebenwirkungen des Cannabisgebrauchs sind Unruhe, Angstgefühle bis hin zu akuten Panikattacken und Erlebnisse von Persönlichkeitsauflösung. Stärker ausgeprägte Halluzinationen oder Depersonalisierungserlebnisse schüren eine tiefe Angst vor einem gänzlichen Kontrollverlust. Stark Bekiffte, die mit dem Ansturm solcher Wirkungen zu kämpfen haben, kann man sich regelrecht fest- und zusammenhalten sehen, um dem Gefühl zu entrinnen, auseinander zu fallen. Bisweilen versuchen sie auch, sich mit aller Kraft auf sich selbst zu konzentrieren, um die Kontrolle über das Geschehen und ihre Empfindungen zu bewahren. Von solchen unmittelbaren alptraumartigen Angststürmen werden gehäuft unerfahrene Cannabisgebraucher überwältigt, die unvorsichtig dosiert haben und noch keine Erfahrungen mit den psychischen Wirkungen höherer Dosen gesammelt haben. Bei besonnenem Gebrauch von Cannabis stellen sich unerwünscht heftige Wirkungen selten ein. Vorübergehende Orientierungslosigkeit und Verwirrtheitszustände in Folge zu hoher Dosierung klingen meistens von alleine wieder ab.

Ein gerne herangezogenes Argument gegen den Gebrauch von Cannabis ist die Behauptung, die Droge könne psychotische Reaktionen und Schizophrenien verursachen. Die Existenz einer Cannabispsychose als »eigenständiges Ding« gilt mittlerweile als widerlegt. Nicht zu widerlegen, weil Fakt, ist das Restrisiko, dass Cannabis wie jede andere psychoaktive Droge auch latent angelegte schizophrene Psychosen bei Personen mit entsprechend vorgeprägter Persönlichkeitsstruktur auszulösen vermag. Cannabinoide sind in der Lage, die Psychoseschwelle zu senken. Schlummert im Verborgenen eine psychotische Vorbelastung (Prädisposition) kann sie bereits durch den einmaligen hoch dosierten Gebrauch von Cannabis zum Ausbruch kommen. Sich verselbstständigende Wahnideen, Halluzinationen, bleibende Panikzustände oder Persönlichkeitszerfall bedürfen fachkundiger Behandlung. Bleibende, durch Haschisch ausgelöste psychische Ausnahmezustände sind zwar selten, insgesamt aber kommen »schlechte Haschischfilme« häufiger vor als gemeinhin wahrgenommen. Das Risiko erhöht sich, wenn Cannabis im steten Wechsel mit Amphetaminen konsumiert wird. Auf Grund der massiven Eingriffe in die Dopamin-Regulation (Dopamin ist einer der bedeutendsten Botenstoffe im Gehirn) treten spontane Psychosen dann eher auf.

Ebenfalls nicht mehr zu widerlegen, weil genau so Fakt, ist die Beobachtung, dass sich Psychosen oder psychoseähnliche Symptome auch ausgesprochen schleichend entwickeln können. In der Arbeit mit Cannabiskonsumenten zeigt sich eine solche Tendenz insbesondere bei denjenigen Gebrauchern von Haschisch oder Marihuana, welche betont frühzeitig anfangen zu konsumieren und sich innerhalb kurzer Zeit zu Gewohnheitskiffern entwickeln. Im Zusammenspiel zwischen der Persönlichkeit der Konsumenten sowie den eigenmächtigen Wirkungen von Cannabis vermögen sich Veränderungen der inneren wie äußeren Wahrnehmung einzuschleichen, welche psychoseähnliche Zustände ergeben. Wer solches als wenig hinterfragender Anhänger von Cannabis immer noch nicht zu glauben bereit ist, muss sich mit nachstehender E-Mail auseinander setzen. Unter dem Betreff »Brauche Hilfe« erhielt ich sie nach dem ersten Erscheinen meines Cannabisbuches. Ich gebe die Mail buchstabengetreu wieder:

> »Hallo,
> Ich habe folgendes Problem: Habe mit etwa 14 Jahren angefangen zu kiffen, kiffte regelmäßig und es lief immer gut. Einmal war ich zu Hause und kiffte alleine ziemlich viel, legte mich ins Bett und bekam plötzlich fürchterliche Angst zu sterben, es entwickelte sich ein Gefühl in mir, schwiwrig zu beschreiben, aber etwa so, wie wenn ich von Stromschlägen gefoltert würde, es war schrecklich. Habe so einen Zustand noch Nie erlebt. War danach nicht mehr wie früher, hatte keine Gefühle gegenüber meinen Kollegen, nur noch Angst und totale Verwirrung.
> Kannte mich nicht mehr, hatte so unbeschreiblich beängstigende Gedanken. Habe dann später noch paarmal gekifft, in der Hoffnung, dadurch wieder zurück zu kommen, aber es war wieder genau so brutal! Es sind jetzt etwa 3 Jahre vergangen, aber komme nicht mehr da raus, habe diverse Probleme wie Ängste unter Leuten, komische unbeschreiblich ekelhafte Gefühle, Unsicherheiten, kein (fast) kein Selbstwertgefühl (schwankend), habe selten

> Freude am Leben, jedoch kommt es manchmal vor, was mir irgendwie sagt, dass ich irgendwie wieder da raus komme, jedoch nicht ohne Hilfe ... wenn ich zum Beispiel einen Film schaue mit brutalen Szenen habe ich das Gefühl, irgendwie im Film gefangen zu sein, dies ist so beängstigend. Hatte solche Probleme früher nie. Seit diesem Trip ...
> Was kann ich tun, um wieder da raus zu kommen?
> Gibt es da Therapien, welche speziell auf solche ›drogeninduzierten‹ Probleme ansprechen?
> Liebe Grüße ...«

Eine endgültige Beurteilung der möglichen Zusammenhänge zwischen Cannabiskonsum und psychiatrischen Krankheitsbildern gestaltet sich schwierig. Ursache und Wirkung sind schwer einzuschätzen, zumal dann, wenn gefährdete Personen Cannabisprodukte in Selbstmedikation benutzen, um drohende Symptome in Schach zu halten.

Weit weniger beeinträchtigend als psychotische Zustandsbilder wird es erlebt, wenn die eigenen Gedanken plötzlich laufen lernen, sich verselbstständigen, in unablässiger Gedankenflut anrollen, sich zu Bergen von innerem Chaos auftürmen und die Gedankenknäuel ein undurchdringliches Gewirr ergeben. Ein solcher »Wettkampf der Gedanken« wird nicht mehr als bereicherndes Gut des philosophierenden Kiffers erlebt, sondern als »Foltergeist« im eigenen Kopf. Mit dem Ende des Rauschzustands verfliegt der lästige Spuk glücklicherweise wieder von allein.

Selbst jahrelanger regelmäßiger Cannabiskonsum verursacht keine organischen Gehirnschäden. Diese Annahme ist endgültig vom Tisch. Zweifelsfrei beeinträchtigt werden durch gewohnheitsmäßiges Kiffen allerdings verschiedene Gedächtnisleistungen. Die Konzentrations- und Merkfähigkeit leiden, das schnelle Hin- und Herschalten zwischen parallelen Gedankensträngen gestaltet sich schwieriger. Die Sprache kann schleppend werden. Unter Umständen wirkt der gesamte psychomotorische Habitus verlangsamt. Über einen Kamm zu scheren sind solche Folgewirkungen aber keineswegs. Die individuellen Unterschiede zwischen jahre- oder gar jahrzehntelangen Vielkiffern sind enorm. Während manche wie marionettenhafte »Dumm-Zombies« wirken, scheinen andere im Verhalten absolut unbeeinträchtigt.

Wirkungsmechanismen oder: Der Stoff, der die »Glückseligkeit« macht

Damit das psychoaktive THC seine Wirkung zu entfalten vermag, muss es im Gehirn an einem Ankerplatz festmachen können. Solche Ankerplätze, Rezeptoren genannt, sind spezifische Bindungsstellen im körperlichen Gewebe, an die entweder ein körpereigener Stoff (Ligand) oder ein von außen zugeführter pharmakologischer Wirkstoff andockt. Das Andocken der Wirkstoffe ruft eine Reaktionskette mit bestimmter Wirkung hervor. Die jeweiligen Stoffe passen wie ein spezieller Sicherheitsschlüssel auf ein Schloss mit genau entsprechendem Schließzylinder.

Seit Ende der 80er-Jahre hat man zwei verschiedene Rezeptoren für Cannabinoide entdeckt: kurz CB1 und CB2 genannt. Wenn aber im Körper überhaupt Cannabinoidrezeptoren vorhanden sind, dann muss ihnen der Plan der menschlichen Entwicklung noch einen weiteren Zweck zugedacht haben als den, dass ein Kiffer mit ihrer und Cannabis' Hilfe vorübergehend seine Welt verändern kann. Oder wie es 1992 im erlauchten Wissenschaftsmagazin »Science« hieß: »Natürlich haben diese Rezeptoren sich nicht über Jahrmillionen entwickelt, um herumzuhängen, bis jemand ›high‹ werden wollte.« Ähnlich wie es körpereigene Opiate, die Endorphine gibt, vermutete man daher das Vorkommen eines vom menschlichen Organismus selbst hergestellten und freigesetzten cannabinoidähnlichen Stoffes. Aber welche Substanz ist es, die sich im Körper normalerweise und auch bei Nichtkiffern an den Cannabinoidrezeptor bindet und damit dessen körpereigener Ligand ist? Der gesuchte und 1992 tatsächlich entdeckte Stoff ist ein Abkömmling (Derivat) der Arachidonsäure, einer ungesättigten Fettsäure im menschlichen

Körper. Da die gefundene Substanz noch namenlos war, aber die gleichen verhaltenswirksamen Effekte herbeizuführen vermag wie die psychoaktiven Cannabinoide, wurde sie nach dem indischen Sanskritwort »*Ananda*«, welches »Bringer der inneren Ruhe und Glückseligkeit« bedeutet, Anandamid benannt.

»Anandamid« war indes nur der erste identifizierte Vertreter einer Klasse ungesättigter Fettsäuren mit einer Bindungsvorliebe für die Cannabinoidrezeptoren. Entsprechend dem Namen ihres körpereigenen Liganden werden Letztere mittlerweile auch als Anandamidrezeptoren bezeichnet. Die Verteilung der Cannabinoid- bzw. Anandamidrezeptoren im menschlichen Körper ist inzwischen ebenfalls bekannt. Der zentrale CB1-Rezeptor befindet sich in großer Anzahl im Gehirn und im Zentralnervensystem. Folglich ist er verantwortlich für die über bestimmte Hirnregionen und das zentrale Nervensystem vermittelten Cannabinoidwirkungen. Er greift außerdem in die Wahrnehmung körperlicher Schmerzreize ein. Der CB2-Rezeptor kommt nur außerhalb des Gehirns im peripheren Gewebe vor. Er ist insbesondere in der Milz und in den Lymphknoten angesiedelt. Von dort aus übernimmt er Steuerungsfunktionen im Immunsystem.

Im Gehirn findet sich ein überaus auffälliges Verteilungsmuster des zentralen Cannabinoidrezeptors (CB1). Die sich an ihn bindenden Cannabinoide oder Anandamide verteilen sich dort mit einer derartigen Eigenwilligkeit, dass sie über die den entsprechenden Gehirnarealen zugeordneten Steuerungsprozesse zahlreiche Wirkungen nach sich ziehen. Über das Kleinhirn und die Basal- bzw. Stammganglien nehmen sie Einfluss auf die Koordination der Bewegungsabläufe und der Feinmotorik, teilweise mit verblüffenden Effekten für den Bekifften, die nicht selten für groteske Situationskomik sorgen.

Das Andocken der Glückseligkeit transportierenden Stoffe an die passenden Schaltstellen in der Hirnrinde und im Stirnbereich vermittelt die durch Cannabisgebrauch vertrauten psychoaktiven Wirkungen: die Hochstimmung (Euphorie), die halluzinogenen, traumähnlichen oder meditativen Zustände, die Beeinflussung des Zeitgefühls und der Konzentrationsfähigkeit. Das Vorkommen der Anandamidrezeptoren im Hippocampus erklärt die Beeinträchtigung bei den Gedächtnisleistungen und der Merkfähigkeit sowie die deutlichen Veränderungen in der sensorischen Wahrnehmung.

In den tieferen Regionen des Hirnstamms finden sich nur wenig Cannabinoidrezeptoren. Darauf ist zurückzuführen, dass selbst hohe Dosen von Haschisch keinen nennenswerten Einfluss auf lebensbewahrende körperliche Grundfunktionen wie insbesondere die Atmung haben. Im Gegensatz zu Opiaten (Heroin) und Alkohol ist es praktisch unmöglich, eine Überdosis an Cannabis zu sich zu nehmen, die den Tod nach sich zöge. Durch Haschischgebrauch allein ist noch kein Mensch zu Tode gekommen. Anders verhält es sich leider in Fällen, wie sie mir beispielsweise von einem Rettungsarzt berichtet wurden: Eine 21-jährige Verkäuferin, die eine hohe Dosis Haschisch mit einer ebenso großen Menge an Alkohol zu sich genommen hatte, fiel in tiefe Bewusstlosigkeit. Sie erbrach sich und erstickte an ihrem Erbrochenen. Das Beispiel ist umso tragischer, als die junge Frau leicht hätte gerettet werden können, wenn die um sie versammelten Freunde einschließlich der herbeigerufenen eigenen Eltern nicht so lange »herumgedoktort« hätten. In Verkennung der lebensbedrohlichen Situation zögerten sie derart lange mit der Verständigung des Notarztes, dass dieser bei seinem Eintreffen nur noch den Erstickungstod der jungen Frau feststellen konnte.

Mit den Wechselwirkungen zwischen den Cannabinoiden, den körpereigenen Anandamiden und deren jeweiligen Rezeptoren im menschlichen Gehirn lassen sich gut die beobachteten Toleranzbildungen gegenüber Cannabis erklären. Bei Gewohnheitskiffern ist die Ausbildung einer Toleranz gegenüber dem Wirkstoff THC erwiesen. Sie ist allerdings milde und tritt nur auf, wenn sie so beständig konsumieren, dass eine fortwährende Anwesenheit der Droge im Gehirn und im Stoffwechsel gegeben ist. Bildgebende Verfahren haben bewiesen, dass sich in solchen Fällen die Cannabinoid-/Anandamid-CB1-Rezeptoren im Gehirn stark vermindern. Es findet also eine Down-Regulation statt. So gesehen, fügen gewohnheitsmäßige Haschisch- und Marihuanakonsumenten der ihnen von Natur aus innewohnenden Fähigkeit, ein natürliches Glücks- oder Hochgefühl zu erleben, einen deutlichen Schaden zu. Die Gewöhnung an den Stoff führt zur weiteren Dosiserhöhung bzw. zu noch öfterem Kiffen. Bei unregelmäßigen Freizeitkonsumenten oder beim Rauchen geringer Mengen Cannabis spielt die Toleranzentwicklung keine Rolle. Jegliche Toleranz gegenüber bestimmten Wirkungen von Cannabis bildet sich überdies rasch zurück, wenn der Gebrauch der Droge eingestellt wird. Im übertragenen Sinne ruft die »Toleranz« gegenüber Cannabis bei bestimmten Konsumenten heftige Intoleranz bzw. starrsinnige Unduldsamkeit gegenüber Menschen hervor, die gegen den Gebrauch der Droge Bedenken äußern.

Das Absetzen des Mittels ist bei Vielkiffern gewöhnlich von milden Entzugserscheinungen begleitet. Depressive »Durchhänger« erklären sich nicht bloß durch den psychischen Verzicht auf den vertrauten Begleiter, sondern zusätzlich durch die gerade erwähnte Verminderung der Cannabinoid-Rezeptoren im Gehirn. Es braucht einige Wochen bis Monate, bis die Rezeptoren ihre ursprüngliche Dichte wieder erreichen. In der Übergangszeit vermögen die körpereigenen Anandamide noch nicht wieder in vollem Maße ihre angestammte Rolle bei der Regulierung des Gefühlshaushaltes zu erfüllen.

Als weitere Entzugserscheinungen sind vielen regelmäßigen Haschisch- und Marihuanakonsumenten mehr oder minder lästige Schlafstörungen, Ruhelosigkeit sowie erhöhte Reizbarkeit vertraut. Gewohnheitskiffer, die Cannabis aus ihrem Leben verbannen möchten, erleben nicht selten eine länger anhaltende kritische Phase, wenn sich im Anschluss an das Absetzen des Mittels nach und nach wieder alle vorher zugedeckten Gefühle zurückmelden. Sie müssen neue Strategien zur Bewältigung derselben erlernen.

Cannabinoide wirken nicht nur über das menschliche Gehirn. Sie binden sich im Körper seltsamerweise auch (rezeptorunspezifisch) in bestimmten Organsystemen: im Herz, in der Lunge, im Auge, in endokrinen und in den Fortpflanzungsorganen. Sowohl die durch den CB2-Rezeptor vermittelte Regulierungsfunktion im Immunsystem wie jene unspezifische Bindung in manchen Bereichen des menschlichen Organismus spielen eine wesentliche Rolle bei den sekundären organismischen Begleitwirkungen von Haschisch- und Marihuanagebrauch.

Heftig umstritten sind zwei Folgeerscheinungen, die einem langfristigen Cannabisgebrauchs nachgesagt werden: der so genannte »Flashback« und das »amotivationale Syndrom«. In der lang währenden Auseinandersetzung um die Folgen des Haschisch- und Marihuanakonsums führen beide nahezu die Existenz von »Fabelwesen«. Deshalb gehe ich gleich im Anschluss ausführlicher auf sie ein. Ebenso gesondert behandele ich das Abhängigkeitsrisiko von Cannabis.

Die Wirkstoffe von Haschisch und Marihuana sowie die körpereigenen Anandamide gehen unzählige Wechselbeziehungen mit ihren Rezeptoren und den wichtigsten Botenstoffen im Gehirn ein. Insgesamt können die dadurch ausgelösten Wirkungen auf Körper, Gehirn, Geist und Seele mit dem heutigen Stand des verstandesmäßigen Wissens noch nicht zu aller Zufriedenheit erklärt werden. Als eine Ursache halte ich für möglich, dass bestimmte in den Pflanzen enthaltene Wirkstoffe eine nicht-stoffliche »Information« in sich tragen. Wie beim Wirkungsprinzip homöopathischer Medikamente entfaltet die immaterielle Information zwar ihre Wirkung. Sie wird aber von einer stofflich-materiell denkenden Naturwissenschaft niemals als materialisierte Substanz aufzuspüren sein. Wer fühlt sich berufen, solche übernatürlichen Wirkungszusammenhänge jenseits unseres begrenzten wissenschaftlichen Denkens mit letzter Gewissheit auszuschließen?

Das amotivationale Syndrom

> *Menschen, die immer nur arbeiten, haben keine Zeit zum Träumen, und nur wer Zeit zum Träumen hat, findet Weisheit.*
> *(Smohalla)*

Ein Hauptargument, das immer wieder gegen Cannabis ins Feld geführt wird, ist die Annahme, dass sein Gebrauch bei den Konsumenten über kurz oder lang zur Entwicklung eines so genannten »amotivationalen Syndroms« führe. Seit seiner »Entdeckung« in den 60er-Jahren ist die Existenz eines solchen Syndroms der Teilnahmslosigkeit, Lustlosigkeit und Passivität in der Auseinandersetzung um das Für und Wider von Cannabis heftig umstritten.

Der mit dem amotivationalen Syndrom einhergehenden Lebenshaltung werden folgende Kennzeichen zugeschrieben:

- ein herabgesetztes Antriebs- und Aktivitätsniveau,
- eine Verächtlichkeit gegenüber den Erfordernissen des Lebensalltags,
- mangelndes Durchhaltevermögen und eine geringe Fähigkeit, Frustrationen oder Enttäuschungen zu ertragen,
- Aufgabe längerfristiger und Beharrlichkeit erfordernder Lebenspläne,
- wenig zielgerichtete Orientierung auf die eigene Zukunft, dafür aber Durchsetzungsfähigkeit bei der Verfolgung lustbetonter Aktivitäten im unmittelbaren Hier und Jetzt,
- achselzuckende Gleichgültigkeit gegenüber den Anforderungen von Eltern, Schule, Beruf und inneren Bindungen an andere Menschen,
- fehlende Leistungsorientierung und Entfremdung von den Normen der Arbeitswelt.

Die den Cannabisgebrauchern mit dem amotivationalen Syndrom unterstellte »Null-Bock«-Haltung wird von diesen ganz passend mit dem Satz gekontert: »Haschisch macht gleichgültig. Na und. Ist doch mir egal.« Die akademische Diskussion um ein entsprechendes Risiko ihres Cannabisgebrauchs interessiert sie wenig. Für sie kommt ihr wahrscheinlich nicht mehr Bedeutung zu, als dem wenig ernst zu nehmenden »Geblubber« in den Sprechblasen schlecht gemachter Comic-Hefte.

Dass es in der Realität so etwas wie das »amotivationale Syndrom« gibt, vermag jeder zu sehen, der mit offenen Augen durch die Welt geht. Mit der Existenz von Cannabis hat das allerdings wenig bis gar nichts zu tun. Es ist wie mit der bekannten Frage: »Was war zuerst? Die Henne oder das Ei?« Cannabis muss für etwas herhalten, dessen Ursachen ganz woanders zu finden sind.

Das Bild, das mit dem »Null-Bock«-Syndrom gezeichnet wird, ist am ehesten eine ungeheure Anmaßung desjenigen Teils der Erwachsenenwelt, welcher die gesellschaftlichen Normen der Leistungsgesellschaft zur Allgemeingültigkeit erhoben hat. Unerwünschte Abweichungen von der Norm werden mit Hilfe eines wissenschaftlich verbrämten Mäntelchens und entsprechender Definitionsgewalt psychiatrisiert und als »krankhaft« eingestuft.

Menschen, die uns unliebsame Probleme bereiten, mit der Waffe psychiatrischer Diagnostik auszugrenzen ist ein bequemes Vorgehen. Es enthebt der Verantwortung, sich ernsthaft damit auseinander zu setzen, ob sie durch ihr Verhalten etwas mitteilen wollen. Viele junge Menschen, denen ein Fehlen jeglicher Leistungsmotivation vorgehalten wird, vermitteln eine klare Botschaft: »Auf ein Leben, wie ihr Erwachsenen es führt und wie ihr es auch von uns erwartet, haben wir keine Lust.« Das Hamsterrad des tagtäglichen Einerleis von »métro, boulot, dodo« (d.h.: zur Arbeit hetzen, sich abrackern, ins Bett fallen und schlafen), wie die Bewohner der Metropole Paris es treffend auf den Punkt bringen, ist das Gegenteil eines erfüllten Lebens. Insofern beinhaltet die Ablehnung des einseitigen Vorrangs der wirtschaftlichen Leistungsorientierung unserer Gesellschaft erst einmal sehr gesunde Anteile. Cannabisgebraucher, die den Stempel des amotivationalen Syndroms aufgedrückt bekommen, wirken auf mich häufig spürbar gesünder, als manche Menschen, die sich auf Grund ihrer Position dazu berufen fühlen, eine solche Diagnose zu stellen, und deren hervorstechendste Eigenschaft ansonsten ihr angepasstes Funktionieren ist.

Einen Nachteil bringt eine Lebenshaltung, die mit dem amotivationalen Syndrom beschrieben wird, freilich mit sich: Kiffer, die wenig geneigt sind, sich herkömmlichen Normen entsprechend anzustrengen, haben es sozial schwer. Gemessen an Lebenswegen, die in unserer Gesellschaft als erfolgreich betrachtet werden, haben sie keine vorzeigbaren Erfolge aufzuweisen. Aber viele Kiffer, für die es in ihrem Leben Wichtigeres gibt als Leistungsmotivation, verbuchen für sich anders geartete Erfolge. Sie leben den Luxus des Zeithabens, des Nichtstuns, indem sie sich so lange durchs Leben mogeln, wie sie die Chance dazu haben. Sie sind überaus *zielstrebig* und *motiviert* bei der Durchsetzung ihrer *lustbetonten* statt leistungsorientierten Lebenshaltung. Sie geben sich dem Müßiggang hin, genießen ihr Bekifft-Sein. Ihr Motto lautet: »Ich kiffe, also bin ich.« Will sagen: »Ich bin einfach da im Leben. Hier und heute will ich was vom Leben haben. Was morgen ist, lasse ich einfach auf mich zukommen. Wenn ich Lust habe zu arbeiten, arbeite ich, wenn nicht, dann eben nicht.« Diese innere Haltung ist viel mehr eine Reaktion auf die Krankheit unseres materialistischen Zeitgeistes als ein individuelles Verhalten mit psychiatrischem Krankheitswert. Jemand, der selbst nur am Hetzen und Rennen ist, damit er im Wettlauf um den Aufstieg auf der Karriereleiter bloß nicht hinten liegt, muss ob solcher Provokation vor Neid erblassen. Das bis heute unbegrenzte Haltbarkeitsdatum der Diagnose »amotivationales Syndrom« erfüllt eine gesellschaftlich benötigte kollektive Abwehrfunktion, damit nur ja nicht mehr Menschen auf den äußerst sinnvollen Gedanken kämen, weniger zu arbeiten, um mehr zu leben.

Zugegeben: Meine Einschätzung des amotivationalen Syndroms wäre auch mit »ernsteren Worten« oder »wissenschaftlicher Terminologie« zu beschreiben. Das haben vor mir aber bereits andere Kritiker des umstrittenen Syndroms vorbildlich geleistet. Ihre Auswertung aller ernst zu nehmenden Studien zum amotivationalen Syndrom von 1997[1] hat ergeben, dass kein nachweisbarer Zusam-

---

1 Siehe die sehr sorgfältige Expertise von D. Kleiber/K.-A. Kovar: Auswirkungen des Cannabiskonsums. Eine Expertise zu pharmakologischen und psychosozialen Konsequenzen. Stuttgart 1998. Die Studie im Auftrag des Bundesministeriums für Gesundheit gibt eine umfassende Übersicht und Bewertung des aktuellen Forschungsstandes zu Cannabis. Sie ist allerdings nur für ein wissenschaftlich interessiertes Publikum geeignet.

menhang zwischen längerfristigem Cannabisgebrauch und zwangsläufig abfallender Leistungsmotivation zu belegen ist. Die methodisch aussagekräftigsten Untersuchungen liefern sogar im Gegenteil Hinweise gegen Verbindungen zwischen Haschisch- und Marihuanakonsum und möglichen Anzeichen einer ausgeprägt demotivierten Lebenshaltung. Wo überhaupt Zusammenhänge hergestellt wurden, stimmen die daraus abgeleiteten Kausalbeziehungen nicht.

Cannabiskonsum führt nach allem, was wir heute darüber wissen, nicht zu zwangsläufiger Demotivierung in Bezug auf Leistung und Zukunftsplanung. In der Regel unterscheiden sich gemäßigte Cannabisgebraucher in ihrer Leistungsmotivation nicht erkennbar von ihren nicht kiffenden Altersgenossen. Wo wir dem Phänomen des »amotivationalen Syndroms« bei Kiffern in der Realität begegnen, ist dies weniger der mächtigen Eigendynamik der Droge und schon gar nicht ihrer bloßen Substanzwirkung anzulasten. In aller Regel finden sich die Ursachen für ihre demotiviert-resignative Lebenshaltung in ihrer familiären oder sonstigen sozialen Vorgeschichte. Nicht selten sind sie bereits depressiv herabgestimmt und gebrauchen Cannabis mit dem Ziel, das Leid der gequälten Seele zu lindern. Unglücklicherweise erfahren Gewohnheitskiffer mit hoher Wahrscheinlichkeit durch die Verminderung der Anandamidrezeptoren im Gehirn eine zweite Down-Regulierung. Ihr nicht von der Hand zu weisendes Risiko besteht folglich darin, dass sie durch ihren Cannabisgebrauch in einen schwer zu durchbrechenden Teufelskreis gelangen. Haschisch ist zwar nicht der Verursacher ihrer Schwierigkeiten, aber es beschert ihnen auf Grund seiner spezifischen Wirkungen *zusätzliche* Probleme. Für junge Menschen mit depressiver oder amotivationaler Vorbelastung ist Cannabis im wahrsten Sinne des Wortes ein Gift, das die Nutzung von Lebenschancen behindert.

Letztlich ist auch bei jenen Menschen kein ursächlicher Zusammenhang zwischen Cannabiswirkung und Demotivation herzuleiten, die im Vollbesitz ihrer geistigen und seelischen Kräfte dem Leistungsgedanken in unserer Gesellschaft ein entschiedenes »Nein« entgegenhalten. Karriere ist für sie kein Lebensziel mehr. Sie reden nicht nur von notwendigen Veränderungen des Lebensstils, sondern leben sie vor. Cannabis ist ihnen dann ein gelegentlich willkommener und angenehmer Begleiter für genussvolle Stunden. Das amotivationale Syndrom, so es als solches überhaupt existiert, ist also definitiv kein Cannabisproblem. Überaus merkwürdig mutet zudem an, dass die »Krankheit« so regional begrenzt auftritt. Sie wird ausschließlich in Leistungsgesellschaften westlicher Prägung diagnostiziert. In den Regionen der Welt, in welchen Cannabis seit Jahrtausenden beheimatet ist, tritt die Krankheit überhaupt nicht auf. Die Menschen dort pflegen einen anderen Lebensstil. Sie folgen einem gemäßigteren Rhythmus. Es handelt sich beim amotivationalen Syndrom folglich um eine wirtschaftsideologische Zivilisationskrankheit, verräterisch ausgedrückt in dem gestrengen Satz eines christdemokratischen deutschen Politikers: »Einen Urlaub von der Gesellschaft können wir nicht gestatten.«

»Flashback«: Das Rätsel um ein seltsames Phänomen

»Flashbacks« sind ein rätselhaftes Phänomen, das bis heute nicht wirklich befriedigend erklärt werden konnte. Die »Gelehrten« streiten sich gar noch darum, ob Flashbacks als solche überhaupt vorkommen, obwohl von LSD- (einem starken Halluzinogen) wie Cannabisgebrauchern entsprechende Erlebnisse glaubhaft berichtet werden. Man versteht darunter »Echoräusche«, also rauschähnliche Befindlichkeitszustände, die plötzlich und wie aus heiterem Himmel auftreten können, selbst wenn die davon betroffene Person über Monate oder gar Jahre hinweg keine Drogen mehr zu sich genommen hat. Das genaue Erleben bei einem Echorausch ist schwer einzugrenzen, weil es so vielfältig sein kann. Die beschriebenen Erscheinungen reichen über alle Facetten psychischer (und psychiatrisch diagnostizierter) Empfindungen wie psychotische Zustände mit Angst- und Panikattacken, Persönlichkeitsauflösung, Verfolgungswahn, völlige Desorientierung und ausgeprägte Halluzinationen bis hin zu milderen Wahrnehmungsverzerrungen oder rein organismischen Gefühlen tief im Inneren des Körpers. Ein Echorausch dauert in aller Regel nur Sekunden oder Minuten, selten länger. Die Häufigkeit, oder besser die ausgesprochene Seltenheit von Echoräuschen steht in keinem Verhältnis zu der überhöhten Bedeutung, die den Flashbacks von interessierter Seite beigemessen wird. Bei ausschließlichen Cannabisgebrauchern rechtfertigt die Heraufbeschwörung eines möglichen Flashbacks jedenfalls nicht das Entziehen der Fahrerlaubnis. Für das Auftreten des rätselhaften Phänomens werden verschiedene Erklärungen angeboten, von denen allerdings keine als wirklich gesichert, die lange Zeit populärste hingegen heutzutage als eindeutig widerlegt gilt.

Zuerst hat man versucht, den Echorausch bei Cannabiskonsum mit der Anreicherung von THC im Fettgewebe des Konsumenten zu erklären. Gespeichertes THC würde urplötzlich aus den körpereigenen Depots freigesetzt und den Flashback auslösen. Da Echoräusche aber noch nach Zeiträumen auftreten können, bei denen absolut auszuschließen ist, dass noch THC oder entsprechende Abbauprodukte im Körper eines ehemaligen Cannabiskonsumenten vorhanden sind, scheidet diese stofflich begründete Erklärung für das Phänomen aus.

Vor dem Hintergrund des heutigen Wissens um die Cannabinoidrezeptoren im Gehirn ist eine neuere stofflich-neurobiologische Erklärung für den Echorausch im Gespräch. Man diskutiert einen körpereigenen Anandamid-Flash, der in Cannabiskonsumenten vertraute Erlebniszustände auslöst, ohne dass sie aktuell Haschisch oder Marihuana zu sich genommen hätten. Sie werden sozusagen von »*Ananda*«, dem Sanskritwort für »Glückseligkeit«, überflutet.

Ein gleichfalls geläufiger Erklärungsansatz sieht den Echorausch durch spezifische Reize ausgelöst, die irgendwann mit dem »Set« und dem »Setting« einer akuten Rauschsituation verbunden waren. Das kann ein Musikstück sein, ein Bild, eine seelische Stimmung, eine bestimmte Person, ein Geräusch oder ein Geruch. Alles, was in der Wahrnehmungswelt der Kiffer mehr unbewusst als bewusst gespeichert ist, kann durch eine plötzlich auftauchende Erinnerung einen Echorausch bewirken. In etwa entspräche dies einem »Déjàvu«-Erlebnis.

Ich möchte zwei eigene Erklärungen für den Flashback zur Diskussion stellen. Die erste ähnelt der gerade vorangegangenen, ist jedoch präziser in den Zusammenhängen. Sie entspringt theoretischen Erwägungen der neueren Gehirnforschung, welche besagen, dass sich unser Gehirn einschließlich des Gedächtnisses zu unterschiedlichen Zeitpunkten in wechselnden Zuständen befindet. Die Zustandswechsel lassen sich mit Hilfe der aufgezeichneten Gehirnströme im Elektroenzephalogramm (EEG) darstellen. Vom jeweiligen Zustand des Gehirns und seinen Wechseln ist abhängig, was unser Gedächtnis in welcher Form speichert. So hängt unsere Erinnerung an ein vergangenes Erlebnis stark davon ab, ob sich das Gehirn beim Erinnern im gleichen EEG-Zustand befindet, wie zum Zeitpunkt der Speicherung des Erlebten. Psychoaktive Drogen bewirken sowohl im seelischen Erleben wie in den neurophysiologischen Vorgängen im Gehirn ganz bestimmte Zustände, die auf ebenso bestimmte Art und Weise in unterschiedliche Gedächtnisspeicher einwandern. Gerät eine aktuell nicht Rauschmittel konsumierende Person durch einen auslösenden Reiz in den gleichen oder einen ähnlichen EEG-Zustand wie während eines erlebten Rausches, kann dies einen Flashback nach sich ziehen. Umgekehrt würde dies ebenso erklären, weshalb Inhalte von Rauscherlebnissen, die in bestimmten Gehirn- oder Gefühlszuständen gespeichert wurden, in »normalen« Zuständen nicht mehr erinnerbar oder zwar erinnerbar, emotional aber nicht oder nur eingeschränkt bearbeitbar sind.

Meine zweite Erklärung für den Flashback geht auf authentische Berichte von Cannabisgebrauchern zurück. Ein mir gut bekannter, uneingeschränkt glaubhafter 41-jähriger Mann erzählte mir bereits vor etlichen Jahren von einem »merkwürdigen Erlebnis«. Nach einem seiner überaus seltenen Besuche eines Chinarestaurants fuhr er mit dem Auto nach Hause. Ohne jegliche Vorankündigung fühlte er sich urplötzlich von Gefühlen überflutet, wie er sie zum letzten Mal etwa 20 Jahre früher empfunden hatte. Die entsprechende Person pflegte als junger Mann über Monate hinweg Cannabis zu benutzen. Sie hatte dessen Konsum schon vor zwei Jahrzehnten gänzlich eingestellt. Seither hatte sie weder Cannabis noch sonst eine psychedelische Droge zu sich genommen. Dieser lange Zeitraum ist insofern von Bedeutung, als es überhaupt keine innere Erwartung des 41-Jährigen mehr gab, jemals wieder Gefühle zu verspüren, die seinen Haschischräuschen gleichkämen. Doch bereits mit dem ersten Anfluten der bizarren Empfindungen 20 Jahre nach seinem letzten Cannabisgebrauch fühlte er sich unmittelbar an mehrere Haschischepisoden mit eher unangenehmen Verläufen erinnert. Augenblicklich dachte er: »Das ist ein Flashback. Das gibt es also wirklich. Aber das ist doch so lange her. Wie ist das möglich?« Er fühlte sich »leicht entrückt und abgehoben«, einerseits zwar »etwas außerhalb meiner Person«, andererseits aber, »als sei all mein Wesen plötzlich unter meiner Schädeldecke zusammengeballt«. Seine psychischen Empfindungen waren relativ schwach ausgeprägt. Beunruhigender und wesentlich stärker empfand er die organismischen Zustandsveränderungen tief in seinem Körperinneren. Sie erschienen ihm bis ins feinste Detail absolut identisch mit seinen eher unangenehmen körperlichen Gefühlen zu Zeiten seines Cannabisgebrauchs. Seinerzeit waren sie ein Grund unter anderen, weshalb er mit der Rauschdroge abschloss. Mit außergewöhnlich angestrengter willentlicher Konzentration vermochte der Überraschte den anflutenden Flashback unter Kontrolle zu bringen. In seiner Denkfähigkeit fühlte er sich keine Sekunde beeinträchtigt. Da er jedoch gerade auf der Autobahn unterwegs war, steuerte er sicherheitshalber den nächstgelegenen Rastplatz an, um die weitere Entwicklung des Phänomens abzuwarten. Nach einigen Minuten war der ganze Spuk vorbei, und es war, als sei nie etwas gewesen. Anschließend fuhr er ebenso sicher nach Hause, wie er das von sich als umsichtigem Autofahrer gewohnt war.

Bereits vor meiner Zeit in der Sucht- und Drogenarbeit hatte ich häufiger davon reden hören, dass sich manche Besucher von Chinarestaurants nach dem Essen »etwas ulkig« oder »wie bekifft« vorkamen. Ich hatte mir damals allerdings nie weitergehende Gedanken darum gemacht. Erst nachdem meine Arbeit es mit sich brachte und ich obige Geschichte gehört hatte, stellte ich mir bewusst die Frage, ob es einen Zusammenhang zwischen dem Flashback und dem so genannten »China-Restaurant-Syndrom« geben könnte. In vielen Küchen hiesiger Chinarestaurants wird großzügig *Glutamat* als Geschmacksverstärker eingesetzt. Die Aminosäure Glutamat ist aber gleichzeitig ein körpereigener Stoff, und zwar der wichtigste erregende (exzitatorische) Signalüberträger (Neurotransmitter) im zentralen Nervensystem.

Nachdem die Idee geboren war, wonach ich gezielt zu fragen hatte, erzählten mir weitere Personen von deutlich wahrnehmbaren Veränderungen ihrer Befindlichkeit im Anschluss an ihre Besuche von Chinarestaurants. Alle hatten sie in ihrem Leben mehr oder weniger intensive Erfahrungen mit Haschisch gemacht, zum Teil lange Jahre zurückliegend. Die einhellige Beschreibung ihrer Zustandsbilder lautete: »Es war genau so, wie sich bekifft fühlen«. Zwar habe ich auch von nicht Cannabis-erfahrenen Personen die vertrauten Symptome des China-Restaurant-Syndroms berichtet bekommen, aber auffallend seltener und nicht so stark ausgeprägt wie bei ehemaligen Cannabisgebrauchern.

Ich kann nicht mit zweifelsfreier Sicherheit behaupten, dass es einen direkten Zusammenhang zwischen Cannabiserfahrung, Glutamat und auftretenden Flashbackerlebnissen gibt. Da ich zudem weder Biochemiker noch Gehirnforscher bin, vermag ich über die möglichen Verbindungen nur zu spekulieren. In den (mir bekannten) Veröffentlichungen zu Cannabis findet sich an keiner Stelle ein Hinweis auf eine ähnliche Hypothese. Im Zusammenhang mit der Erforschung der Cannabinoidrezeptoren im Zentralnervensystem werden neuerdings jedoch zumindest vielfältige Wechselwirkungen mit der Glutamat-Regulation erwähnt. Da diese Seite der Cannabisforschung trotz der getätigten Fortschritte immer noch relatives Neuland ist, kann daher noch werden, was noch nicht ist. Ich stelle als Erklärung für das rätselhafte Phänomen des Flashbacks jedenfalls eine besonders geartete Wechselwirkung zwischen Cannabis(erfahrung) und kurzfristiger Glutamat-vermittelter Veränderung der psychischen Funktionen zur Diskussion. Glutamat spielt im Übrigen eine wesentliche Rolle bei den langfristigen synaptischen Verstärkungen, d.h. bei Übertragungsprozessen zwischen Nervenzellen (Neuronen), über welche zeitlich überdauernde Lernvorgänge und Gedächtnis möglich werden. Über diesen Weg mag sich sogar der Kreis zu meiner ersten Erklärung für den Flashback schließen lassen.

Die Gretchenfrage: Macht Cannabis abhängig?

Weder mit einem klaren »Jein«, noch mit den Windungen einer weitgehend akzeptierenden Drogenarbeit kann man sich um eine Antwort auf diese Frage herummogeln. Die eindeutige Antwort kann nur lauten: »Ja, Haschisch und Marihuana machen dafür empfängliche Menschen abhängig.« Im Anschluss bedarf es allerdings ausführlicher Erläuterungen dieser Aussage, um ihre Tragweite angemessen einzuordnen.

Seit Jahren gibt es immer angestrengtere und ausgefeiltere Versuche, weltweit zu einer einheitlichen Diagnose psychischer Krankheiten oder »Störungen« zu gelangen. Das Ergebnis sind bis heute zwei internationale Diagnosesysteme, mit denen auch die Erscheinungsbilder einer Suchtmittelabhängigkeit aufgeschlüsselt werden. In Deutschland wird zumeist mit den klinisch-diagnostischen Leitlinien der »Internationalen Klassifikation psychischer Störungen«, kurz ICD-10, gearbeitet. Die USA und viele andere Länder bevorzugen das »Diagnostische und Statistische Manual Psychischer Störungen« in der revidierten Fassung des DSM-IV. Beide Diagnosesysteme führen Kriterien auf, die erfüllt sein müssen, um berechtigterweise die Diagnose »Substanzabhängigkeit« zu erstellen.

Ich gebe die entsprechenden Kriterien der besseren Verständlichkeit halber in meinen eigenen Worten und nur für illegale Substanzen wieder. Gemäß der ICD-10 soll die Diagnose einer Drogenabhängigkeit nur erfolgen, wenn mindestens drei der nachstehenden Kriterien zutreffen:

1. ein starker Wunsch oder eine Art innerer Zwang, psychoaktive Substanzen zu konsumieren,
2. verminderte Kontrollfähigkeit bezüglich des Beginns, der Beendigung und der Menge des Substanzkonsums,

3. Substanzgebrauch mit dem Ziel, seelische Entzugssymptome zu vermeiden oder zu mildern,
4. körperliche Entzugserscheinungen bei Beendigung oder Einschränkung des Konsums,
5. Toleranzentwicklung, d.h. Gewöhnung an höhere Dosen einer Droge, um die gleiche Wirkung zu erzielen,
6. fortschreitende Vernachlässigung anderer Vergnügungen oder Interessen zugunsten des Rauschmittelkonsums sowie erhöhter Zeitaufwand, um sich von den Folgen des Konsums zu erholen,
7. anhaltender Suchtmittelkonsum trotz nachweislich schädlicher Folgen, wie z.B. Müdigkeit, depressive Verstimmungen, Verschlechterung der Gedächtnisleistung oder Arbeitsplatzverlust,
8. ein eingeengtes Verhaltensmuster im Umgang mit der Substanz.

Im DSM-IV müssen ebenfalls drei Kriterien erfüllt sein, um die Diagnose »Substanzabhängigkeit« zu stellen. Die zusätzlich eingeführte Unterscheidung »mit« oder »ohne« körperliche Abhängigkeit deutet bereits die Schwierigkeiten in Bezug auf spezielle Substanzen an. Im DSM-IV lauten die Leitkriterien:

1. Toleranzentwicklung, die gekennzeichnet ist durch
   - Verlangen nach einer ausgeprägten Dosissteigerung, um die gewünschten Wirkungen herbeizuführen,
   - deutlich verminderte Wirkung bei fortgesetzter Einnahme der gleichen Dosis.
2. Entzugssymptome, die sich äußern durch:
   - charakteristische Entzugserscheinungen für die Substanz.
   - dieselbe oder eine ähnlich wirkende Substanz wird eingenommen, um Entzugssymptome zu lindern oder zu vermeiden.
3. Die Substanz wird häufiger in größeren Mengen oder länger als beabsichtigt eingenommen.
4. Anhaltender Wunsch oder erfolglose Versuche, den Substanzgebrauch zu verringern oder zu kontrollieren.
5. Viel Zeit für Aktivitäten, die Substanz zu beschaffen, sie zu sich zu nehmen oder sich von ihren Wirkungen zu erholen.
6. Wichtige soziale, berufliche oder Freizeitaktivitäten werden auf Grund des Substanzmissbrauchs aufgegeben oder eingeschränkt.

7. Fortgesetzter Substanzmissbrauch trotz Kenntnis eines anhaltenden oder wiederkehrenden körperlichen oder psychischen Problems, das durch den Substanzgebrauch verursacht wurde.

Wenn Sie als Leser selbst Haschisch- oder Marihuanakonsument sind, halten Sie an dieser Stelle bitte einen Moment inne und nehmen Sie eine Selbsteinschätzung Ihres Cannabisgebrauchs sowie Ihres Abhängigkeitsrisikos anhand der aufgeführten Kriterien vor. Lesen Sie erst anschließend weiter.

Im Großen und Ganzen sind sich die Kriterien der ICD-10 und des DSM-IV recht ähnlich. Es findet sich jedoch ein entscheidender Unterschied. Das DSM-IV führt den »Anhaltenden Wunsch oder erfolglosen Versuch, den Substanzgebrauch zu verringern oder zu kontrollieren« auf, der in der ICD-10 nicht enthalten ist. Da dies ein bedeutsamer Punkt in der Arbeit mit Cannabiskonsumenten ist, greife ich bei den weiteren Erläuterungen zur Beantwortung der »Gretchenfrage« auf das DSM-IV zurück. Dessen Autoren geben unumwunden zu, dass sie mit der Einschätzung von »Entzugssymptomen« speziell bei Cannabis erhebliche Probleme haben.

Um eine sowohl aussagekräftige wie verallgemeinerbare Einschätzung des Abhängigkeitspotenzials von Cannabis treffen zu können, braucht es verlässliche Angaben einer ausreichend großen Gruppe auskunftswilliger Konsumenten der Droge. Wir finden sie stellvertretend in den 1458 Personen, die in der im Kapitel »Zahlen, Daten und harte Fakten« bereits erwähnten Cannabisstudie detaillierte Auskünfte zu ihrem »ganz normalen« Haschisch- und Marihuanagebrauch gegeben haben. 848 von ihnen waren zum Zeitpunkt ihrer Befragung noch aktuelle Konsumenten. Sie wurden von den Mitarbeitern des Projekts ausführlich nach den Diagnosekriterien des DSM-IV auf eine mögliche Abhängigkeit von Cannabis hin untersucht. Die Ergebnisse sind in mehrerer Hinsicht interessant.

Obwohl mit der Stichprobe eher überdurchschnittlich viele Gewohnheits- und Dauerkonsumenten erreicht wurden, wiesen über die Hälfte der aktuell konsumierenden Personen keines der im DSM-IV objektivierten Kriterien für eine Substanzabhängigkeit auf.

Die Mindestanzahl von drei oder mehr Kriterien erfüllten 120 Personen, also 14% der aktuellen Kiffer.

Zwei Abhängigkeitskriterien wurden besonders häufig genannt: die Absicht oder der erfolglose Versuch, den Gebrauch von Cannabis zu kontrollieren, sowie das Verspüren von Entzugssymptomen während konsumfreier Tage oder nach besonders heftigem Konsum. Nun wird aber im DSM-IV selbst vorgeschlagen, eine eventuelle Entzugssymptomatik bei Cannabis nicht für die Diagnose »Abhängigkeit« zu berücksichtigen. Erstens werden Haschisch und Marihuana als nicht körperlich abhängig machende Substanzen eingeschätzt, und zweitens hätten sich beschriebene Entzugssymptome als klinisch nicht bedeutsam genug erwiesen. Folgt man dieser Empfehlung, reduziert sich die Zahl abhängiger Kiffer aus der untersuchten Stichprobe auf 68 Personen bzw. 8%. Dennoch ergibt sich nach wie vor ein schiefes Bild für das Abhängigkeitspotenzial von Cannabis, da unter den als »abhängig« diagnostizierten Personen zu viele sind, die neben Cannabis noch andere illegale Drogen benutzen. Berücksichtigt man nur diejenigen Drogengebraucher, die ausschließlich Cannabis zu sich nehmen, ergibt sich eine Abhängigkeitsrate von etwa 2–4% unter den aktuellen Kiffern.

Ist das nun wenig oder viel? Wagen wir zur Bewertung ein paar Zahlenspiele, indem wir uns anschauen, wie viele Jugendliche und junge Erwachsene im Alter zwischen 13 und 25 Jahren überhaupt in unserer Republik leben. In der besagten Altersspanne werden Haschisch und Marihuana am häufigsten probiert und benutzt. Laut Angaben des Statistischen Bundesamtes lebten am 31. Dezember 1999 insgesamt rund 11 Millionen junge Männer und Frauen diesen Alters in Deutschland. Gehen wir vom statistisch günstigsten Fall aus, dass 25% von ihnen Eigenerfahrungen mit Cannabisprodukten haben, kommen wir auf eine Zahl von 2.500.000 Konsumenten. Bei den viel realistischeren 40% sind wir schon bei 4.400.000 Kiffern. Wenn es zutrifft, dass sich etwa 10% der Cannabisgebraucher zu gewohnheitsmäßigen Dauerkonsumenten mit ernst zu nehmenden Problemen im Zusammenhang mit ihrem Rauschmittelverbrauch entwickeln, wären das 440.000 junge Männer und Frauen. Das Abhängigkeitsrisiko des reinen Cannabisgebrauchs hätten wir damit allerdings nach wie vor nicht ermittelt, da eine unbekannte Zahl der Kiffer zusätzlich zu Haschisch und Marihuana weitere Rauschdrogen benutzt. Führten wir das Zahlenspiel an der Stelle trotzdem weiter und setzten, den Untersuchungsergebnissen des »Cannabisprojektes« folgend, voraus, dass von den gewohnheitsmäßigen Kiffern nach objektivierten Kriterien maximal 4% als in klinischem Sinne abhängig einzustufen wären, lebten in unserer Republik also 17.600 süchtig abhängige Haschisch- und Marihuanagebraucher. Diese Zahl würde bei jedem erfahrenen Kiffer einen Lachanfall auslösen.

Wir müssen wohl von vornherein ganz andere Berechnungen anstellen. Schließen wir von den Untersuchungen und Berichten, die sich mit ihrer Einschätzung der Verbreitung von Haschisch und Marihuana am weitesten vorwagen, auf die realistischeren 4.400.000 Personen mit Cannabiserfahrung und zählen wieder 4% Abhängige, sind es plötzlich schon 176.000. Mit Gewissheit können wir uns aber selbst auf diese Zahl nicht verlassen. Selbsteinschätzungen junger Menschen mit Blick auf ihre Altersgenossen sowie Berichte von Praktikern in der sozialen Arbeit zwingen uns weit höhere Zahlen auf. Es wird schnell deutlich, wie absurd im Grunde genommen solche Rechenexempel sind. Wir gelangen mit ihnen auf direktem Wege an die Grenzen dessen, was überhaupt noch einen Aussagewert hat. Die Absicht des Zahlenspiels ist zu zeigen, wie wenig wir aus den uns vorliegenden Statistiken eigentlich wirklich ableiten können. Das Einzige, was wir mit Gewissheit behaupten können, ist, dass in Deutschland rund 11 Millionen Menschen im Alter zwischen 13 und 25 Jahren leben und dass wenigstens 40%, mit hoher Wahrscheinlichkeit aber sogar noch mehr von ihnen auf ihrem schwierigen Weg zum Erwachsenwerden Erfahrungen mit Haschisch und Marihuana machen. Was wir ebenso mit Sicherheit behaupten dürfen, ist, dass unter den Cannabis-erfahrenen Personen immer mehr junge Menschen sind, für die sich ihr Drogengebrauch schädlich auswirkt oder die zu einem bestimmten Zeitpunkt ihrer Cannabiskarriere tatsächlich abhängig von der Droge sind. Rückschlüsse auf die steigende Anzahl von Cannabisbenutzern mit erheblichen Schwierigkeiten lässt unter anderem das »Einrichtungsbezogene Informationssystem« (EBIS) zu, dem in den Bundesländern mehrere hundert Einrichtungen aus dem

Sucht- und Drogenhilfesystem angeschlossen sind. Dessen Jahresauswertung von 1999 zeigt einen sprunghaften Anstieg derjenigen Personen, die ambulante Beratungsstellen wegen Problemen mit Cannabis aufsuchen. Eine deutliche Steigerungsrate von 30% haben die handlungsleitenden Diagnosen bei Cannabis erfahren, welche »schädlichen Gebrauch« oder »Abhängigkeit« feststellen. Selbst wenn die EBIS-Daten auf Grund der Erhebungsmethoden mit Vorsicht zu genießen sind, geben sie einen deutlich zu beobachtenden Trend wieder. Die Zahl der Cannabiskonsumenten, die mit ihrer Droge in erhebliche Schwierigkeiten geraten, steigt ohne jeden Zweifel an.

Zwei nachvollziehbare Trends erklären die nachdenklich stimmende aktuelle Entwicklung: zum einen die gegenüber früheren Konsumentengenerationen härter gewordenen Gebrauchsformen der Droge, zum anderen das stetig sinkende Einstiegsalter in den Rauschmittelgebrauch. Je jünger ein Halbwüchsiger die Bekanntschaft mit Haschisch und Marihuana macht, desto größer ist sein Risiko, damit in Schwierigkeiten zu geraten. Je später umgekehrt ein junger Mensch Cannabis probiert, desto wahrscheinlicher wird ihm ein Umgang mit der Droge gelingen, der wenig Anlass zu übertriebener Sorge bietet. Ein 13-Jähriger kann Haschisch schwerlich einen angemessen begrenzten Platz in seinem Leben einräumen. Einige Jahre älter kann er dagegen problemlos in der Lage sein, einen risikoarmen und absolut seiner Kontrolle unterliegenden Umgang mit dem Mittel zu pflegen.

Ein problematischer Punkt an den EBIS-Auswertungen der Hauptdiagnosen zu Cannabis ist die Tatsache, dass sie nach der ICD-10 vorgenommen werden. Deren Kriterien lassen sich ebenso wie diejenigen des DSM-IV auf Haschisch- und Marihuanakonsumenten bestenfalls eingeschränkt sinnvoll anwenden. Cannabiskonsumenten mit den Schablonen objektivierter Abhängigkeitskriterien zu belegen, ist generell problematisch. Es lässt sich ein eindeutiger Widerspruch zwischen den Ergebnissen einer objektiven Klassifizierung und einer Selbsteinschätzung von Kiffern feststellen. In der ausgewerteten Stichprobe des »Cannabisprojekts« gaben weitaus mehr Haschisch- und Marihuanakonsumenten an, sich selbst von der Droge ihrer Wahl abhängig zu fühlen, als nach DSM-

IV mit besagter Diagnose belegt wurden. Der eklatante Widerspruch in der objektiven und in der Selbsteinschätzung lässt sich für jeden Praktiker in der Drogenberatung dadurch erklären, dass Cannabisgebraucher für ihre Selbstdiagnose spürbar andere Messlatten anlegen, als es die offiziellen Diagnosesysteme tun. Eine vereinheitlichte (operationalisierte) Diagnostik kann es drehen und wenden, wie sie will. Sie langt bei Haschischgebrauchern zwangsläufig häufig daneben, weil ihre grundsätzlichen Ausgangsüberlegungen die verkehrten sind. Im Übrigen beugt sie sich mit ihrer Anpassung an den entseelten Vorrang der Ökonomie dem herrschenden Zeitgeist.

Bei Cannabis lassen sich zuverlässige Einschätzungen zum Stand eines Konsumenten auf der Abhängigkeitsleiter am besten auf der Grundlage verhaltensbezogener Kriterien treffen, wie sie uns die Benutzer der Rauschdroge mit ihren Selbsteinschätzungen nahe legen. In der praktischen Arbeit halte ich eine solche Selbsteinschätzung in jedem Falle für nützlicher als objektive Beurteilungen. Für eine Prognose sehe ich darin einen Vorteil. Wer selbst den Eindruck hat, dass ihm die Kontrolle über den Gebrauch von Cannabis entglitten ist, bringt in der Regel eine größere Eigenmotivation auf, an dieser Situation etwas zu verändern. Das belegen unter anderem die Aussagen zahlreicher Kiffer zu ihren Versuchen, Cannabis entweder unter Kontrolle zu halten oder die uneingeschränkte Kontrolle darüber wiederzugewinnen.

Das tatsächliche Abhängigkeitspotenzial von Haschisch und Marihuana zu beziffern gestaltet sich schwierig. Zu panikartiger Dramatisierung gibt es keinen Anlass. Umgekehrt tun wir niemandem einen Gefallen, wenn wir das Abhängigkeitsrisiko von Cannabis verharmlosen. Gelegentlich beschleicht mich beim Lesen von Forschungsergebnissen der leise Verdacht, dass das Gefährdungspotenzial von Haschisch und Marihuana unter Einsatz etlicher Verrenkungen heruntergerechnet wird, um die Reputation von Cannabis als relativ »weiche Droge« nicht zu gefährden. Der Realität am nächsten kommt vermutlich die Annahme, dass etwa 10–15% der regelmäßigen Kiffer derart in eine verhaltensbezogene Abhängigkeit von Cannabis geraten, dass sie sich mit aller Konsequenz fragen müssen, wohin sie ihr Weg im Leben führt.

Wenn man allerdings zu sehr um die Frage kreist, ob Cannabis denn nun abhängig macht oder nicht, verliert man leicht das Wesentlichere aus den Augen. Nicht die Abhängigkeit von Cannabis ist das größte Problem, sondern die vielen »Graustufen« vor der Abhängigkeit. Im Alltag der Sucht- und Drogenberatung wird häufig die Diagnose »schädlicher Gebrauch« der ICD-10 bemüht. Sie trifft damit zwar das Problem. Als »Verlegenheits-« oder »Allerweltsdiagnose« ist sie jedoch überaus unscharf und wenig geeignet, den vielen unterschiedlichen Erscheinungsbildern eines Haschisch- oder Marihuanagebrauchs gerecht zu werden. Ein wesentlicher Zweck scheint einzig darin zu liegen, offiziellen diagnostischen Anforderungen Genüge zu tun.

Die größte Herausforderung im Cannabisgebrauch so vieler junger Menschen liegt darin, dass sie es überhaupt für nötig befinden, ihr Leben mit durch Rauschdrogen hervorgerufenen Erlebnissen anzureichern. Bis heute war und ist unsere Kultur nicht in der Lage, auf diese eigentliche Herausforderung auch nur annähernd angemessen zu reagieren. So stellt sie sich täglich aufs Neue ihr eigenes Armutszeugnis aus.

Im Rahmen eines Jugendwettbewerbs zum Thema »Cannabis« hat sich eine 14 Jahre alte Schülerin um solche tieferen Entstehungsursachen von süchtiger Abhängigkeit intensive Gedanken gemacht. Mit wachen Sinnen betrachtet sie ihre Umgebung und gibt auf originelle Weise wieder, was sie wahrnimmt. Mit Hilfe eines von ihr gezeichneten Cannabis-»Mandalas« (bildhafte Darstellung) und dessen Deutung erfasst sie intuitiv das Wesen der Sucht, das immer etwas mit der Verwirrung von Gefühlen zu tun hat:

> »Das irre Gefühl, das Gefühl übermächtig zu sein, lässt die riesigen Sorgen und Probleme mit einem Mal schrumpfen und als ferne Erinnerungen am Wegrand zurück. Das Glück auf diesem neuen, unbekannten Weg scheint unendlich, genauso wie das leichte Gefühl, das einen umgibt.
> Bis sich die überwältigende Kraft Schritt für Schritt auflöst, Schatten wirft. Bis man auf einmal Sorgen und Probleme am Wegrand entdeckt. Bis man plötzlich merkt, dass man im Kreis gelaufen ist.

Bis der Rausch nachlässt und die Probleme unaufhörlich zu wachsen scheinen. Man wehrt sich, weigert sich, die Wahrheit anzunehmen. Man kann nicht anders, muss an diesen wunderschönen Ort zurück, egal wie hoch der Preis ist. Man denkt nicht mehr nach, überlegt nicht mehr, folgt nur noch dem inneren Zwang, der die Erlösung zu sein scheint. Man ist an einem Punkt angekommen, von dem man ohne fremde Hilfe nicht mehr wegkommt. Er hält einen gefangen und stiehlt einem die letzte Lebensenergie.

Wenn man bei solch einer Hilflosigkeit angelangt ist, wird man oft in ein falsches Licht gestellt, von der Familie verstoßen, von den Mitmenschen verachtet. Doch jetzt ist es wichtig zu helfen, dem Abhängigen eine neue Chance zu geben, denn nicht umsonst haben wir Gefühle wie Hass, Trauer, Verzweiflung, Sehnsucht, Hilflosigkeit, Freude, Liebe, Angst und viele mehr …«

Konsumentengruppen

Den Kiffer gibt es nicht. Die Konsummuster und Rauchgewohnheiten von Cannabisgebrauchern sind überaus individuell und verändern sich mit dem Lauf der Zeit. Doch wie überall versucht man auch in der Cannabisforschung auf Grund der Lebenslage, der Sozialisation oder persönlicher Eigenheiten von Kiffern Gruppen von Cannabiskonsumenten zu beschreiben, die sich in den Grundzügen ähneln. So gibt es die Gruppe der Probierer, der Gelegenheitskonsumenten und der gewohnheitsmäßigen Dauerkonsumenten. Letztere lassen sich wiederum unterteilen in die regelmäßigen oder gar exzessiven Kiffer mit Problemen und diejenigen, für die ihr Gewohnheitskonsum von Haschisch und Marihuana ohne Folgeschwierigkeiten bleibt. Eine weitere Unterscheidung macht man zwischen Individual- und Freizeitkonsumenten. Der Aussagewert solcher »Schubladen« für Kiffer ist relativ begrenzt. So manchem will der ihm zugedachte Anzug gar überhaupt nicht passen. Persönlich möchte ich einige Kiffertypen vorstellen, die mir in der Realität immer wieder begegnen.

Die neugierigen Probierer und die Experimentierer

Die neugierigen Probierer von Haschisch und Marihuana werden zusammen mit den Experimentierern gerne in einen Topf geworfen. Das ist allerdings wenig ratsam, da es sich bei den beiden Gruppen um völlig verschiedene »Spezies« handelt.

Die Probierer erleben eine Ersterfahrung mit Cannabis. Häufig machen sie die erste Bekanntschaft mit den Wirkungen der Droge gänzlich unvorbereitet und unüberlegt, weil sie sich spontan und situationsbedingt entschließen, das Mittel anzunehmen, wenn es ihnen im Freundeskreis angeboten wird. Der zweite Typus des Probierers ist derjenige, der innerlich schon länger mit der Entscheidung ringt, ob er Cannabis probieren soll oder nicht. Seine Hauptmotive sind die Neugier und die Wissbegierde. Eventuelle Bedenken gegen den ersten Eigenversuch verblassen. Er möchte endlich selbst herausfinden, was das Interessante »an dem Ding« sein soll und wie es sich anfühlt, bekifft zu sein.

Ein Probierkonsum von Cannabis ist keine Katastrophe. Die meisten Erstgebraucher des Mittels kommen zu dem Schluss, dass die Wirkungen der Droge längst nicht so aufregend sind, wie sie es sich in der Phantasie möglicherweise auf Grund von Hörensagen ausgemalt haben. Zahlreiche junge Menschen gebrauchen Cannabisprodukte bei 5 bis 10 Versuchen. Danach ist das Thema für sie erledigt.

Der Experimentierer unterscheidet sich vom gewöhnlichen Probierer durch seinen lange Zeit nicht zu stillenden Wissensdurst. Alltägliche Cannabiserfahrungen genügen ihm nicht. Er möchte nach Möglichkeit das gesamte Erfahrungsspektrum von Cannabis kennen lernen. Der Experimentierer testet die verschiedenen Wirkungsweisen von Haschisch beim Rauchen und beim oralen Verzehr. Er raucht Cannabis und Marihuana nicht bloß als Joint, sondern probiert alle verfügbaren Rauchutensilien einschließlich selbst gebauter Geräte durch. Er scheut auch nicht den Aufwand, den es braucht, ein »Erdloch« bzw. eine »Erdpfeife« zu bauen. Versuche mit dem Eigenanbau von Cannabispflanzen gehören gleichfalls zu seinen Experimenten. Sein Umgang mit Haschisch und Marihuana hat einerseits etwas zwanghaft Getriebenes, weil er anstrebt, Cannabis in all seinen Möglichkeiten auszuloten. Andererseits haben seine Experimente viel spielerischen Charakter. Der Experimentierer gibt sich auf Grund seiner Erfahrungsschätze mit Cannabis zwar wissend überlegen, aber er protzt nicht mit seinen Kenntnissen. Er ist öfter »Einzeltäter« als Mitglied einer Kifferclique. Der »Exklusivcharakter« seiner Experimente schließt einen unüberlegten Gewohnheitsgebrauch von Cannabis aus. Deshalb findet man den Experimentierer auch nicht in den Therapiezimmern von Drogenberatungsstellen.

Die uneindeutigen Gelegenheitskiffer

Die immer wieder beschriebenen Gelegenheitskiffer lassen sich bestenfalls uneinheitlich als abgrenzbarer Typus von Cannabiskonsumenten fassen. Zu uneindeutig ist ihr Drogenverhalten, zu schwammig die Typenbeschreibung. Die Gelegenheitskonsumenten sind die »schillernden Zwitter« unter den Kiffern.

Wir treffen auf Gelegenheitskonsumenten, für die eine Gelegenheit, bei der sie Haschisch oder Marihuana benutzen, tatsächlich eine besondere Situation ist. Sie erwägen anlässlich jeder sich bietenden Konsumgelegenheit ernsthaft, ob sie in diesem Augenblick wirklich Lust verspüren, Cannabis zu benutzen, oder ob es ihnen eher widerstrebt, weil ihnen ein klarer Kopf wichtiger erscheint. In dem Fall nähern sie sich dem Typus des »genießenden Freizeitkonsumenten«. In der Regel haben die sich immer wieder neu entscheidenden Gelegenheitskiffer ihr Leben gut organisiert. Sie sind sozial unauffällig und passen sich an gesellschaftlich verbreitete Normen an.

Ebenso finden wir aber Gelegenheitskonsumenten, die bei jeder der sich ihnen massenweise bietenden Konsumgelegenheiten zu Haschisch und Marihuana greifen. Sie wählen kaum mehr aus unter den Situationen und schlagen folglich selten ein Konsumangebot aus. Ihre Zuordnung zur Gruppe der recht wahllos und regelmäßig konsumierenden Gewohnheitskiffer wäre zutreffender.

Im Normalfall erweist ihr weiterer Lebensweg, welch genauer gefasstem Typus von Cannabisgebrauchern die »uneindeutigen Gelegenheitskonsumenten« letztlich stimmiger zuzuordnen sind.

Die gedankenlosen Vielraucher und (abhängigen) Gewohnheitskiffer

Die gedankenlosen Vielraucher sind üblicherweise Gewohnheitskiffer. Sie gebrauchen nahezu täglich, bisweilen sogar mehrfach täglich Haschisch oder Marihuana. »Gedankenlos« besagt nicht, dass sie sich grundsätzlich keine Gedanken über ihr Leben machen würden. Die meisten von ihnen verspüren bloß keine innere Bereitschaft mehr, über die Hintergründe sowie den Sinn und den Zweck ihres Cannabiskonsums nachzudenken. Sie sind der »Alltäglichkeit« von Haschisch und Marihuana voll erlegen.

Die regelmäßigen Gewohnheitskiffer bilden keine einheitliche Gruppe. Die Vielraucher gruppieren sich in wenigstens drei abgrenzbare Untergruppen: Solche, die trotz ihres regelmäßigen Cannabisgebrauchs nie ein ihr Leben ernsthaft beeinträchtigendes Problem mit der Droge bekommen. Die mit Nachdruck vorgetragene Äußerung: »Täglich meinen Joint zu rauchen ist doch nichts Besonderes. Ich sehe darin überhaupt kein Problem für mich«, ist für sie stimmig. Sie kommen für die Zeitspanne, in der Cannabis in der Geschichte ihres Lebens von Bedeutung ist, mit dem Stoff klar. Auch von außen betrachtet, bietet sich kaum ein anderes Bild.

Für eine zweiten Gruppe von Gewohnheitskiffern gilt das nicht. Sie sind persönlich zwar felsenfest der Überzeugung, keinerlei Schwierigkeiten mit ihrem Rauschmittelkonsum zu haben. Bei unvoreingenommener Betrachtung von außen lassen sich allerdings leicht Probleme benennen. Selbst- und Fremdeinschätzung liegen bei ihnen weit auseinander. Ein häufig anzutreffendes Alltagsbeispiel ist der 16-jährige Schüler, der in jeder ersten großen Pause regelmäßig seinen Joint rauchen geht, aber beständig behauptet: »Wenn ich will, kann ich jederzeit aufhören.« In Erklärungsnot gerät er, wenn die anderen Schüler während der Regenpausen bei schlechtem Wetter nicht auf den Pausenhof gehen. Selbst dann muss er in den Regen, um seinen gewohnten Joint zu ziehen. Wenn Klassenkameraden ihn zurückzuhalten suchen, wird er verlegen und ungehalten: »Lasst mich in Ruhe. Ich muss jetzt raus, einen Joint rauchen, sonst halte ich das nicht aus.« Ein auf solche Weise gewohnheitsmäßig Cannabis gebrauchender Schüler hat bereits zwei Probleme. Erstens fällt es ihm ungeheuer schwer, wenn er seiner Gewohnheit nicht nachgehen kann. Zweitens gebraucht er die vertraute Droge im funktionellen Lebensbereich »Schule«, in dem sie absolut nichts zu suchen hat. Er stellt damit unter Beweis, dass er das Mittel nicht situationsangemessen zu benutzen weiß. Ein weiterer typischer Vertreter für diese Art von Gewohnheitskonsumenten ist ein mir lange bekannter über 50-jähriger Altkiffer, der seit Jahrzehnten täglich Haschisch raucht. Er bekommt zwar sein Familien- wie Berufsleben geregelt, wirkt aber physisch wie psychisch derart herabgestimmt, dass er wie der Prototyp eines Haschisch-»Zombies« wirkt. Auf Grund seiner Trägheit hat er zahlreiche Lebenschancen ungenutzt an sich vorbeiziehen lassen, da er nicht in der Lage war, sie entschlossen anzupacken. So führt er ein »mittelmäßiges Leben« weit unterhalb der Möglichkeiten, die ihm von seinem intellektuellen Niveau her offen gestanden hätten. Einen für sein Leben schädlichen Cannabisgebrauch verneint er jedoch entschieden.

Beiden bisher erwähnten »Spezies« von Gewohnheitskonsumenten ist eines gemeinsam: Ihr gänzlich ungläubiges Staunen darüber, dass es Menschen geben soll, die mit Haschisch und Marihuana überhaupt nicht umzugehen in der Lage sind. Da sie selbst keinerlei Probleme im Umgang mit den Stoffen haben bzw. es persönlich zumindest glauben, gehen sie automatisch davon aus, dass es anderen Menschen ebenso ergehen müsste. Dass Cannabis für regelmäßige Kiffer zu einer echten Bedrohung werden kann, liegt zunächst einmal außerhalb ihres eigenen Erfahrungshorizonts und dessen, was sie zu glauben gewillt sind. Der Unterschied zu den »militanten Kiffern« besteht darin, dass sie sich trotz aller Zweifel viel eher gesprächsbereit zeigen. Sie verteidigen zwar ihren Standpunkt, lassen Menschen mit anderer Einschätzung aber wenigstens zu Wort kommen. Sie haben das Zuhören nicht verlernt. Wird im Kontakt mit ihnen ihre Selbsteinschätzung von »Problemlosigkeit« erschüttert, willigen sie nicht selten ein, ihre Gewohnheiten ernsthaft zu überprüfen. Damit sind sie das Publikum erster Wahl für einen Kiffertest der etwas anderen Art, wie ich ihn weiter hinten im Buch vorstellen werde.

Eine dritte Untergruppe von Gewohnheitskiffern zeigt sich von vornherein problembewusst. Sie sind nach eigener Selbsteinschätzung bereits zu der Erkenntnis gelangt, dass sie mit Haschisch und Marihuana ein ihren Alltag einschränkendes Problem haben. Sie mussten während der Phase ihres Drogenkonsums schmerzlich erfahren, dass es in ihrem Leben zunehmend zu Komplikationen kam, die ihnen spürbar zum Nachteil gereichten. Sie schätzen zutreffend ein, dass ihnen die Kontrolle über ihren Drogengebrauch entglitten ist und dass sie in ihrem Leben etwas verändern müssen, wenn ihr Weg sie nicht weiter nach unten führen soll. In der Erkenntnis dieser Notwendigkeit stimmt ihre Selbstwahrnehmung mit Fremdeinschätzungen von außen überein. Wir finden Menschen in jener Gruppe, die sich von Haschisch und Marihuana völlig abhängig fühlen und die sich zunächst nicht vorzustellen vermögen, ohne die Droge ihrer Wahl überhaupt weiterleben zu können. Bei solchen problembeladenen oder abhängigen Kiffern handelt es sich um Haschischgebraucher, die es nach Ansicht der Gewohnheitskiffer ohne Schwierigkeiten im Umgang mit dem Stoff eigentlich gar nicht geben dürfte. Es sind die Kiffer, die am ehesten aus eigenem Antrieb Beratung und Hilfe suchen.

Alle Gewohnheitskiffer, gleichgültig ob mit oder ohne Probleme im Umgang mit Cannabis (und weiteren Drogen), heben sich von anderen Konsumentengruppen dadurch ab, dass ihr Leben weniger geradlinig verläuft. Sie verfügen über ein weniger stabiles »inneres Gerüst«, über ein spürbar niedrigeres Selbstbewusstsein sowie eine schwächer ausgeprägte allgemeine Lebenskompetenz. Sie sind eingeschränkt leistungsmotiviert und weichen vor den Herausforderungen des Lebens häufiger zurück. Sie sind seltener optimistisch und erwartungsfroh gestimmt und fühlen sich insgesamt in ihrer Haut weniger wohl. Deshalb unterscheiden sie sich in ihrer Anwendung von Haschisch und Marihuana von den anderen Konsumentengruppen in einem ebenso bedeutsamen wie entscheidenden Merkmal: Während »Genießer« und »Individualisten« das Rauschmittel ihrer Wahl bevorzugt zur weiteren Steigerung angenehmer Gefühlszustände einsetzen, ist das vorrangige Ziel der Gewohnheitskonsumenten eher, drohende negative Gefühle zu vermeiden, sie abzupuffern oder ihren unkontrollierten Durchbruch mit Hilfe der dämpfenden Wirkungen von Cannabis in Schach zu halten.

Die »militanten« Kiffer

Der »militante Kiffer« ist kein geschützter Begriff. Der Typus hat sich mir im Laufe der Jahre durch Erfahrungen mit einer doch ziemlich genau zu beschreibenden Gruppe von Cannabisverehrern geradezu aufgedrängt. Mit »militant« ist nicht gemeint, dass diese Art von Kiffern zu tätlicher Gewaltbereitschaft neigen würde. Das ist nicht das Problem. Das hervorstechendste Merkmal, durch welches sich die militanten Kiffer auszeichnen, ist ihre äußerste Unduldsamkeit gegenüber Andersdenkenden. Ihr daraus resultierendes Auftreten vermag durchaus den Charakter »psychischer Gewalt« anzunehmen. Die militanten Kiffer sind nicht unbedingt gleichzusetzen mit Gewohnheitskiffern, eher sogar selten. Ihr persönlicher Cannabisgebrauch bleibt bevorzugt besonderen Gelegenheiten vorbehalten. Ihre Militanz beweisen sie in der absolut entschlossenen Verfechtung ihrer gemeinsamen Cannabisideologie. Auf diesem Feld haben sie selbstgerecht die Weisheit für sich gepachtet. Sie alleine wissen, wo es langzugehen hat. Menschen, die Einwände gegen den Gebrauch von Cannabis vortragen, werden von militanten Kiffern gewöhnlich nicht für voll genommen. Es gibt für sie »nichts Schlimmeres, als wenn Leute schlecht über etwas reden, das a) nicht schlecht ist und von dem sie b) keine Ahnung haben«, wie es mir zwei »Militante« auf einem »Bekennerschreiben« formuliert haben.

Die gläubigen Fundamentalisten fühlen sich als die einzig wahren »Eingeweihten«. Cannabis ist ihre Religion, ihr Dogma. Missionarisch singen sie das Hohelied auf Cannabis. Argumentative Auseinandersetzungen auf der Sachebene mit ihnen sind unendlich ermüdend und letztendlich fruchtlos, weil sie nur gelten lassen, was ihrem eigenen Cannabisbild entspricht. Für jeden Einwand finden sie ein Gegenargument. Ihre Wahrnehmung der Welt ist folgerichtig überaus selektiv. Was nicht ins Bild passt, wird ausgeblendet. Hierin sowie in der Penetranz ihrer Haltung und der vorgegebenen Unangreifbarkeit ihrer Argumentationsketten unterscheiden sie sich von dem ebenso eingeweihten »bewussten Kiffer«, der für andere Meinungen jedoch innerlich ansprechbar bleibt.

Militante Kiffer finden sich vereinzelt in jeder Schule, jedem Betrieb und nahezu jeder Einrichtung der Jugendarbeit. Gehäuft treten sie in »Hanfinitiativen« und »Gesellschaften für nachwachsende Rohstoffe« aller Art in Erscheinung, wo sie für ihre Überzeugungen fechten. Aber damit keine Missverständnisse oder falschen Zuschreibungen entstehen: Längst nicht jedes Mitglied einer Hanfinitiative, die für die Legalisierung von Cannabis oder seine patientengerechte Verwendung als Heilmittel eintritt, ist ein militanter Kiffer. Trotz ihrer Tendenz zur Überheblichkeit sind die militanten Kiffer ein nützlicher Typus, weil sie als Teil der politisierten Cannabisbewegung vom Rest der Gesellschaft immer wieder hartnäckig das Recht einfordern, dass Menschen selbstverantwortlich über eine zweckbestimmte und sinnvolle Verwendung jener uralten Kulturdroge entscheiden dürfen. Die eifernde Haltung hinsichtlich Cannabis widerspricht auch in keiner Weise der Tatsache, dass militante Kiffer in ihrem Wesen ansonsten überaus liebenswerte Menschen sein können.

In einem äußeren Merkmal sind die militanten Kiffer unverwechselbar. Sie sind zu 99,9% männlichen Geschlechts.

Die genießenden Freizeitkonsumenten

Die genießenden Freizeitkonsumenten weisen eine gewisse Ähnlichkeit mit den in anderen Cannabisbüchern öfters beschriebenen, sozial gut integrierten Gelegenheitskonsumenten auf. Die Genießer, die Cannabis gelegentlich in ihrer Freizeit in Dienst nehmen, haben mit der Droge keine Schwierigkeiten. Sie pflegen einen moderaten Umgang mit dem Mittel und wissen sein Wirkungsspektrum gezielt einzusetzen. Sie »beamen« sich niemals komatös weg, sondern streben die Verstärkung angenehmer Gefühle an. Sie leben sozial unauffällig, sind in tragende Freundschaftsbeziehungen eingebunden und entwickeln persönliche Vorstellungen über ihre Zukunftsperspektiven, die sie ebenso zielstrebig wie leistungsmotiviert verfolgen. In ihrer Freizeit sind sie nicht einseitig auf den Gebrauch von

Cannabis fixiert, sondern gehen zahlreichen weiteren Interessen nach. Folglich entscheiden sie sich stets neu, wie und mit wem sie ihre Freizeit gestalten. Der Griff zur Droge erfolgt nicht automatisch und gewohnheitsmäßig, sondern wohl überlegt.

Wenn man unabhängig von den Kriterien »legal« oder »illegal« davon ausgeht, dass es für Rauschmittel wie Cannabis einen mehr oder minder »bestimmungsgemäßen« Gebrauchsmodus gibt, dann gehören die genießenden Freizeitkonsumenten ebenso wie der Individualist unter den Kiffern zu den bestimmungsgemäß konsumierenden Menschen. Sie benutzen die Droge unter keinen Umständen in der Schule oder während der Arbeit. In beiden »Funktionsbereichen« erfüllen sie problemlos die an sie gestellten Erwartungen. Außerhalb dieser normativen Lebenswelten gönnen sie sich in der Freizeit gelegentliche »kleine Fluchten«, in denen sie die angenehmen Wirkungen der Rauschdroge genießen. Über die Belastungen hinaus, die das Rauchen von Cannabis mit sich bringt, erleiden sie keinen weiteren Schaden durch ihren Drogengebrauch. Da sie insgesamt eher selten Cannabis gebrauchen, ist selbst dieses Restrisiko überschaubar. Der Freizeitkonsument hat keinerlei Schwierigkeiten, gänzlich auf Haschisch oder Marihuana zu verzichten, wenn andere Interessen den Drogen dauerhaft den Rang ablaufen.

Der bewusste Individualist unter den Kiffern

Um den bewusst Cannabis einsetzenden Individualisten unter den Kiffern brauchen wie uns nicht zu sorgen. Er gehört nicht zur gefährdeten Klientel von Drogenberatungsstellen. Meist wird er ein Altkiffer, der Jahre oder gar Jahrzehnte einen ausgesuchten Umgang mit Haschisch und Marihuana pflegt. Weil er das gerne im Alleingang tut und überdies den am seltensten ausfindig zu machenden Typus des Cannabiskonsumenten darstellt, beschreibe ich ihn als singulären »Einzeltäter«. Für ihn ist der gezielte Gebrauch der Droge eine der schönsten Nebensachen in seinem Leben. Er ist theoretisch belesen und praktisch erfahren im Erleben der Drogenwirkungen. Sein Risiko hält er gering, da er der Droge keine bestimmende Macht in seinem Lebensalltag gewährt. Er bleibt beständig Herr der Lage. Der Individualist pflegt den sorgfältigen Umgang mit der Droge wie die seltenen Begegnungen mit einer ihm menschlich nahen, aber entfernt lebenden Bekanntschaft. Das Wort »pflegen« ist durchaus wörtlich zu nehmen, denn von Beginn an hat er stets beherzigt, was bereits Charles Baudelaire in »des Haschischs Stammbuch« schrieb. Im Kapitel »Wirkungen« habe ich seinem berühmten Haschischgedicht diesen treffenden Zusatztitel gegeben. Der Individualist unter den Kiffern benutzt Cannabis über die Zeit selten und dann ganz gezielt. Er hat nicht die Erwartung, die Droge könne Probleme für ihn lösen oder ihn von einem schlechten Gemütszustand erlösen. Er kifft nicht »einfach so«, zufällig oder unüberlegt. In aller Regel plant er ein Drogenerlebnis bewusst vor, indem er sorgfältig Zeit, Situation, Ort und eventuelle Begleitung wählt. Er benutzt Cannabis, um auserkorene Situationen nahezu zeremoniell zu erhöhen: vielleicht an einem stillen Wochenende zu Hause oder an einem schönen Ort draußen in der Natur; allein mit sich oder mit einer vertrauten Person als Gemeinsamkeitserlebnis, durch Haschisch zwar getrennt, aber mit dem fühlenden Herzen verbunden. Es wäre nicht verfehlt zu behaupten, dass der Individualist die Wirkungen der Droge für manch »romantische« Augenblicke des Lebens in Dienst nimmt. Es geht ihm um »spüren« und niemals um »zumachen«. Im gleichen Sinne gönnt er sich an bestimmten »Feiertagen« in seinem Leben vielleicht sogar eine Drogenreise mit einem stärker wirkenden Halluzinogen wie LSD.

Auf diesen Typus des Cannabisgebrauchers trifft die Bezeichnung »Kiffer« kaum noch zu. Dafür ist sein Kontakt mit dem Stoff zu selten. Er ist nicht gefährdet, süchtig zu entgleiten, da er von seinem inneren Gerüst her in der Lage ist, süchtigen Verlockungen jedweder Art zu widerstehen. Maßloser Gebrauch und Abhängigkeit von Suchtmitteln sind nicht »sein Ding«. In der Regel ist er trotz gelegentlichen Kiffens sogar Nichtraucher, bezogen auf den Konsum von Nikotin.

Das Leben des Cannabis gebrauchenden Individualisten ist nicht ohne Stolpersteine und Klippen. An den Schwierigkeiten in seinem Leben wächst er jedoch. Er ist nie der trügerischen Hoffnung erlegen, sie mit der Hilfe von Drogenwirkungen aus seinem Leben verbannen zu können. Offen für das Leben sammelt er Lebens- und Selbsterfahrung und erfährt darüber, was Glück und was Leid bedeuten. Mit Persönlichkeit und Charakter füllt er seinen gefundenen Platz im Leben aus. In aller Regel verfügt er über zwar wenige, dafür aber umso tragendere soziale Beziehungen und eine gesicherte berufliche Existenz. Als Cannabisgebraucher ist er gänzlich unauffällig und ein lebender Beweis dafür, dass die Droge bei Menschen, die ihr bloß eine Nische in ihrem Leben einräumen, keinen Schaden anrichtet.

Die hier beschriebenen Typen von Cannabisgebrauchern sind nicht mit Absolutheitsanspruch versehen. Selbst wenn wir auf Grund der beobachtbaren Realität mit Berechtigung bestimmte, voneinander abgrenzbare Konsumentengruppen unterscheiden dürfen, gebieten der menschliche Respekt und das für die praktische Arbeit so unverzichtbare Taktgefühl eines: Wir sollten ausnahmslos allen »Kiffern« ihre individuellen Gesichter gönnen und jeden Menschen mit seiner ganz persönlichen Lebensgeschichte als »Einzelfall« vor uns sehen.

Motive für den Konsum von Cannabis

Seinen Kummer ausatmen können
tief ausatmen,
sodass man wieder einatmen kann.
Und vielleicht auch
seinen Kummer sagen können
in Worten,
die zusammenhängen und Sinn haben
und die man noch verstehen kann
und die vielleicht sogar irgendwer sonst versteht
oder verstehen könnte
und weinen können.
Das wäre schon fast wieder Glück.
(Erich Fried)

Konsummotive für den Gebrauch von Cannabisprodukten gibt es so viele wie es Konsumenten von Haschisch und Marihuana gibt. Auf Grund wiederkehrender Ähnlichkeiten lassen sich jedoch offene Überschriften für den Rauschmittelgebrauch junger Menschen formulieren, die geeignet sind, etwas von den persönlichen Lebensgeschichten erahnen zu lassen, mit denen der Konsum von Drogen einhergeht. Längst nicht jeder Cannabiskonsum ist ein schädlicher oder problembelasteter. Die meisten Motive, auf Grund derer Menschen zu Suchtmitteln greifen, lassen jedoch tief blicken. Sie sind ein schonungsloses Spiegelbild für unsere kranke, »zivilisierte« Gesellschaft, die so völlig aus den Fugen geraten ist, was ihr Verständnis von Leben und Glück anbelangt. Täglich veranlasst sie neue Menschen, ihre Zuflucht in den trügerischen Heilsversprechungen potenter Rauschdrogen zu suchen.

Wer mit dem Finger auf »Nachbars Uwe« zeigt, der Drogen nimmt, sollte sich Gedanken über die restlichen vier Finger der Hand machen, die auf ihn selbst zurückweisen. Viele der als »problematisch« oder gar als »seelisch krank« bezeichneten Konsumenten von Rauschdrogen weisen mehr gesündere Lebensanteile auf, als viele der »normal« angesehenen Menschen, deren hervorstechendste Eigenschaft ihr angepasstes Funktionieren ist. Allzu viele Halt und Orientierung suchende Menschen geraten durch ihre Bekanntschaft mit Drogen indes zeitweilig oder dauerhaft in die Irre und ins Abseits des Lebens. Die im Folgenden beschriebenen Lebensgeschichten, in denen sich die Motive und Ursachen für den persönlichen Drogengebrauch junger Menschen entdecken lassen, werden viele Leser an bestimmten Stellen an eigene vergangene oder aktuelle Situationen im Leben erinnern. Mögen sie sich aus den wiedergegebenen Erfahrungen anderer Menschen sowie aus der beratend-therapeutischen Arbeit mit ihnen die »Essenz« herausziehen, von welcher sie für ihr eigenes Leben vielleicht profitieren können.

Die Auswahl der vorgestellten »Fälle« ist nicht von einer Selbstdarstellung erfolgreicher Arbeitsprozesse getragen. Das wäre der Realität unangemessen, denn so einfach liegen die Dinge meistens nicht. Insofern habe ich nicht nur erfolgreich abgeschlossene Cannabisgeschichten gewählt, sondern mit Bedacht auch etliche Lebenswege, die in ihrem Fortgang noch völlig offen sind. Entscheidend für die Auswahl waren ausschließlich die Lebensgeschichten und Konsummotive der Klienten, die in ihrer persönlichen Vielfalt Unterschiede, aber auch Gemeinsamkeiten für den absichtsvollen Griff zur Droge ihrer Wahl erkennen lassen. Fachlich verdeutlichen die ausgewählten »Fälle« den Unterschied zwischen klärender bzw. kurzfristiger Beratung und längerfristigen Therapieprozessen.

Ich will Spaß ...

Cannabis zu gebrauchen, um es zu genießen und seinen Spaß damit zu haben, ist das unproblematischste Konsummotiv. In der Regel hängen daran keine belasteten Lebensgeschichten.

Viele Jugendliche und junge Erwachsene kiffen, um sich absichtsvoll kleine Auszeiten vom Stress ihres Alltags zu gönnen. Die oft gebrauchte Aussage: »Ich kiffe ›just for fun‹«, muss nicht beständig in argwöhnischen Zweifel gezogen werden. Der 16-jährigen Schülerin, die mir erzählt: »Ich rauche am Wochenende gerne mal

Gras, wenn ich mit meiner Freundin ausgehe, um noch besser drauf zu sein«, kann ich ihre Aussage vom Gesamteindruck her ebenso fraglos abnehmen wie der 34-jährigen Berufstätigen, die hervorhebt: »Ich rauche manchmal etwas Haschisch, um mir einen besonderen Musikgenuss zu bescheren. Wenn ich bekifft bin, macht mir Musikhören deutlich mehr Spaß.«

Der Spaßfaktor von Haschisch und Marihuana ist in der Tat nicht zu unterschätzen. Sei es der beliebte Lachflash, den die Konsumenten ungehemmt genießen, die mühelose Entspannung für sich alleine, die gesteigerte Sinnlichkeit zu zweit oder das vergnüglich geteilte Herumalbern mit Freunden. Haschisch ist in der Lage, problemlose Freuden zu bescheren. Niemand braucht darüber Schlechtes zu denken, wenn Cannabis gelegentlich und ausschließlich als »gute Unterhaltung« benutzt wird. Das Entscheidende ist, den Unterschied zu bemerken, wann und wo aus Spaß Ernst wird.

Die meisten Jugendlichen trauen sich zu, die Grenze nicht zu überschreiten, so wie der 17-jährige Auszubildende, der versichert: »Ich rauche in vollem Bewusstsein aller damit verbundenen Gefahren als Abwechslung und Entspannungsmöglichkeit zum alltäglichen Alltag.« Bei vielen Jugendlichen und jungen Erwachsenen, die im Brustton der Überzeugung von sich behaupten, Haschisch »just for fun« zu benutzen, ergibt sich bei näherem Hinschauen dagegen ein Bild, welches ihrer Vorgabe nicht so recht entsprechen mag. Das vorgeschobene Spaßmotiv überdeckt nicht selten tiefer reichende Gründe für den Griff zu Cannabis. Maßgeblich für eine zuverlässige Einschätzung ist nicht allein der vom Konsumenten gezeichnete Vordergrund, sondern ebenso das Hintergrundsbild, das man im Kontakt mit dem einzelnen Menschen gewinnt.

Ich bin so zu ...

Die Indienstnahme von Rauschdrogen und Suchtmitteln hat immer etwas mit Gefühlen zu tun. Je weniger Zugang ein Mensch zu seinen Gefühlen hat, je eingeschränkter er ihnen vertraut und je schwerer es ihm fällt, sie auszudrücken und sich mitzuteilen, desto mehr wächst sein Risiko, in seinen Gefühlshaushalt steuernd über die Wirkungen von Rauschmitteln einzugreifen.

Eine 17-jährige Gymnasiastin brachte es ohne Beschönigung auf den Punkt:

> Wir sind eine Generation, die ist gefühlsmäßig so zu, dass jeder nur noch für sich allein ist. Wenn wir gemeinsam kiffen, hilft uns das, wenigstens dann mit den anderen näher zusammen zu sein. Kiffen erleichtert mir den Kontakt. Ich mache mir dann weniger Gedanken, wie ich auf die anderen wirke, bin weniger kontrolliert und kann mehr aus mir herausgehen.«

Junge Menschen auf dem Weg zum Erwachsenwerden müssen ihr inneres Gleichgewicht finden zwischen »Bei-sich-Sein« und »Im-Kontakt-mit-anderen-Sein«. Wer sich in sich selbst vergräbt, verliert die bereichernde zwischenmenschliche Berührung, wer sich zu viel nach anderen richtet, läuft Gefahr, die eigene Person aus den Augen zu verlieren.

Ein 23-jähriger Verkäufer sucht »das richtige Maß« mit Hilfe von Cannabis zu ermitteln:

> »Ich bin öfters unsicher, wenn ich mit anderen Leuten zusammen bin. Ich weiß manchmal nicht so richtig, was ich mit denen reden soll oder wie ich mich verhalten soll. Dann verschwimmt mir alles oder wird mir zu eng. Wenn ich Gras rauche, ist das anders. Das Kiffen führt mich auf direktem Weg zu Gefühlen, die ich sonst nicht so zeige. Ich fühle mich dann auch mehr wie ich selbst. Gleichzeitig erleichtert mir Gras den Umgang mit den Leuten. Ich finde alles viel unkomplizierter, kann mehr und besser reden. Gras macht mich einfach lockerer.«

Viele Aussagen junger Menschen, vor allem männlicher Jugendlicher, gleichen sich inhaltlich. Unbekifft strengen sie sich sehr an, sich gegenseitig an »Coolness« zu überbieten. Weder wollen sie im

Beisein anderer Gefühle »rauslassen«, noch sie an sich »ranlassen«. Lässig und »obercool« stellt ein 17-jähriger Schüler sein Lebensmotto vor, das er wie ein Schutzschild vor sich herträgt: »Ich will meinen Spaß und machen können, was ich will, sonst eigentlich nichts. Die anderen interessieren mich nicht.« Im bekifften Zustand verändert sich die nach außen errichtete Fassade, wie ein sich im Klassenverband ebenfalls betont unnahbar gebender Mitschüler im Einzelgespräch zugibt:

> »Cool sein ist viel Show. Aber hier zieht doch jeder seine Show ab. Manchmal fühle ich mich schon ganz schön allein. Mir ist überhaupt nicht egal, sondern richtig wichtig, was mit mir und meiner Familie oder mit meinen Freunden ist. Auch wenn das für Stress sorgt und die das nicht verstehen, für mich ist Kiffen etwas, das mir hilft im Umgang mit anderen Menschen. Deshalb kiffe ich ja auch immer nur so viel, bis ich leicht angeturnt bin. Voll dicht sein, will ich ja gerade nicht. Gras ist mir wie ein Freund, der mir wieder andere Leute zum Freund macht.«

Die Wirkungen von Cannabis vermögen die persönliche Wahrnehmung zu sensibilisieren oder genau umgekehrt die Unterschiede im Empfinden anderen Menschen gegenüber einzuebnen. Auf jene Tatsache hat Mitte des 19. Jahrhunderts bereits der Haschisch- und Opium-erfahrene Charles Baudelaire in seinem »Haschischgedicht« hingewiesen. Er vermerkt, wie er und seine Mitbeobachter im berühmt gewordenen Zirkel des Hôtel Pimodan »im Haschisch ein seltsames Wohlwollen sich kundtun sahen, das auch Unbekannte keineswegs ausschließt, eine eher dem Mitleid als der Liebe entstammende Philanthropie ..., welche so weit geht, nur ja niemanden betrüben zu wollen«. Einer seiner modernen »Nachkommen« bestätigt Baudelaires Worte. Es handelt sich um einen hochintelligenten, in sich gekehrten (introvertierten) 29 Jahre alten »Geisteswissenschaftler« mit einem überdurchschnittlichen Maß an Belesenheit. Selbstverständlich waren ihm auch die zeitgenössischen Zeugnisse der französischen »Haschischesser« vertraut. Er erzählt:

> »Mein Leben ist stark nach innen gerichtet, kann man sagen. Es fällt mir schwer, nach außen hin offen zu sein. Ich kann zwar gut mit mir allein sein und bin es auch gerne, aber zeitweilig fühle ich mich wie in mir eingesperrt und isoliert, wenn ich zu viel mit mir selbst und meinen Büchern beschäftigt bin. Obwohl das so nicht ganz stimmt. Richtiger wäre es zu sagen: Wenn ich über Menschen lese, bin ich ihnen ganz zugewandt, fühle oft tief mit, wie in ihnen drin. Nur dass es eben bloß Innenfiguren sind. Ich wünsche mir dann doch mehr realen Kontakt mit den Menschen draußen. Wenn ich dann Haschisch rauche, komme ich besser aus mir raus. Ich fühle mich beglückt, und ganz wie Baudelaire in ›Die künstlichen Paradiese‹ geschrieben hat, werde ich offener für die ganze Welt. Ich mag dann alle Menschen, denen ich begegne. Selbst mir völlig Fremde würde ich manchmal am liebsten umarmen oder wenigstens ein paar freundliche, mitfühlende Worte an sie richten, wie man das im Alltag so gar nicht gewohnt ist. Mit Haschisch fühle ich mich nur friedfertig und innerlich wie geweitet. Ich finde das einfach wohltuend und will darauf in keinem Fall verzichten.«

Das Gefühl des »Zu-Seins« bezieht sich nicht nur auf die Mitmenschen und die Außenwelt. Viele Menschen sind gleichzeitig zu für sich selbst, haben keine oder nur wenig Berührung mit ihren Gefühlen. Wer selbst das nicht einmal mehr wahrnimmt, leidet nicht unmittelbar darunter. Andere wiederum spüren ihre »Oberflächlichkeit« sehr deutlich und suchen krampfhaft »einen Weg nach innen«. Cannabis vermag dabei eine seltsame Rolle zu spielen: zugleich hilfreich wie nichts verändernd, wie eine berufstätige Frau, Mitte 30, ihr Erleben treffend zusammenfasst:

> »Haschisch aktiviert meine verdrängten Gefühle und erleichtert mir den Zugang zu meinem Unterbewusstsein. Es verhindert allerdings zugleich die bewusste Auseinandersetzung mit dem, was ich mit seiner Hilfe in mir finde und auftue. Letztlich bleibt also alles beim Alten. Weil mir das jetzt nicht mehr reicht, sitze ich hier bei Ihnen, um mir manche Sachen im Verlauf der Therapie hoffentlich richtig anschauen und verändern zu können.«

Ich kiffe, weil du kiffst ...

Das gänzlich fremd bestimmte Konsummotiv »Ich kiffe, weil du kiffst!«, findet sich eher bei jungen Mädchen und Frauen als bei männlichen Jugendlichen. Sie probieren Marihuana oder Haschisch, weil sie sich in einen jungen Mann verlieben, der bereits Cannabiskonsument ist und das Mittel mit seiner neuen Freundin teilen möchte. Die tieferen Beweggründe der jungen Frauen, »Ja« zu Cannabis zu sagen, sind unterschiedlich: Sie reichen von bloßer Neugier bis hin zu schwerwiegender Selbstaufgabe und Anpassung an den neuen männlichen Partner. Davon hängt zugleich ab, ob ihr Eigengebrauch für sie zu einem lebensbestimmenden Problem wird oder nicht.

Eine 16-jährige Schülerin probierte Gras zum ersten Mal mit ihrem ein Jahr älteren Freund. Aus dem neugierigen Probieren ihm zu Gefallen wurde binnen kürzester Zeit ein tägliches Gewohnheitskiffen. Das Paar verbrachte nie Zeit miteinander, ohne zu kiffen. So ging das über ein paar Wochen, bis die aufgeweckte junge Frau durch wachsende Ernüchterung feststellte, dass das gemeinsame Kiffen die Beziehung nicht tragen konnte. Da ihr Freund keinerlei Bereitwilligkeit zeigte, an seinem Umgang mit Haschisch etwas zu verändern, verließ sie ihn kurz entschlossen. Mit der Trennung von ihm war der Spuk für sie vorbei. Sie gab von heute auf morgen ihren täglichen Konsum von Marihuana auf, ohne das Gefühl zu verspüren, auf etwas Wesentliches verzichten zu müssen. Heute nimmt sie nur noch ganz gelegentlich ein paar Züge am Wochenende. Die 16-Jährige hatte auf ihrem bisherigen Lebensweg bereits genügend Selbstbewusstsein entwickelt, um sich rasch von einer Beziehung zu verabschieden, die ihr nicht gut tat. Sie wusste Besseres zu tun, als ihre kostbare Lebenszeit mit ihrem ständig bekifften Freund zu verschwenden.

Nicht allen jungen Frauen gelingt solches gleichermaßen. Sie zeigen in Beziehungen ein so hohes Maß an Unselbstständigkeit, dass sie unter Umständen über Monate oder gar Jahre an männliche Partner gebunden bleiben, mit denen zusammen sie den Konsum von Alkohol, Cannabis oder anderen Drogen teilen, ohne dass sie

»es eigentlich wollten«. Für sich allein täten sie es ebenso wenig wie mit einem seinerseits keine Rauschmittel gebrauchenden Partner. An ein Pendant indes, das zu Alkohol oder Drogen greift, passen sie sich an. Die Schwierigkeiten solcher Mädchen und Frauen liegen eindeutig auf tieferen, nicht-stofflichen Ebenen. Es kann passieren, dass sie über lange Zeit hinweg keinen wirklich gestaltenden Einfluss auf die Beziehung und damit auf ihr Leben nehmen, wie es eine 34 Jahre alte Angestellte für mich aufschrieb:

> »Die Beziehung zu meinem Partner hat über die Kifferei angefangen. Kiffen hatte für ihn immer Priorität. Er hat sich auch damit von mir distanziert. Anfangs habe ich mit ihm zusammen gekifft, um so etwas wie Gemeinsamkeit herzustellen, später, um mich meinerseits abzugrenzen. Ich habe dann auch oft gekifft, um Auseinandersetzungen zu vermeiden. Beide haben wir mit dem Kiffen viel entschuldigt. Umgekehrt hat es uns das Kiffen erleichtert, den anderen zu idealisieren. Indem wir uns auf die Sucht konzentriert haben, mussten wir uns beide nicht um das eigentliche Problem kümmern. Wir konnten uns die Illusion der Beziehung aufrechterhalten, wie sie einmal sein sollte – später.«

Längere Zeit lebten die beiden ihre Beziehung nebeneinander her, umeinander herum, aneinander vorbei, nur niemals wirklich miteinander. Erst nach Abschluss ihrer Berufsausbildung ging die Frau den ersten Schritt der Trennung von ihrem Partner, indem sie ihn nicht mehr sah. Aber »über die Trennung hinaus hielt ich mit der Kifferei an der Beziehung fest«. Das Festhalten kostete sie ein weiteres halbes Jahr, bis sie zu mir in Therapie kam. Frühzeitig zu Beginn unserer gemeinsamen Arbeit vollzog sie den zweiten trennenden Schritt: Sie stellte von einem Tag auf den nächsten ihren täglichen Marihuanagebrauch ein. Symbolisch trennte sie sich damit und diesmal vollständig von ihrem Partner. Mit der Verzögerung des halben Jahres konnte sie danach das gesamte Ausmaß ihrer Trauer über »das Verlorene« zulassen, spüren und verarbeiten. An der Auflösung und Veränderung der tieferen Ursachen, welche an ihrer inneren Anpassungsbereitschaft bis hin zur Selbstaufgabe beteiligt sind, arbeiten wir zum jetzigen Zeitpunkt noch.

In Einzelfällen läuft »das Spiel« umgekehrt herum. Selbst stark oder gewohnheitsmäßig Cannabis gebrauchende junge Männer geben plötzlich und ohne weitere Schwierigkeiten ihren Drogengebrauch auf, wenn sie sich neu verlieben. Deren Motiv ist allerdings nicht die Anpassung an eine neue Partnerin. Vielmehr ist die »Macht der neuen Liebe« ein mehr als vollwertiger Ersatz, der den Gebrauch von Cannabis gänzlich überflüssig macht.

Ich kiffe, also bin ich ...

In Abwandlung eines der berühmtesten erkenntnistheoretischen Sätze in der Geschichte der Philosophie, in welchem der französische Philosoph, Mathematiker und Naturwissenschaftler René Descartes (1596–1650) durch die Schlussfolgerung »Ich denke, also bin ich« den menschlichen Existenzbeweis führte, verfahren viele heutige Cannabisgebraucher nach dem Motto: »Ich kiffe, also bin ich ...!«

Bloß, wer oder was sind sie, wenn sie kiffen? »Haschisch macht mich viel selbstbewusster« oder »Mit Cannabis fühle ich mehr Leben in mir« sind so oder ähnlich öfters geäußerte Feststellungen. In der Tat vermögen die Wirkungen von Haschisch eine innere Leere zu füllen oder zu einer illusionären Steigerung eines zerbrechlichen Selbstwertgefühls beizutragen. Solche Wirkungen des Mittels sind beinahe alltäglich.

Mehr Exklusivität nehmen diejenigen Cannabiskonsumenten für sich in Anspruch, die sich mit solch »billiger« Alltäglichkeit nicht zufrieden geben wollen. Sie fühlen sich berufen, Größeres zu leisten und verkünden »frohe Botschaften«. Unter dem Einfluss von Cannabis wird das Gehirn so manches Konsumenten zu einer regelrechten »Denkmaschine«. Mit deren Erkenntnissen möchte er ohne Unterlass ehrerbietigen Verehrern ebenso wie von seinen Gedankengängen entnervten Mitmenschen den Lauf der Welt und des Universums erklären oder doch zumindest die Vorzüge des Mittels seiner geistigen Labsal preisen. Ein mit seinen Gedanken derart freizügig umgehender Student der Rechtswissenschaft ließ deutlich spüren, dass er sich für »etwas Besseres« hielt. Für ihn war sein »gepflegter Umgang mit Haschisch« wie »eine Einweihung in eine anderen Menschen nicht offen stehende Welt«. Als der junge Mann anlässlich einer privaten Begegnung mit mir sprach, schien er mir von maßlosem, aufgeblähtem Stolz erfüllt. Bei den sorgfältig gesetzten Worten meines Gegenübers musste ich unwillkürlich an Charles Baudelaire denken, wie treffend er doch in seiner scharfsinnigen Charakterisierung manches unter Haschischeinfluss stehenden Zeitgenossen den Nagel auf den Kopf getroffen hatte. Eine falsche Stimme schien meinem Gesprächspartner Baudelaires Worte einzuflüstern: »Du hast das Recht, dich allen Menschen überlegen zu fühlen; niemand kennt und könnte begreifen, was du alles denkst und empfindest; sie wären nicht einmal fähig, das Wohlwollen zu schätzen, das sie dir einflößen. Du bist ein König, den die Vorübergehenden verkennen und der in der Einsamkeit seiner Überzeugungen lebt: Doch was kümmert dich das? Besitzest du nicht jene höchste Verachtung, welche die Seele so gut macht?« So, wie mein Gesprächspartner sich gab, schien er mir von seinem Thron herunter quasi huldvoll Audienz zu gewähren, um mich an seinen weltumspannenden Gedankengängen teilhaben zu lassen. Hinter der zur Schau getragenen Selbstherrlichkeit wirkte er vordringlich unsicher und angreifbar auf mich. Sein Glück »des Eingeweihten« schien eher verderblich und versprach kein langes Haltbarkeitsdatum.

Nicht immer erheben sich die nach dem Motto: »Ich kiffe, also bin ich« verfahrenden Cannabiskonsumenten in einem Maße über ihre Mitmenschen, wie der gerade erwähnte geistige »Überflieger«. In aller Regel geht es bescheidener zu. Ein 19-jähriger Auszubildender, der keinen leichten Stand in seinem Leben hat, sieht es auf dem Boden der Tatsachen weitaus nüchterner:

> »Auf meiner Arbeit geht es hart her. Da herrscht ein rauer Umgangston sowohl von meinem Chef wie unter den Kollegen. Wenn ich manchmal kiffe, gibt mir Haschisch das Gefühl, ein Mensch zu sein, der einen eigenen Wert hat.«

Ein wieder anders gelagertes Motiv, jemand sein zu wollen, offenbarte mir ein erst 13-jähriger Schüler, der mit fünf Gleichaltrigen aus freien Stücken in eine Kleingruppenberatung kam. Äußerlich war er selbst für sein noch junges Alter ein sehr kleinwüchsiger und schmächtiger Junge, der den anderen körperlich in allen Belangen unterlegen war. In seiner Aufgewecktheit und Pfiffigkeit übertraf er seine Kameraden indes bei weitem. Nach kurzem »Abchecken« führte er in dem Gespräch das große Wort. Obgleich es auf Grund der bislang gewechselten Worte wenig Anlass dafür gegeben hätte, betete er mir nahezu das vollständige Einmaleins des Kiffens herunter. Es war eindeutig, dass er bereits über ein gerüttelt Maß an Eigenerfahrung mit dem Gebrauch von Haschisch verfügte. Seine Klassenkameraden kamen anfänglich kaum zu Wort, blickten ihn allerdings mehr mit fragender Neugier oder sogar Bewunderung denn mit kritischer Distanz an. Das mochte mir nicht gefallen. Es roch zu stark nach »Verführung«. An manchen Stellen seiner geschilderten Cannabiserfahrungen bemerkte ich eindeutig Ungereimtheiten in der Darstellung des Jungen. Es war spürbar, dass er sich dort auf unsicheres Terrain begab und noch mehr bieten wollte, als er tatsächlich an gesicherter Erfahrung besaß. Seinen Kameraden fiel das nicht auf. Sie lauschten ihm andächtig. Die Rolle des Jungen war klar ersichtlich: Er hatte das Sagen und war der Boss in der Clique. Eine einleuchtende Erklärung für sein Mehr-scheinen-Wollen war unmittelbar ersichtlich: »Wie musste sich der Junge in seiner Haut fühlen, so klein und schmächtig, wie er geraten war?«

Mit Sicherheit war ihm die Erfahrung nicht erspart geblieben, dass die Jungen- wie Männerwelt gnadenlos brutal sein kann im Herabsehen auf körperlich zu klein geratene Geschlechtsgenossen. Der Junge behalf sich in der Not. Mit körperlicher, »männlicher« Größe hatte die Natur ihn bisher nicht begünstigt. Folglich bot der 13-Jährige anderes auf. Mit seiner listigen Schläue, pfiffigen Aufgewecktheit und einer guten Portion Durchtriebenheit hatte er sich die Rolle des Wortführers in seiner Clique erkämpft. Er suchte seine Position zu festigen mit den fesselnden Reden über Drogenerfahrungen, die seine Kameraden bisher nicht aufzuweisen hatten. Ich legte die Unstimmigkeiten im Wissen des Jungen über Cannabis nicht offen, um ihn nicht bloßzustellen, gab ihm aber für ihn erkennbar zu verstehen, dass ich sein Spiel durchschaut hatte und ihm längst nicht alles als seine persönliche Erfahrung abkaufte. Wir tauschten einen langen, uns verständigenden Blick miteinander.

Dann sprach ich ihn ganz direkt an, während ich ihn weiterhin nicht aus den Augen ließ: »Was du über deine bisherigen Erfahrungen mit Haschisch erzählst, ist bestimmt wichtig für dich. Deine Freunde hören dir auch alle aufmerksam oder sogar neugierig zu. Ich kann sehen, dass du nicht sehr groß bist. Das ist für dich bestimmt nicht einfach, so klein zu sein. Aber eines ist sicher: Durch Kiffen wirst du keinen einzigen Zentimeter größer. Meiner Meinung nach brauchst du Haschisch gar nicht, um wer zu sein. So aufgeweckt und klug, wie ich dich erlebe, verfügst du über ganz andere Stärken und eine Art innerer Größe. Ich glaube, schon allein dafür mögen dich deine Freunde. Das macht dich auch mir sympathisch. Du brauchst dich wahrscheinlich gar nicht so anzustrengen, um dich größer zu machen.«

Ich habe mich selten von einem Jungen aufmerksamer und ruhiger angeschaut gefühlt. Von einem Augenblick auf den anderen veränderte sich das Verhalten des Jungen völlig. Vermutlich hatte bislang noch niemand so klar und direkt mit ihm über die vermuteten Gründe für sein Kiffen gesprochen. Er schien sich verstanden zu fühlen. Fortan war er mit großem Ernst bei der Sache. Er trennte aufrichtig die Spreu vom Weizen, erzählte, was er mit Haschisch wirklich erlebt hatte, und wo er Gehörtes und Aufgeschnapptes hinzugefügt hatte, damit das Ganze noch interessanter wirken sollte. Die Ungereimtheiten wie Halbwahrheiten klärten wir sachlich auf.

Durch die Veränderung des Gesprächscharakters waren mittlerweile alle seine Freunde lebhaft an der Unterhaltung beteiligt. Sie kamen jetzt zu ihren Themen und holten sich von mir, was sie aus dem Gespräch für sich mitnehmen wollten. Die entstandene Ernsthaftigkeit hatte die zeitweilige »Verführungsstimmung« verfliegen lassen. Dem Jungen erklärte ich noch einmal, dass Kiffen ihn nicht größer mache. Im Gegenteil: Es sei nicht auszuschließen, dass regelmäßiges Kiffen sein zukünftiges Längenwachstum sogar behindere, er durch Kiffen möglicherweise also noch weniger wachse, als wenn er nicht kiffe. Das ist zwar nicht erwiesen. Aber es kann niemand aufstehen, um sich über eine solche Argumentation zu erheben und mit Gewissheit auszuschließen, dass Cannabis bei einem 13-Jährigen keinerlei Einfluss auf sein Körperwachstum nimmt. Für einen so jungen, voll in der Entwicklung begriffenen Organismus ist regelmäßiges Kiffen in jedem Falle eine Belastung, die in seine normale Entwicklung über Gebühr eingreift.

Ich habe mich einige Wochen nach dem Gruppengespräch darum gekümmert, den 13-Jährigen noch einmal wieder zu sehen. Er gab an, sein Kiffen eingestellt zu haben. Ich sah keinen Anlass, ihm nicht zu glauben.

Ich habe solche Angst …

Die Angst ist ein idealer Nährboden für die Entstehung von Rauschmittelgebrauch und süchtiger Abhängigkeit. Sie tritt in vielen Gewändern auf: als konkret begründete Furcht vor bestimmten Situationen und Menschen, als Angst vor Klassenarbeiten, Prüfungen und Versagen, als Lampenfieber vor öffentlichen Auftritten, als Erwartung des Liebesverlusts nahe stehender Personen, als Angst vor Arbeitsplatzverlust und sozialem Abstieg, als Bangen vor Gewalt und Naturkatastrophen, als existenzielle Angst vor Krankheit, Unfall, Hilflosigkeit und Tod sowie nicht zuletzt in ihrer alle menschlichen Regungen einschränkenden Form der generalisierten Angst vor dem Leben überhaupt. Die Angst macht vor niemandem halt. Kinder, junge wie erwachsene Menschen leiden unter ihrem Zugriff. Keinem Menschen ist dieses machtvolle Gefühl fremd. In der Regel verfügen wir über Bewältigungsstrategien, um mit einem tolerierbaren Maß an Angst oder mit konkret Furcht einflößenden Situationen fertig zu werden, ohne den Boden unter den Füßen zu verlieren. Wird die Angst dagegen übermächtig, versuchen Menschen ihr mit allen Mitteln Herr zu werden. Nicht selten kommen dabei Alkohol, dämpfende illegale Drogen oder Angst lösende Medikamente (Anxyolitika) zum Einsatz. Es ist ein ebenso ernster wie trauriger Fingerzeig, dass ein Drittel aller schulpflichtigen Kinder und Jugendlichen gelegentlich Psychopharmaka verabreicht bekommt, um dem Schulstress standzuhalten.

Von den vielen Situationen, die Kinder und Jugendliche mit Angst erfüllen, greife ich zwei mir erzählte Beispiele heraus. Sie zeigen einerseits die Alltäglichkeit der Angst und andererseits, wie hoffnungslos allein gelassen die Betroffenen sich oftmals lange Zeit fühlen.

Einem 13-jährigen Schüler sah ich seine Angst schon an, kaum dass er vor mir saß. Er war mit einem Freund in eine schulische Kleingruppenberatung gekommen. Mit leicht eingezogenem Kopf und gebeugten Schultern erzählte er, was ihn ängstigte. In seiner Klasse waren fast alle Jungen sowie einige Mädchen mit Marihuana oder Haschisch zugange. Ich kannte die Klasse. Die Verhältnisse in ihr waren nicht einfach. Es herrschte eine gespannte Atmosphäre. Nahezu täglich kam es zwischen den Jungen zu hässlichen verbalen Attacken und zu Gerangel. Die Grenze zu massiveren Tätlichkeiten überschritten sie wie in geheimem Einverständnis allerdings noch nicht. Es gab zwei rivalisierende Gruppierungen: eine Gruppe deutscher und eine Gruppe türkischstämmiger Jungen. Obwohl sie in der Klasse miteinander auskommen mussten, hielten sie im Freizeitbereich Abstand voneinander. Beide Gruppen trafen sich regelmäßig an ihren bevorzugten Aufenthaltsorten im Stadtviertel. In beiden Cliquen kreiste der Joint oder der Bong. Unzufriedenheit mit der Situation vor Ort, Langeweile, Lustlosigkeit und Orientierungslosigkeit prägten das Zusammensein. Das gemeinsame Kiffen war das verbindende Element in den Cliquen, milderte die unangenehmen Gefühle und hielt die schwelende Aggressionsbereitschaft in Schach. Jeder wartete indes auf den Tag des »Show-down«, an dem die Cliquen aneinander geraten würden.

An beiden Gruppen musste der 13-jährige Klassenkamerad auf seinen täglichen Wegen häufiger vorbei. Die türkischen Jungen ließen ihn unbehelligt. Spürbare Angst hatte er vor seinen deutschen Mitschülern, die ihn als ruhigen, strebsamen Außenseiter fortwährend hänselten und anpöbelten. Der Junge war nicht wie sie, gehörte nicht zu ihnen, wurde ausgegrenzt und gemobbt. Er fühlte sich von der Clique bedroht. Seine größte Angst war, dass seine Altersgenossen ihn eines Tages festhalten und unter Androhung körperlicher Gewalt zwingen würden, Haschisch zu rauchen. Auf meine Frage, was er denn täte, wenn seine Befürchtung einträfe, antwortete er ziemlich resigniert: »Dann würde ich wohl mitrauchen. Ich kann mich gegen die doch nicht wehren.« Dabei standen ihm die Tränen in den Augen. Selbst wenn es recht unwahrscheinlich war, dass er jemals von seinen Mitschülern zum Mitkiffen genötigt worden wäre, war ihm seine Angst nicht einfach auszureden. Ich kann die Prognose der Unwahrscheinlichkeit wagen, weil ich im Rahmen besagter Kleingruppenberatung auch mit beiden Kiffercliquen Kontakt hatte. Im Grunde handelte es sich um ihrerseits unsichere Jungen auf der Suche nach Halt. Ihre »starken Arme« waren bloßer Ausdruck von Gefühlen eigener Wertlosigkeit. Beide Cliquen waren froh und dankbar, mit einem außen stehenden Dritten über ihre Kiffergewohnheiten sowie ihre sonstigen »Aktivitäten« reden zu können. Sie vertrauten auf meine Schweigepflicht, erlebten, dass ich sie ernst nahm und weder entwertete noch verurteilte, obgleich ich sie mit den bedenklichen Seiten ihres Treibens deutlich konfrontierte.

Die Angst des einzelnen Jungen war über Wochen und Monate gewachsen. Weil er sich niemandem anzuvertrauen wagte, war er zu lange allein mit ihr geblieben. Er befürchtete, dass es seine Situation nur verschlimmern könne, wenn herauskäme, dass er irgendetwas über das Kiffen oder die sonstigen Umtriebe der beiden Cliquen hatte verlauten lassen. Er verspürte wenig Zuversicht, Erwachsene könnten ihm in seiner Bedrängnis hilfreich sein. Sein Problem ließ sich indes regeln, ohne dass er als »Verräter« in Verruf geraten wäre. Die Atmosphäre in der Klasse rief ohnehin nach Reaktionen von außen. Da die Schule seit längerem verstärkt auf suchtpräventive Strategien setzte, waren die Maßnahmen eingebunden in ein Gesamtkonzept. Bezogen auf die Klasse wurde das Instrument des Klassenrates verstärkt zum Einsatz gebracht und die Sitzordnung umgestaltet. Außerdem bekamen die Schüler weitere offene Beratungstermine angeboten, die sie mit großer Ernsthaftigkeit wahrnahmen. Alles waren gänzlich unspektakuläre Aktionen, die in ihrer Unaufgeregtheit dazu beitrugen, die Atmosphäre zu aller Nutzen zu entspannen.

Das geschilderte Beispiel ist kein Einzelfall. In schöner Regelmäßigkeit erzählen mir Schüler von ihren Ängsten, in bestimmten Situationen zum unfreiwilligen Konsum von Drogen gezwungen zu werden. In aller Regel sind die Ängste irreal und von der Sache her völlig unbegründet. Zudem werden sie den Jungen und Mädchen häufig von Eltern oder Lehrern eingeimpft, die eigene Ängste und sachlich unhaltbare Fehlinformationen als Tatsachen ausgeben. In solchen Fällen sind die Verunsicherungen der Kinder und Jugendlichen durch entsprechende Richtigstellungen sowie konkrete Verhaltenshinweise auszuräumen. Sie erfahren mithin einen unmittelbaren Zuwachs an Sicherheit.

Eine zweite »Angstgeschichte« betrifft ein 14-jähriges Mädchen. Die Angst hatte sich in es hineingefressen und saß wie ein fester Stein in ihm. Das Mädchen fühlte sich innerlich mehr und mehr von dem unverdaulichen Brocken ausgefüllt. Der Hintergrund war eigentlich recht undramatisch. Das Mädchen litt an einer chronischen, unheilbaren, aber keineswegs lebensbedrohlichen Stoffwechselkrankheit. Unter Berücksichtigung überschaubarer Ernährungsregeln lässt sich mit der Krankheit leben. Eine unsensible Hausärztin hatte die 14-Jährige unnötigerweise mit dem Virus panischer Angst angesteckt. Sie hatte ihr mehrfach zu verstehen gegeben, wenn sie dieses und jenes nicht beherzige, bekomme sie Krebs. Seither litt das Mädchen seelische Qualen. Sie war das reinste Nervenbündel. Fahrig und beständig unter Hochspannung fand sie keinen natürlichen Moment der Ruhe mehr. In ihrem Kopf existierte nur noch ein Wort: »Krebs, Krebs, Krebs …«. Wie ein rotes Warnsignal blinkte das unheilvolle Wort vor ihrem geistigen Auge auf. Ohne Unterlass horchte sie in ihren Körper hinein. Bei jeder unvertrauten körperlichen Empfindung dachte sie an Krebs, Operationen, Schmerzen und Sterben. Ihre Ärztin hatte ihr ohne Not eine sie verfolgende fixe Idee eingepflanzt, der sie nicht mehr zu entgehen wusste. Sie fühlte sich mit ihrer Angst alleine, unverstanden. Fatalerweise hatte sie in ihrer Not ein Hilfsmittel entdeckt, das ihr unmittelbare Linderung versprach. Seit mehreren Monaten gebrauchte sie regelmäßig Marihuana: »Ich bin dann ruhiger, kann mich mal wieder entspannen. Meine Angst lässt mich für ein paar Stunden in Ruhe und ich kann auch mal wieder lachen. Ich kann das anders nicht mehr aushalten, weil ich immer daran denken muss, dass ich Krebs bekomme.« Kiffen war nun wirklich nicht die Lösung ihres Problems. Sie wusste das vom Kopf her wohl und wollte von mir wissen, wie gefährlich ihr Kiffen für sie sei. Doch zu einer Risikoabwägung wäre sie gar nicht in der Lage gewesen. So sprach ich weniger über das Kiffen mit ihr als über seine Ursache. Die Überflutung mit Krebsangst, die sie mit Hilfe der Wirkungen von Marihuana einzudämmen suchte, gestattete kein Zuwarten. Als Soforthilfe klärte ich sie erst einmal über das tatsächliche Risiko ihrer Krankheit auf, die mir von einer Klientin, die seit Jahren unbehelligt damit lebt, bestens vertraut ist. Ich riet ihr dennoch, meine Aussagen zu ihrer doppelten Sicherheit von einem feinfühligeren Arzt, dessen Name und Adresse ich ihr aufschrieb, bestätigen zu lassen. Schließlich bat ich sie um ihre Einwilligung, mit ihren Eltern sprechen zu dürfen, denen ich eine Behandlung ihrer Tochter bei einem Kinder- und Jugendlichentherapeuten vorschlagen wollte. Da es nicht um ein Drogen-, sondern um ein Angstthema ging, war dieses »Clearing« nahe liegend. Es war nicht notwendig, mit den Eltern über das Kiffen ihrer Tochter zu sprechen. Die Angst, Unruhe und Fahrigkeit, die die schulischen Leistungen der 14-Jährigen in Mitleidenschaft zu ziehen drohten, waren den Eltern überzeugender Anlass genug, die nötigen Schritte einzuleiten.

Von einer sich generalisierenden Lebensangst zeugen die Schilderungen einer 41 Jahre alten Lehrerin:

> »In den letzten Jahren empfinde ich mein Leben zunehmend als eine einzige große Anstrengung. Manchmal würde ich mich am liebsten ganz daraus zurückziehen. In der Schule wird es immer unerträglicher. Stundenerhöhungen, Druck von oben, Kollegen, die den Mund nicht mehr aufmachen, Schüler, die von Jahr zu Jahr problematischer werden. An manchen Tagen ist es so schlimm, dass ich mich kaum noch in die Klassen traue. Dann erlebe ich die Kinder wie Monster, von denen ich mich aufgefressen fühle. Ich bin so was von genervt und aggressiv, dass ich die Kinder am liebsten anschreien oder sogar alle nach Hause schicken würde. Dann habe ich wieder ein schlechtes Gewissen, weil ich

> denke, die können doch nichts für die Zustände. Die reagieren doch selbst nur darauf. An solchen Tagen rauche ich zum Abschalten schon mal Haschisch, wenn ich nach Hause komme, keine riesigen Mengen, aber doch so viel, dass ich runterkomme. Alkohol vertrage ich nicht, und ich glaube, das ist im Moment auch besser so für mich. Haschisch ist Balsam für meine Nerven, fast wie eine Seelenmassage. Ich fühle mich wie in einen weichen Kokon eingehüllt. Der Druck lässt nach und ich funktioniere wieder eine Zeit lang, ohne dass ich gleich losschreien möchte.«

Seit wir zusammen erarbeitet haben, dass sie offiziell ihren Beschäftigungsumfang reduziert, sich einer Supervisionsgruppe angeschlossen und selbstfürsorgliche Strategien zum Umgang mit der eigenen Person verinnerlicht hat, fühlt sich die Lehrerin wieder genuss- und arbeitsfähiger.

Ich weiß nichts Richtiges mit mir anzufangen ...

»Ich weiß nichts anderes mit mir anzufangen«, fasst ein 16-jähriger Schüler seine Gründe zusammen, weshalb er täglich Haschisch gebraucht. Er besucht eine wenig attraktive Schulform, bei der er sich ausrechnen kann, welch eingeschränkte Bildungschancen sich ihm noch bieten. Schulisch abgefragte Leistungen hat er derzeit nicht vorzuweisen. Geistig beschränkt oder »dumm« ist der junge Mann nicht, doch völlig antriebslos, was sein zielgerichtetes Fortkommen anbelangt.

Erste Kontakte hatte ich zu ihm durch freiwillige innerschulische Kleingruppenberatung bekommen. Mit seinen Freunden saß er mir breitbeinig und betont lässig gegenüber. Trotz seiner »Coolness« machte er einen kläglich verlorenen Eindruck auf mich, wie ein aus dem Nest geworfener Jungvogel. Über seine Lebensumstände berichtete er knapp, dass er viel alleine sei. Seine Eltern beurteilte er wenig schmeichelhaft: »Die schaffen beide an.« Er meinte damit, dass sowohl Vater wie Mutter blindlings ihrer Erfolgs- und Arbeitssucht nachgingen. Regelmäßig kämen beide Elternteile erst spät abends nach Hause. Respekt für deren berufliches Eingespanntsein vermochte der junge Mann nicht aufzubringen: »Meine Eltern könnte ich beide in der Pfeife rauchen. Die würden doch nicht mal mitkriegen, wenn ich drei Tage lang nicht zu Hause wäre.« Ihr Sohn dagegen wollte gar nicht so flügge sein. Am liebsten mied er jegliche Anforderung, die das Leben »draußen« an ihn stellen konnte. Sein bevorzugter Aufenthaltsort war sein Zimmer in der elterlichen Wohnung, voll gepfropft mit Computer- und HiFi-Geräten der jeweils neuesten Generation. Finanziell war es den Eltern ein Leichtes, ihren Sohn zu versorgen. Über Taschengeld verfügte er als 16-jähriger »bis zum Abwinken«. Bevorzugt kaufte er sich davon Markenklamotten, Computerspiele und »Ecken mit Mengenrabatt«. Seine Eltern waren außerdem immer dann zur Stelle, wenn es darum ging, ihren Sohn vor unliebsamen Konsequenzen seines Verhaltens zu bewahren. Immer, wenn ihm Unbill drohte, sprangen sie plötzlich in die Bresche, um nach dem Motto: »So etwas macht doch unser Sohn nicht«, Probleme zu verniedlichen. Jener ging währenddessen zu Hause zwei Leidenschaften nach: Spielen an seinem hochgerüsteten Computer und Kiffen. Spielemäßig war er überdurchschnittlich erfolgreich. Er »knackte« alsbald jedes Spiel, was ihm folglich langweilig wurde. Beständig war er auf der Jagd nach neuen virtuellen Herausforderungen. Geld genug konnte er ja dafür ausgeben. Hatte er für den Tag genug vom Spielen, zog er sich »eine dicke Tüte rein, um mich dicht zu machen. Wenn ich gar nichts mehr mitkriegen will, rauche ich meinen Bong. Dann bin ich nur noch platt und alles interessiert mich nicht mehr.« Seinen Freunden, die seinen wachsenden Haschischbedarf aufmerksam registrierten und von ihm wissen wollten, weswegen er so viel kiffe, antwortete er ohne zu zögern:

> »Kiffen ist das Einzige, was ich noch habe. Damit komme ich von Tag zu Tag. Sonst weiß ich nicht mehr, was ich tun soll. Eigentlich langweile ich mich auch, wenn ich alleine mit meinem Computer

spiele. Aber ich weiß mit mir nichts anderes anzufangen. Und meinen Eltern ist das eh egal. Die sind sowieso nur mit sich selbst beschäftigt und meinen bloß, ich soll's nicht übertreiben.«

Etliche ehemalige Freunde hatte der junge Mann mit seiner wachsenden Interessenlosigkeit bereits vor den Kopf gestoßen. Die noch verbliebenen, die ihn nicht fallen lassen wollten, erkundigten sich besorgt bei mir, was sie denn tun könnten, um seinen Weg nach unten zu stoppen?

Derzeit sind sie konsequent am Ball und versuchen, die gemeinsam besprochenen Handlungsmöglichkeiten in die Tat umzusetzen. Vor allem haben sie eine kleine Gruppe gebildet, die zusammen für die Schule arbeitet, wobei jeder von den jeweiligen Stärken des anderen profitiert. Zudem sind sie darauf bedacht, ihren Freund von seinen einsamen Gewohnheiten abzulenken. Sie spielen zwar auch gemeinsam mit ihm an dessen Computer, aber der Charakter des Spielens hat sich verändert. Zusätzlich binden sie ihren Freund möglichst häufig in aktivere Formen der Freizeitgestaltung ein. Jener ist längst noch nicht »über den Berg«, aber er ist nicht mehr der bloß passiv konsumierende Stubenhocker, der er bislang war.

Das Motiv des Nichts-mit-sich-anzufangen-Wissens und der daraus sich ergebenden Langeweile ist ein Ansatzpunkt bei der Schnittstelle zwischen Motivationsarbeit mit antriebsarmen Cannabiskonsumenten und Beratung oder Therapie. Insbesondere draußen bei der Arbeit vor Ort treffe ich gehäuft auf sich innerlich leer und gelangweilt fühlende Kiffer. Vor dem Hintergrund der heute verbreiteten Konsummuster ist es zunehmend von Bedeutung, einen Fuß in die Tür gewohnheitsmäßig Haschisch konsumierender Cliquen zu bekommen, zumal wenn es sich bei ihnen um erschreckend junge 13- oder 14-jährige männliche Jugendliche handelt. Deren Drogengebrauch ist vielfach so eng mit Langeweile und sinnentleerter Freizeit gekoppelt, dass der geringste Anflug von Langeweile umgehend wieder mit Haschischgebrauch bekämpft wird. Ihr Gebrauchsmuster hindert die lustlos und »stoned« herumhängenden Jungen daran, überhaupt noch eine innerlich spürbare Spannung aufzubauen, die durch eine »normale«, lustvoll »anturnende« Tätigkeit befriedigt werden könnte. Die wiederholt und fortlaufend erfolgende Dämpfung jeglichen aktiven Antriebs lässt das Gefühl für selbst beeinflussbare Alternativen in weite Ferne schwinden. Durch die gegenüber früheren Haschischgenerationen veränderten Anwendungsrituale »beamen« sich manche dieser Langeweilekiffer in geradezu komatöse Zustände. Sie sind nicht »high«, sondern handlungsunfähig »platt«. In der Arbeit mit derartigen Cliquen genießt zu Beginn die Entkoppelung von Langeweile und Cannabisgebrauch absoluten Vorrang. Es geht darum, die Fähigkeit wieder zu entdecken, genussvoll erlebten alternativen Tätigkeiten nachgehen zu können, welche sowohl eigenen Ideen entspringen wie dem eigenen Einflussbereich unterliegen. Gelingt der entscheidende Schritt, nimmt der für solche Jugendliche schädliche Cannabisgebrauch zumindest ab. In einem zweiten Schritt wird er manchmal sogar ganz durch andere Aktivitäten ersetzt.

Ich bin so schillernd …

Ein interessantes Motiv, Haschisch oder Marihuana zu gebrauchen, entspringt eigentlich etwas überaus Positivem. Bis zu seiner Bemeisterung schlägt es sich allerdings erst einmal negativ nieder.

Ein 18 Jahre alter Abiturient geriet mit seinem regelmäßigen Haschischkonsum in heftige Turbulenzen, während derer er zeitweilig abzustürzen drohte. Sein Problem bestand in seiner unglaublichen Vielseitigkeit. Er war in mehrerer Hinsicht so begabt, verfügte vom Ansatz her über so viele spezielle Stärken und Fertigkeiten, dass er ebenso rat- wie rastlos zwischen ihnen hin und her pendelte. Er wusste sich nicht zu entscheiden, seinen Begabungen eine Richtung zu geben, um sie für sein Fortkommen bestmöglich zu nutzen. Er war perfekt mehrsprachig, intellektuell voller sprühendem »Esprit«, geistig beweglich, musisch-künstlerisch kreativ und vieles mehr. »Ich bin so schillernd und habe so viele Seiten, dass ich nicht weiß, welche ich leben soll«, fasste er selbst seine Orientierungslosigkeit zusammen. Er nutzte die täglichen Wirkungen einiger Haschischzüge, »um mich innerlich zu sammeln. Haschisch glättet das kreative Chaos in meinem Kopf. Es verjagt vorübergehend die Schattenseiten meines brillanten Genies.« Letzteres äußerte er mit einer guten Portion Selbstironie und Bitterkeit, die ihm anmerken ließ, dass er sich seiner überdurchschnittlichen Begabungen zwar bewusst war, sich bisher aber nicht frei von Selbstzweifeln darin zu sonnen vermochte.

Bunt schillernde, außergewöhnlich begabte junge Menschen, die mit Cannabis ihre richtungslose Getriebenheit zu mildern suchen, begegnen mir häufiger. Zwar nicht regelhaft, aber doch zu oft, um als zufälliges Aufeinandertreffen durchzugehen, stehen hinter solch schillernden Heranwachsenden wuselige, flinke, inkonsequente Mütter, die zwischen Oberflächlichkeit und tiefem Sich-Einlassen unvorhersehbar hin und her schwingen.

Das diffuse Symptom ist in Grenzen verwandt mit Verhaltensauffälligkeiten, wie wir sie bei manchen Kindern und Jugendlichen vorfinden, bei denen eine so genannte Aufmerksamkeitsdefizit- und Hyperaktivitätsstörung (ADHS) diagnostiziert wird. Über das für alle Beteiligten anstrengende und nervige »Störungsbild« hinaus, das allen Kindern mit entsprechendem Verhalten eigen ist, weisen etliche von ihnen auf der positiven Habenseite schillernde Begabungen überdurchschnittlicher Art auf. Häufig werden jene besonderen Stärken jedoch auf Grund des fortlaufend angerichteten Chaos nicht ausreichend wahrgenommen und gewürdigt. Folglich erfahren sie keine konsequente Förderung, um sie in eine für die Entwicklung des Kindes positive Richtung zu lenken. Dem Erscheinungsbild der Aufmerksamkeitsdefizit- und Hyperaktivitätsstörung hat man im Laufe der Jahre viele Bezeichnungen gegeben, darunter »hyperaktives Syndrom«, »hyperkinetische Störung« (HKS) oder »minimale zerebrale Dysfunktion bzw. Hirnfunktionsstörung«.

Wie so häufig, wenn erst einmal ein »Störungsbild« beschrieben ist, ufert die entsprechende Diagnose plötzlich inflationär aus, weshalb wir im letzten Jahrzehnt einen sprunghaften Anstieg der aufmerksamkeitsgestörten und hyperaktiven Kinder und Jugendlichen zu verzeichnen haben. Die so genannten »Zappelphilippe« werden vorzugsweise im Schulalter auffällig und zeichnen sich durch Unaufmerksamkeit, impulsives Verhalten mit gleichzeitig mangelnder

Impulskontrolle, durch Überaktivität sowie motorisches Überdrehen aus. Das beobachtbare Verhalten vermag in der Tat so überdauernd und schwerwiegend sein, dass die intellektuellen wie sozialen Fähigkeiten der betroffenen Kinder leiden. Zusätzlich bekommen sie noch kaum mehr zu bemeisternde Schwierigkeiten in der Schule, im Elternhaus und im Umgang mit Gleichaltrigen. Das Symptom vermag bis ins Jugendlichen- und Erwachsenenalter fortzubestehen. Es begünstigt abweichendes Verhalten in Form von Drogengebrauch.

Die sprunghaft gestiegene Anzahl der entsprechend diagnostizierten Kinder und Jugendlichen findet ihre Erklärung in der ebenso sorglosen wie unverantwortlichen Schrumpfung der präziseren Diagnose »Aufmerksamkeitsdefizit-Hyperaktivitätsstörung« (ADHS) zu der wesentlich unschärferen Diagnose »Aufmerksamkeitsdefizitstörung« (ADS). Die derart verkürzte »Schublade« wird für eine Art »Leipziger Allerlei« benutzt. In sie lässt sich problemlos alles hineinpacken, was Kinder und Jugendliche an Verhaltensauffälligkeiten und Schulproblemen jedweder Art aufweisen können. So ausufernd und unscharf wie die Modediagnose »ADS« heutzutage auftritt, so inflationär wird das »Störungsbild« vom frühen Kindesalter an häufig mit dem umstrittenen Medikament »Ritalin« behandelt. Wurde das Mittel 1990 etwa 2500 Kindern verabreicht, waren es 1999 bereits über 40.000 Kinder, welche die »Anti-Zappel-Pille« schluckten. Die Anzahl der an sie verabreichten Einzeldosen ist noch erschreckender. Wurden 1995 in Deutschland noch 0,7 Millionen Tabletten »Ritalin« verkauft, waren es 1999 bereits 31 Millionen! »Ritalin« (Methylphenidat) zählt zu den verhaltensbeeinflussenden Stimulanzien. Bei den Störungsbildern der Diagnosen »ADHS«, »HKS« oder »ADS« wirkt es paradox: Statt weiter zu stimulieren, entfaltet es dämpfend-beruhigende und konzentrationsfördernde Effekte. Leider kommt Ritalin mit erheblichen Nebenwirkungen daher. Zudem treten die unerwünschten Verhaltensweisen der Kinder bei Abklingen oder Absetzen des Medikaments gerne noch verstärkt auf. Manche Kinder geben an, dass ihnen das Mittel ihr Leben vorübergehend erleichtert: »Ich finde seit langer, langer Zeit mal wieder so etwas wie Ruhe in mir und um mich herum«, stellt ein 15-jähriger Realschüler fest. Doch der Weisheit letzter Schluss ist die Gabe von Ritalin nicht. Die Geister, die es möglicherweise erst heraufbeschwört, wird man so leicht nicht mehr los. Es gibt ernst zu nehmende Hinweise darauf, dass das Mittel langfristig sogar etwas bewirkt, das niemand wünschen kann: Aus den USA flimmern uns per Nachrichtensendungen immer öfter Schreckensmeldungen über Amok laufende Jugendliche ins Haus. Es hat sich im Nachhinein wiederholt herausgestellt, dass manche jener unkontrolliert ausgerasteten Jugendlichen vorher mit Ritalin behandelt worden waren. Auch wenn deren Verhalten zusätzlich auf dem Nährboden einer »waffenstarrenden« Kultur gedeiht und nicht ohne weiteres auf unsere Verhältnisse übertragbar ist, sind Eltern in jedem Falle gut beraten, einer Verordnung von Ritalin an eigene Kinder überaus kritisch gegenüberzustehen. Nur für manche Kinder und Jugendliche ist das Mittel eine Hilfe. Es sollte deshalb nur in Not- und Extremfällen zum Einsatz kommen, wenn alle anderen therapeutischen Strategien fehlgeschlagen sind. Jeden »Zappelphilipp« reflexhaft mit dem Mittel zu behandeln, weil er dann automatisch »pflegeleichter« wird, ist ein Kunstfehler.

Manche Jugendliche, die unter einer Aufmerksamkeitsdefizit-Hyperaktivitätsstörung bzw. unter verwandt erscheinenden Verhaltensauffälligkeiten leiden, greifen in einer Art Selbstheilungsversuch auf die beruhigenden Wirkungen von Haschisch oder Marihuana zurück. Sie medikamentieren sich selbst. Wird ihnen zusätzlich Ritalin verordnet, kommt es leicht zu unkalkulierbaren und fatalen Wechselwirkungen mit psychotischen und halluzinatorischen Störungen. Zwar klingen diese in der Regel nach wenigen Tagen wieder ab. Doch für denjenigen, der sie einmal erlebt hat, ist das Leben danach nie wieder so, wie es vorher war.

Ich weiß mir selbst nicht mehr zu helfen ...

»Ich weiß einfach nicht mehr weiter. Und eigentlich will ich auch gar nicht mehr. Es ist mir alles zu viel. Ich will mich am liebsten so treiben lassen, wenn ich schon nicht aus allem hier raus kann.« Mit kaum bewegter, tonloser Stimme umriss ein 17-jähriger junger Mann seine resignierte Gemütsverfassung, als ich ihn zum zweiten Mal traf.

Seine ihn bis in den tiefsten Kern prägende Lebensgeschichte hörte sich nach einer einzigen Folge von Ereignissen an, denen gegenüber er sich hilflos und unbeteiligt ausgeliefert fühlte. Seit frühester Kindheit litt er an einer heimtückischen, lebensbedrohlichen Krankheit, die wiederholt lange Klinikaufenthalte und etliche operative Eingriffe mit sich brachte. Er wusste nie, wie ihm geschah, wenn er sich wieder einmal im Krankenhaus wieder fand. Seine Eltern mussten ihn dort zwangsläufig alleine zurücklassen, da die Aufenthalte sich zeitlich länger hinzogen. Er fühlte sich seelisch wie körperlich gemartert. Zu oft wurden von wechselnden Personen schmerzhafte Eingriffe an ihm vollzogen, gegen die er sich nicht zu wehren wusste. Jedes Mal erlebte er ein von außen gewaltsames Eindringen in seinen Körper. Seine frühe Leidensgeschichte erstreckte sich bis zum Alter von 9 Jahren, als seine Krankheit zum Stillstand gebracht worden war. Zu dem Zeitpunkt war er leider schulisch bereits zurückgeworfen. Vielleicht wäre er in der Lage gewesen, den Rückstand aufzuholen, wenn nicht das nächste für ihn fremd bestimmte Ereignis sein Leben überschattet hätte. Zu der Zeit war es sein Vater, bei dem eine unheilbare Erkrankung diagnostiziert wurde, für deren Entstehung niemand eine nachvollziehbare Erklärung wusste. Der Junge fühlte von Beginn an die Schwere und die Bedrohung, die sich fortan über die Familie legten. Sein Vater war nur noch mit sich selbst beschäftigt, wurde zudem mürrisch und depressiv. Die Mutter des Jungen war eine wenig liebevolle Frau, die auf Grund der ganzen Belastung wiederholt zu »Mothers little Helpers«, sprich Psychopharmaka und Alkohol griff. Mit 10 Jahren war der Junge sich mehr oder weniger selbst überlassen. Mit Freunden begann er Zigaretten zu rauchen. Erste Kaufhausdiebstähle folgten. Seine stummen Hilferufe: »Seht her, ich bin auch noch da!«, fanden keinen für ihn hilfreichen Widerhall. Er trieb sich weiter rum, ließ sich von Älteren auf kleinere Diebestouren schicken, um wenigstens etwas Anerkennung und obendrein Geld zu ernten. Mehrmals wurde er spät nachts, als er auf Grund seines jungen Alters draußen nichts mehr zu suchen gehabt hätte, von der Polizei aufgegriffen und nach Hause gebracht. Zunächst blieb das alles folgenlos. Seine Eltern reagierten bloß ruppig, die innere Not ihre Sohnes nicht wahrnehmend. Haltlos ließ er sich weiter treiben. Die Schule schwänzte er. Noch früher als auf Grund seiner chronischen unheilbaren Krankheit erwartet worden war, starb bald darauf sein Vater durch einen tödlichen Autounfall. Der Junge war 12 Jahre und innerlich hoffnungslos allein. Er fing an zu kiffen. Den Stoff erhielt er von älteren »Freunden«. Seine überforderte Mutter setzte durch, dass er vom Jugendamt in einer ersten Wohngruppe platziert wurde. Erneut wurde gegen seinen erklärten Willen über ihn bestimmt. Der Junge startete eine mehrere Etappen umfassende Odyssee durch verschiedene Wohngruppen. In der ersten fühlte er sich von Beginn an schutzlos, von den Größeren gehänselt und gemobbt. Schmächtig, wie er zu der Zeit noch war, hatte er wenig Chancen, sich zu wehren. Immer wieder flehte er seine Mutter an, ihn dort rauszuholen. Seine Appelle verhallten ungehört. Er fuhr »stärkere Geschütze« auf, kiffte vermehrt, lief weg, sorgte unaufhörlich für Unruhe, bis er von den Betreuern der Wohngruppe für »untragbar« erklärt wurde. Er wurde verlegt, weiter weg. Bis zum Alter von 17 Jahren durchlief er zwei weitere Unterbringungsstationen. Inzwischen war er körperlich hoch aufgeschossen, innerlich aber ungefestigt und haltlos. Einen Schulabschluss hatte er nicht erreicht, weshalb er von einem weiteren »Amt« in einer jener überbetrieblichen Einrichtungen »geparkt« wurde, in denen junge Erwachsene einen Schulabschluss nachholen oder eine berufliche Orientierung erfahren können. Solche Maßnahmen sind leider nicht selten ein Sammelbecken für alle sozial Benachteiligten unserer Gesellschaft. Dementsprechend ballen sich dort die Probleme: Ziel- und Perspektivlosigkeit sowie fehlende Motivation und Antriebsarmut der Teilnehmer auf Grund bisheriger Lebenserfahrungen paaren sich mit niedriger Aggressionsschwelle, gewohnheitsmäßigem Drogengebrauch oder gar süchtiger Abhängigkeit bei zu vielen der dort Gestrandeten. Entwurzelung und Heimatlosigkeit bei Zuwanderern, die sich solchen Maßnahmen zugewiesen finden, kommen hinzu. Sexismus und Fremdenfeindlichkeit in einem die Mitarbeiter vor unlösbare Herausforderungen stellenden Ausmaße komplettieren das Problemfeld.

Für den jungen Mann, der sich genötigt sah, an einer ihm vorgeschriebenen Maßnahme in einer solchen Einrichtung teilzunehmen, war die Arbeitsstätte eine »feindliche Umgebung«. Er sah keinerlei Chance, in einem solchen Umfeld seinen Platz zu finden. Folglich produzierte er Fehlzeiten oder er kiffte in der Einrichtung. Im Übrigen verhielt er sich still und zurückgezogen. Unsympathisch war er niemandem. Die Betreuer schilderten ihn gar als im Grunde »liebenswürdig«, aber sie waren ratlos, was sie mit ihm anfangen sollten. Als ich ihn vor Ort zum ersten Mal traf, saß mir genau betrachtet ein innerlich verschrecktes Kind gegenüber, das nur eine nebulöse Vorstellung davon hatte, was als Nächstes auf es zukommen würde. Ich führte mit dem inzwischen 18-Jährigen mehrere Gespräche. Er rauchte so oft Haschisch, »weil ich mich dann angenehm leicht fühle. Ich kann mich dann mit meinen Gefühlen so treiben lassen. Es tut mir nichts mehr weh. Außerdem kann ich doch sowieso nichts mehr machen. Die Sache ist für mich gelaufen.« Der junge Mann schien sich aufgegeben zu haben, hatte dem, was er immerfort über sich hereinbrechen fühlte, nichts entgegenzusetzen: »Das Leben hat mir nichts mehr zu bieten. Ich habe eigentlich nie das Gefühl, dass ich selbst auf irgendwas Einfluss hätte. Immer nur wurde was mit mir gemacht. Seit ich so von einem Ort zum anderen geschoben wurde, haben mich alle zugelabert mit Schule, Beruf und Zielen, die ich haben sollte. Aber ich glaub nicht mehr dran, dass ich noch eine Zukunft habe. Ich pack das nicht.« Zum einen war seine tief verinnerlichte Sichtweise wie eine sich selbst erfüllende Prophezeiung, weil der junge Mann keinerlei Motivation und Antrieb aufzubringen vermochte, um aktiv etwas zur Veränderung seiner misslichen Situation beizutragen. Andererseits sah seine Zukunft auf Grund seiner bisherigen Geschichte wahrlich nicht sehr rosig aus. Mit seinen eingeschränkten Möglichkeiten schien er tatsächlich nur noch wenige Chancen zu haben, so etwas wie eine verlockende Perspektive für sein Leben zu entwickeln. In unseren Gesprächen kamen wir folglich schnell an Grenzen. Was hätte ich ihm konkret bieten können? Die Realität der gnadenlosen Auslese in unserer Gesellschaft lässt sich nicht wegtherapieren. Wo hätte er in für ihn absehbarer Zeit eine Alternative finden sollen, für die er innerlich bereit gewesen wäre, sein ihn zusätzlich lähmendes tägliches Kiffen aufzugeben. In den Wirkungen des Haschischs fand er doch nach seinen Aussagen die einzigen angenehmen Gefühle. Folglich konnte er sich das nicht auch noch von außen wegnehmen lassen.

Immerhin erreichten wir unter Hinzuziehung Dritter eine gemeinsame Planung seines nächsten Jahres, in die er nach Abwägung der ihm ersichtlichen Vor- und Nachteile aus freien Stücken einwilligte. Weitab von allen bedrückenden Orten und Misserfolgen seines bisherigen Lebensweges nimmt er derzeit in einem von der Sonne verwöhnten Land an einer jener oftmals so in Frage gestellten Langzeitmaßnahmen der Jugendhilfe teil. Er ist dort in einen sehr Halt gebenden Rahmen eingebunden, in dem er Zutrauen in eigene Fähigkeiten und Leistungen aufzubauen vermag. Daran gekoppelt ist eine Berufsausbildung, die seine Startchancen nach der Rückkehr in die raue Wirklichkeit erleichtern soll. Bisherige Rückmeldungen über seinen Veränderungswillen erlauben vorsichtige Zuversicht.

Ich philosophiere, um zu überleben …

Ein 18-jähriger junger Mann, der mich anlässlich einer Gelegenheit außerhalb der Beratungsstelle kennen gelernt hatte, kam ein paar Tage später ohne tieferes Anliegen zu einem ersten Gesprächstermin. Anfänglich ging es ihm nur um eine Fremdeinschätzung seines Haschischkonsums. Er kiffte täglich nach der Arbeit, zum Teil so heftig, dass er »völlig zu« war. Unsere Gespräche drehten sich allerdings weniger um sein Kiffen als um sein Erleben der »Innenwelt«.

Der Klient wirkte auf mich innerlich durchlässig und weich, zerbrechlich wie ein rohes Ei. Seine Geschichte klang nicht dramatisch, eher von »leisen Tönen« geprägt. Doch hatte gerade das Leise, Subtile und Unausgesprochen-in-der-Luft-Liegende zu seiner Verwirrung beigetragen. Nach der frühen Scheidung seiner Eltern pendelte er über Jahre hinweg wöchentlich zwischen seiner Mutter und seinem Vater hin und her. Seine Eltern versorgten ihn zwar, sprachen aber beide wenig mit ihm und waren nicht in der Lage, ihm Warmherzigkeit entgegenzubringen. Bei beiden Elternteilen traf er zudem auf kommende und wieder gehende neue Partnerschaften.

Gleichgültig, bei wem er gerade war, der Junge lief eigentlich immer nur »so nebenbei mit«. Am willkommensten fühlte er sich, wenn er möglichst wenig störte, tat, was die anderen von ihm erwarteten. So machte er sich früh unauffällig. Seine Sicherheit bestand darin, frühzeitig »zu riechen, was in der Luft lag«. Er verhielt sich dann kindlich »zuvorkommend« und machte allen alles recht. Seine Fähigkeit, sich wie ein Chamäleon an jede wechselnde Person und Situation anzupassen, entwickelte er bis zur Perfektion. Dass er selbst darüber verloren ging, wurde von niemandem wahrgenommen, ebenso wenig seine wachsende innere Einsamkeit. Er war gezwungen, sich an sich selbst festzuhalten. Er fing an, mit sich selbst zu sprechen, um sich zu erklären, was um ihn herum vor sich ging, und um seine eigene Stimme zu hören. Dann »wusste ich, dass ich noch da war«. Er entwickelte eine völlig eigene »Innen- und Gedankenwelt«, die er mit niemandem teilen konnte. Mit 15 Jahren begann er Haschisch zu rauchen. Die Erfahrungen mit der Droge fügten seiner Innenwelt weitere »Gedankengebäude« hinzu: »Wenn ich zugekifft in ihnen umherstreifte, fühlte ich mich wohl.«

Als ich ihn mit 18 Jahren zum ersten Mal sah, wirkte er liebenswürdig und freundlich. Eine für männliche Jugendliche seines Alters gänzlich untypische »Zuvorkommenheit« ließ ihn allerdings linkisch und unbeholfen erscheinen. Einerseits war er beständig um ein hohes Maß an Zuwendung bemüht, fast als wollte er in sein Gegenüber hineinkriechen. Andererseits wirkten seine Kontaktversuche leer. In unseren gemeinsamen Gesprächen erwies er sich als »schwer denkender Philosoph«. Er wollte mir Gott und die Welt erklären. Es fiel mir zeitweise unglaublich schwer, seiner sich endlos entwickelnden Gedankenflut zu folgen, die Zusammenhänge der Gedankenstränge zu erkennen, wirklich Bedeutsames von weniger Wichtigem zu trennen. Sein Rededrang ohne Punkt und Komma war kaum zu unterbrechen. Es dauerte lange, bis er ein Angesprochenwerden überhaupt registrierte und darauf mit Blickkontakt reagierte. Es war, als spreche er weniger zu mir denn zu sich selbst.

Der Klient hielt philosophierende Monologe. Zeitweilig waren jene für mich so ermüdend, dass sich enorme Frustration in mir ausbreitete. Ich spürte förmlich, wie sie langsam, vom Zentrum meines Fühlens ausgehend, Schicht für Schicht bis in die äußerste Hülle meiner Haut kroch. Dort blieb sie und bildete eine zweite Haut. Spätestens, wenn ich mich so fühlte, brach regelmäßig der innere Kontakt zu meinem Klienten ab. Seine innere Isolierung war in mir wieder erstanden. Ich ahnte, wie es um sein Gefühlsleben bestellt war. Wiederholt beschrieb ich ihm den Gemütszustand, in den ich geraten war. Er nickte dann stumm und hielt lange Blickkontakt. Seine Augen und sein Gesichtsausdruck signalisierten mir, dass er sich verstanden fühlte. Die Momente des Kontakts wurden zwar zunehmend länger, aber irgendwann verdunkelte sich sein Blick und er ging wieder in sein eigenes von Philosophie getragenes Universum. Dabei machte er allerdings einen gesteigert gequälten Eindruck. Dienten seine Selbstgespräche und sein Sich-die-Welt-Erklären früher seinem psychischen Überleben, empfand er sie mittlerweile als nervige Belastung. Seine Gedanken standen selten still. Er irrte im Denken wie gehetzt hin und her, türmte Gedankengebäude auf Gedankengebäude, unfähig, »die Wirbel im Kopf« zu stoppen. Erleichterung verschaffte ihm das tägliche Kiffen. Während seiner Arbeit, der er in einer für ihn notwendigen Selbstdisziplin nachging, gebrauchte er nie Haschisch, immer erst am Abend. Die beruhigenden Wirkungen des Mittels waren sein Zufluchtsort:

> »… wo ich bei mir selbst ankomme. Da finde ich endlich mich. Ich muss kiffen, weil es dann in meinem Kopf viel ruhiger wird. Meine Gedanken kommen langsamer. Ich kann sie dann viel besser ordnen. Ich denke zwar auch dann noch über Gott und die Welt und mich nach, aber ich finde mehr Sinn darin, es geht nicht alles so wirr durcheinander. Damit kann ich viel mehr was anfangen.«

Ohne Kiffen hält der Klient die Realität nur schwer aus. Haschisch wirkt wie ein Puffer, legt einen besänftigenden Schleier über seine Gedanken und Gefühle. Wenn er mit Absicht mal nicht Haschisch raucht, läuft er ebenso unruhig kreuz und quer durch die Straßen, wie er in seinem Denken umherirrt. Dabei führt er häufig die gewohnten murmelnden Selbstgespräche. Manchmal kreuzten sich unsere Wege in der Stadt, während er »so drauf« ist. Beunruhigt bin ich dadurch nicht. Der junge Mann ist in keiner Weise psychotisch, schizophren oder geistig verwirrt. Er lebt nur in einer sehr eigenen Welt, wirkt wie ein etwas verschrobener Sonderling. Das Positive daran ist seine phantastische Kreativität, die er zudem in seinem Beruf trefflich zu nutzen vermag.

Die Arbeit mit dem Klienten ist noch nicht abgeschlossen. Sie ist eine Mischung aus vereinzelten Therapiestunden und Lebensbegleitung. Insgesamt hat der junge Mann seinen Haschischgebrauch vorsichtig heruntergefahren. Nur »gelegentlich beame ich mich noch voll weg, vor allem, um mich komplett wegzulachen. Ich brauche das so.«

Seitdem wir nicht mehr nur mit Sprache arbeiten, sondern altersgemäße Elemente aus der Körpertherapie in die Arbeit integriert haben, ist der Kontakt stabiler geworden. Den Klienten nur mit Ansprechen zu erreichen, war nicht ausreichend wirksam. Darin fand er nicht genügend Halt. Wenn vorsichtig dosierter Körperkontakt hinzukommt, verändert das vieles. Hält er sich beispielsweise mit einer Hand an meinem Unterarm fest oder stellt seine Fußsohlen im Sitzen gegen meine Knie, ist das ausreichend, um verändernden Kontakt zu wahren. Der Klient wird wesentlich ruhiger, seine Gedankenflut ebbt ab, sein unsteter Blick wird zum Austausch von Blicken. Er schließt gar die Augen und fängt an vertieft zu atmen. Die Atmung führt ihn sicher zu sich selbst. Er kommt bei sich an. Wenn er nach solchen Stunden weggeht, ist sein Gesicht gelöster, der Gang fester, aufrechter, sicherer. Andere Übungen dienen verstärkt dazu, Türen aus der philosophierenden Kopflastigkeit des jungen Mannes zu seinen verhuschten Gefühlen zu öffnen. Die Verbindung seiner unbezogenen Innenwelt mit der belebten Außenwelt greift zwar langsam, aber sie greift. Der junge Mann bewegt sich bereits wesentlich sicherer und realer in seinen Lebensbezügen. Er vermag das Philosophieren mit lebendigem Leben zu tränken. Eine hilfreiche Bereicherung sind neu gewonnene Freunde, die nicht kiffen, viel mit ihm sprechen und ihn darin unterstützen, seine Freizeit mit lebendigeren Inhalten als Cannabis zu füllen.

Ich fühle mich so hin und her gerissen ...

Ein Klient, der, als er zu mir in Beratung kam, den Eindruck machte, mit einem nur unzureichend gekitteten Riss in der Seele durchs Leben zu gehen, ist mir in besonderer Erinnerung geblieben.

Bereits als er zum ersten Gespräch die Treppe zum Beratungszimmer hinaufstieg und noch bevor wir außer unserer telefonischen Verabredung überhaupt ein weiteres Wort miteinander gewechselt hatten, fiel mir ein merkwürdiger Widerspruch an ihm auf. Nachdem er mir gegenüber saß und mich zum Ankommen erst einmal abtastend und mit durchdringendem Blick beäugte, sprang mir besagter Widerspruch richtiggehend in die Augen. Gemäß allen nonverbalen Signalen, die mir vom Klienten zuflossen, schätzte ich ihn ohne Zögern auf exakt 18 Jahre. Gleichzeitig war ich mir absolut gewiss, dass das unmöglich sein wahres Alter sein konnte. Sein Körperbau und besonders seine bereits leicht ergrauten Haare entsprachen so ganz und gar nicht einem 18-jährigen jungen Mann. Tatsächlich betrug sein körperliches und biologisches Alter 29 Jahre. In den Kernbereichen der Persönlichkeitsentwicklung war seine Reifung blockiert. Mit 18 Jahren hatte er es aufgegeben, innerlich weiterzuwachsen.

Seine Geschichte ergab ein wohl vertrautes Bild: Seine Eltern hatten sich sehr früh scheiden lassen. Weder von seinem leiblichen Vater noch von sonst einer männlichen Identifikationsfigur erfuhr er je männliche Unterstützung. Seine Mutter zog ihn zwar groß, vermittelte ihm aber nie das Gefühl, willkommen zu sein. Um ungestörter ihrem eigenen Leben nachgehen zu können, schob sie ihn mal hierhin, mal dorthin. Stabiler, emotional zuverlässiger Halt war für den Klienten ein unbekanntes Gefühl. Als Folge davon verspürte er leidvoll, wie sehr es ihm an Selbstbewusstsein mangelte. In seiner Männlichkeit war er gar derart verunsichert, dass er bis in die Gegenwart noch nie eine sexuelle Begegnung mit einer Frau hatte. Er war eindeutig nicht homosexuell, wie ich es für einen kurzen Moment in Erwägung gezogen hatte. Es war ihm sichtbar unbehaglich zumute, über seine »Jungfräulichkeit« zu sprechen. Gleichzeitig entlastete es ihn deutlich von seinen drückenden Gefühlen, mit diesem Geheimnis, das er bis dahin noch niemandem anvertraut hatte, ratlos alleine zu sein. Wir kamen deshalb so frühzeitig darauf zu sprechen, weil ich ihn sehr konsequent und direkt, aber voller Taktgefühl mit meinen Wahrnehmungen von seiner Person konfrontierte. Ich war mir nämlich ziemlich sicher, dass wir nicht allzu viel Zeit miteinander verbringen würden.

Der Klient war nicht aus eigenem Antrieb zur Drogenberatung gekommen. Seine Mutter, die ihn mit 18 Jahren, dem Alter, ab dem er sich seelisch nicht mehr weiterentwickelte, alleine ließ, weil sie mit einem neuen Lebensgefährten vorübergehend in eine entferntere Stadt zog, hatte ihn unter Druck gesetzt. Von ihrem eigenen, durchgehend schlechten Gewissen ihrem Sohn gegenüber geplagt, war es ihr nie gelungen, ihn loszulassen. Sie hielt ihn im Gegenteil in Unselbstständigkeit. Wenn es in der Realität für ihren Sohn eng wurde, sprang sie laufend ein, um die Kastanien für ihn aus dem Feuer zu holen. Allzu lange Jahre versuchte sie sich zudem mit üppigen Geldzuwendungen von ihren Schuldgefühlen freizukaufen. Nun endlich hatte sie sich ihrerseits auf Anraten dazu durchgerungen, ihrem Sohn den Geldhahn zuzudrehen, wenn er nicht darin einwilligte, wegen seines ausufernden Drogengebrauchs eine Beratungsstelle aufzusuchen.

In der Tat hatte sein verquerer Lebensweg den Klienten bereits in jungen Jahren dazu geführt, in den Wirkungen von Drogen eine Linderung seines inneren Gequältseins zu suchen. Im Alter von 13 Jahren beginnend, hatte er seither alles ausprobiert, was berauschende Verlockungen verhieß: Marihuana und Haschisch, magische Pilze, LSD, Ecstasy, Ketamin, Kokain, Engelstrompete und Wahrsagesalbei.[1] Nur vor Heroin war er zurückgeschreckt. Seine eindeutige Lieblingsdroge war ohne Wenn und Aber Cannabis. Sofern er über genügend Geld verfügte, deckte er sich reichlich damit ein und konsumierte täglich.

Die Ursachen seines Drogengebrauchs sah mein Klient selbst sehr klar. Er fühlte sich über Gebühr lebensängstlich und litt unter seiner sich immer aufs Neue bestätigenden Wahrnehmung, wie

---

[1] Informationen zu allen Drogen finden sich in der zweiten Auflage meines Buches: »Ecstasy – Auf der Suche nach dem verlorenen Glück«

kindlich und unreif er in vielen Belangen wirkte. Obgleich äußerlich ein sehr ansehnlicher Mann, wich jede Frau, die er kennen lernte, vor ihm zurück, weil er sie nicht mit einer altersgemäßen männlichen Ausstrahlung anzuziehen vermochte. Wenn er kiffte, fühlte er sich spürbar weniger ängstlich. Obendrein bändigte er mit den besänftigenden Wirkungen des Haschischs seine wachsende Wut auf Gott und die Welt. Sein Grundgefühl des Sich-hin-und-her-gerissen-Fühlens zog sich nämlich mittlerweile durch alle Lebensbereiche. Er war zwar in der Lage gewesen, einen Berufsabschluss zu erwerben, mit dem er grundsätzlich überall auf der Welt eine gefragte Arbeitskraft sein könnte, doch fühlte er sich nirgends hingehörig. Nie heimisch werdend, wechselte er beständig die Arbeitsstellen wie die Wohnorte. Sein Hin und Her fand eine programmatische Entsprechung in seinen beiden Staatsangehörigkeiten und in seinem fortwährenden Wandern zwischen den Grenzen. Das dadurch hergestellte Chaos zog nach sich, dass zum gegenwärtigen Zeitpunkt seiner Arbeitslosigkeit keine nationale Behörde sich mehr für seine Belange zuständig erklärte. Er fühlte sich zwischen den wechselnden Ämtern, die er aufsuchte, förmlich zerrieben. Die Frage, wer eigentlich für ihn zuständig sei, passte als die Lebensfrage schlechthin zu seiner Geschichte. Niemand wollte je wirklich für ihn der verantwortlich zeichnende Ansprechpartner sein. Niemand hatte ihm vorgelebt, »wie das geht mit dem Leben«. Folglich hatte er auch nie gelernt, die Zuständigkeit für seine Lebensgeschicke selbst zu übernehmen. Die eigene Verantwortung für sein Leben im Hier und Jetzt als erwachsener Mann schob er von sich. Er beharrte im Gegenteil auf der inneren Haltung: »Die Welt ist mir noch was schuldig. Mir steht noch von Recht wegen was zu.« Seine Anspruchlichkeit erstreckte sich auf alles und jeden: seine Mutter, seine Wohngefährten, mögliche Arbeitgeber, die von ihm für seine Unterstützung als zuständig erachteten Ämter und Behörden. Selbst die Sonne sollte ihm immer scheinen.

Trotz seiner lebenspraktischen Schwierigkeiten machte er den Eindruck, über allem zu schweben. Das tägliche Kiffen half ihm dabei. Der Rausch beschönigte ihm die ihn fordernde Realität. Seinen Umgang mit Cannabis beurteilte er entsprechend charakteristisch: »Es ist zwar ein Problem, aber ich mache mir keins draus.« Generell idealisierte er die Wirkungen der von ihm kennen gelernten Rauschmittel: »Die wichtigsten Dinge im Leben habe ich durch Drogen gelernt.« Insbesondere schwor er darauf, dass sie ihm hilfreich seien im Umgang mit Menschen. Am liebsten nahm er eine hochgestochen dozierende Haltung ein, mit der er sich den Niederungen des Lebens überlegen erweisen wollte: »Es tut mich peripher alles gar nicht tangieren.« Diese Formulierung liebte er ganz besonders. Sprachlich war der Klient überaus gewandt, aber mit einer solchen Äußerung verriet er sich zugleich. Ich brauchte seinen wie eine Trophäe präsentierten Satz nur mit einer besonderen Betonung auf »peripher« zu wiederholen und die verkürzte Frage anzuschließen: »Und im Kern?«, um ihn dort zu berühren, wo er sich innerlich wund fühlte. Als ich ihn obendrein noch freundlich anblickte, spürte er, dass ich mitfühlen konnte, wie es in ihm aussah. Seine Haltung änderte sich augenblicklich und mit großer Nachdenklichkeit erzählte er mir von seinen achtsam verborgenen Gefühlen. Es war der Moment der größten Berührung zwischen uns beiden.

Innerhalb weniger Gespräche hatten wir konkrete Schritte erarbeitet, die unter anderem dazu führten, dass er vorübergehend wieder in Arbeit kam. Da damit allerdings der unmittelbare Druck der ihm eng auf die Pelle gerückten Realität gemildert war, versiegte augenblicklich seine Motivation zu weiteren Schritten. Für die nur noch möglichen frühen Morgentermine bekam er »den Hintern nicht rechtzeitig aus dem Bett«. So riss der Kontakt ab. Einer seiner Pläne war, sich im folgenden Sommer in sonnigere Gefilde abzusetzen, dort bei Freunden Unterschlupf zu suchen und sich in seinem Beruf anzubieten. Ich hoffe, dass ihm zumindest dieser Schritt gelungen ist. Die Lebensfrage, wo er eigentlich hingehört, wird ihn in jedem Falle weiter durch sein Leben begleiten. Dass er die »Heimat« in sich errichten muss, um sich weniger hin und her gerissen zu fühlen, fand während unserer Gespräche noch keinen ausreichend motivierenden Widerhall. Vielleicht konnten wir wenigstens ein Samenkorn dazu legen.

Ich fühle mich so anders …

Was es bedeutet, sich in seinem innersten Kern zutiefst »anders« zu fühlen, verdeutlichte mir sehr anschaulich eine 16-jährige Schülerin, die seit zwei Jahren regelmäßig Haschisch und Marihuana benutzte.

Das Mädchen war indischer Herkunft und im Alter von drei Jahren von einem deutschen Paar adoptiert worden, welches noch drei weitere leibliche Kinder hatte. Sie war die Jüngste. Die Familie war recht wohlhabend. Überdurchschnittliche Konflikte gab es nicht, sodass das Mädchen »in geordneten Verhältnissen« aufwuchs. Niemand in der Familie hatte das Gefühl, es würde der Adoptivtochter an irgendetwas mangeln.

Umso größer waren das Unverständnis und Entsetzen, als jene mit 14 Jahren unvermittelt anfing, Cannabis zu gebrauchen. Zwei Jahre später hatte ihr Konsum ein für sie schädliches Ausmaß angenommen. Erst zu diesem späten Zeitpunkt wandten sich die Eltern an die Drogenberatung. Sie wussten sich und ihrer indischen Tochter nicht mehr zu helfen. Eine Woche später sah ich das Mädchen zum ersten Mal.

Vor mir saß ein weibliches Geschöpf, das geradewegs einem fernöstlichen Märchen entstiegen zu sein schien. Die junge Deutsche indischer Abstammung war so makellos schön und ebenmäßig, dass sie überall, wo sie auftauchte, magisch die Blicke anderer Menschen auf sich ziehen musste.

Während wir die ersten Worte miteinander wechselten, schaute auch ich sie an, um ihr Bild in mir aufzunehmen und in mir nachzuspüren, was es zum Klingen bringen würde. Etwas stimmte nicht. Ahnungsvoll wandte ich meine Augen von ihr ab, dem Eindruck nachgehend, dass ich die junge Frau überaus schutzbedürftig erlebte. Nach kurzer Bedenkzeit, ob es nicht viel zu früh sei zu äußern, was mir durch den Kopf ging, sagte ich ihr: »Ich glaube, das muss schwer für dich hier sein. Du fühlst dich bestimmt ganz anders unter uns.«

Sie sah mich einen Moment aus großen Augen an, lächelte bitter und dann brach es schon zornig und zugleich traurig aus ihr heraus:

»Ich fühle mich schon seit ich denken kann anders. Meine Eltern haben mir früh gesagt, dass ich ein Adoptivkind bin. Sie hätten es mir gar nicht sagen brauchen, denn das konnte ich doch von Anfang an sehen, dass ich nicht gleich war wie sie und meine Geschwister. Ich bin doch wirklich ganz anders. Es ist nicht nur meine Hautfarbe, die mich hier anders macht. Die finden viele ja sogar noch hinreißend schön. ›Schön‹, wenn ich das nur schon höre, könnte ich schreien. Ich fühle mich aber auch innen drin fremd hier. Meine Eltern und meine Geschwister, ich glaube niemand weiß, wie ich mich wirklich fühle. Alle sagen zu mir, es geht dir doch gut, du hast doch alles, dir fehlt doch nichts. Sie sind böse auf mich und machen mir Vorwürfe, weil ich so viel Shit und Ganja rauche. Ohne halte ich das gar nicht mehr aus. Aber ich will doch auch nicht undankbar sein. Nur, ich mag einfach nicht mehr nett sein. Immerzu werde ich von den Leuten neugierig bestaunt. Ich bin für die so schön anzusehen, dass ich mich schon fast wieder dafür hasse. Immer und überall angestarrt zu werden ist eine Qual. Entweder die Leute starren mich an, weil sie mich goldig finden, oder sie glotzen, weil ich so fremd bin. Für mich ist es fast schon das Gleiche, ob sie sich wegen meiner farbigen Haut nur neugierig nach mir umdrehen oder ob sie mir hässliche Worte nachrufen. Ich fühle mich damit jedes Mal gleich schlecht. Das ist auch der Grund, warum ich kiffe. Ich will nicht mehr spüren, dass hier mit mir etwas nicht stimmt. Wenn die Leute mich anstarren, sehe ich richtig, wie mir ihre Augen entgegenwachsen. Sie dringen mit ihren Blicken wie mit spitzen Dolchen durch meine Haut in mich ein. Manchmal traue ich mich kaum noch raus. Wenn ich Haschisch oder Ganja geraucht habe, fühle ich mich sicherer. Dann bin ich wie beschützt. Es legt sich etwas um mich herum, was mich weniger durchdringbar macht. Eigentlich komisch, dass ich mich mit Haschisch nicht so fremd fühle, denn anders bleibe ich doch trotzdem.«

Die Ursachen für ihre Zuflucht zu Haschisch und Ganja legte die junge Frau sehr offen, zumindest diejenigen, die ihr selbst bewusst waren. Es ist ein wenig spekulativ, aber ich bin überzeugt davon, dass sie Cannabis noch aus gänzlich bewusstseinsfernen Gründen zum Mittel ihrer Wahl erkor. Als Inderin stammt sie aus einer der Regionen der Erde, in denen der Umgang mit »Charas«, »Bhang« und »Ganja« den Menschen seit Jahrtausenden in die Wiege gelegt wird. Die Verehrung von Cannabis ist untrennbar mit den alten indischen Gottheiten, mit Glauben, Religion und Spiritualität verbunden. Säuglinge saugen die Cannabiskultur quasi mit der Muttermilch ein. Selbst wenn der Konsum von Cannabisprodukten vorzugsweise eine männliche Domäne ist, die junge Frau brachte ihr Umgang mit der Droge näher an ihre kulturellen Wurzeln heran. Sie fühlte sich damit weniger fremd. Sicher nicht zufällig benutzte sie die Bezeichnung »Ganja«, was für hiesige Marihuanagebraucher eher untypisch ist.

Um für sich einen Weg zu finden, mit ihrem Anderssein trotzdem »heimischer« in unserer Kultur und »unter uns« zu leben, brauchte sie vor allem anderen erst einmal einen Menschen, dem sie sich mit ihrem Empfinden anzuvertrauen wagte, und der sie in Gänze zu verstehen in der Lage war. Das konnte für sie weder ich als Mann sein noch als Deutscher, der zwar über die Wurzeln und Gebräuche der hohen indischen Kultur zu lesen, sie aber nicht wirklich zu »fühlen« vermochte. Ich dachte sogleich an eine dritte Person, die ich vor Jahren bei einer interkulturellen Veranstaltung kennen gelernt hatte und zu der es seither immer mal wieder beruflich veranlasste Kontakte gab. Es handelte sich um eine erwachsene Frau mit ebenfalls indischer Abstammung, die seit langen Jahren zufrieden »unter uns« lebt und sich in ihrem Beruf mit den Auswirkungen »kultureller Verpflanzungen« beschäftigt. Ich stellte den Kontakt zwischen ihr und der 17-jährigen Schülerin her. Seither arbeiten beide daran, der jungen Frau einen für sie gangbaren Weg zu ebnen, der sie sowohl bei ihrer ureigenen Identität als auch in ihrer »hiesigen Heimat« ankommen lässt.

Das Thema des »Sich-ganz-anders-Fühlens« hat zahlreiche Ausprägungen. »Unter uns« lebende Menschen fühlen sich sehr häufig anders und fremdartig. Nur zu häufig bleiben sie mit ihrem Empfinden alleine oder »unter sich«, weil kein anderer ihr Erleben wirklich teilend nachzuempfinden vermag. Bei den unter uns lebenden »schwarzen« oder »farbigen« Mitmenschen sowie bei Zuwanderern aus aller Herren Länder werden die Schwierigkeiten augenscheinlich. Nicht nur, dass sie bereits an ihrer Entwurzelung schwer genug zu tragen haben. Sie sehen sich zusätzlich den offenen oder verdeckten Anfeindungen unserer fremdenfeindlichen Mitbürger ausgesetzt. Dem doppelten psychischen Druck halten viele nicht stand. Für sie wird die Zuflucht zu den anfänglich Entlastung gewährenden Wirkungen von Rauschdrogen zur dritten und vielleicht sogar ernsthaftesten Bedrohung.

Es sind aber nicht nur Menschen anderer Hautfarbe, Herkunft, Religion und Kultur, die sich »anders« fühlen können. Immer wieder treffe ich auf Kinder und Jugendliche, die berichten: »Ich fühle mich irgendwie anders. Aber eigentlich kann ich gar nicht genauer sagen, wie.« Wiederholt hat sich bei den familiären Nachforschungen ergeben, dass es sich um adoptierte Kinder handelte, denen ihre Eltern von ihrer wahren Herkunft noch nichts erzählt hatten, weil sie diese »Wahrheit« immer wieder vor sich hergeschoben hatten. Darüber wurden sie im Endeffekt so unsicher, dass sie keinen Weg mehr wussten, wie sie ihrem Sohn oder ihrer Tochter die Tatsache der Adoption nach so langen Jahren des Darüber-Schweigens vermitteln sollten. Feinfühlig, wie Kinder sind, spürten die Söhne oder Töchter allerdings, »dass irgendetwas nicht stimmte« mit ihnen. Über ihre Herkunft und die Adoption war ihnen zwar nichts erzählt worden, aber es war ihnen »ahnungsbewusst«, dass sie anders als andere Kinder waren. Da sie keine für sie nachvollziehbare Erklärung fanden, suchten viele den Fehler bei sich: »Was ist es, was an mir nicht richtig ist. Wieso habe ich immer das Gefühl, etwas stimmt nicht mit mir?« Manchmal war es anfänglich ein Schock, wenn bei Adoptivkindern, die wegen Drogenproblemen in Beratung gekommen waren, kein Weg daran vorbeiführte, im familientherapeutischen Prozess ihre wahre Herkunft aufzudecken. Für Kinder wie Eltern war die Aufdeckung des »Geheimnisses« zu Anfang ein Drama. In einigen wenigen Fällen konsumierten die Jugendlichen erst einmal verstärkt Rauschmittel. Sie fühlten sich von ihren »Eltern« getäuscht, jahrelang hintergangen. In aller Regel jedoch führte die Aufdeckung des Geheimnisses direkt oder nach einiger Zeit zu einer positiven Veränderung. Da die Kinder oder Jugendlichen endlich die erklärende Antwort auf die Frage gefunden hatten, was an ihnen »so anders« war, konnten sie innere Umwertungen in sich vollziehen. Sie fanden im Nachhinein die Bestätigung dafür, dass sie von jeher richtig gefühlt hatten. Sie durften sich auf ihr Gefühl verlassen, dass »etwas nicht stimmte«. Das »Etwas« lag indes nicht in ihrem persönlichen Wesen begründet. Nicht sie als Kinder waren »falsch«. Falsch war das jahrelange Schweigen der Eltern, selbst wenn jene mit bester Absicht gehandelt hatten, weil sie glaubten, ihre Kinder vor der Wahrheit ihrer Herkunft verschonen zu können.

Nahezu regelmäßig begegnet mir das Thema des »Andersseins« auch bei Söhnen und Töchtern von psychotischen oder schizophrenen bzw. von alkohol- oder drogenabhängigen Eltern.

Ein süchtig abhängiger Elternteil bringt für viele Kinder ein dramatisches Erleben mit sich. Doch das ist noch irgendwie »sichtbar« oder »fassbar«. Die Kinder wissen zumeist, »was Sache ist« und entwickeln bestimmte Lebensstrategien, die ihnen helfen, mit der familiären Belastung zu überleben.

Weit weniger greifbar ist das Zusammenleben mit einem psychotischen oder schizophrenen Elternteil. Deren Kinder sehen und spüren, dass die Eltern »anders« sind, dass sie »nicht stimmen«, nicht »normal« sind. Auch sie entwickeln Strategien, mit der »Störung« ihrer Eltern zu leben. Doch es hinterlässt tiefer reichende Spuren in ihrem innersten Kern. Diese wirken sich umso gravierender aus, je jünger die Kinder zum Zeitpunkt der Erkrankung des jeweiligen Elternteils sind. Manche solcher Kinder beginnen als Jugendliche, Cannabis oder andere Drogen zu gebrauchen. Sie benutzen das Mittel, um die ihnen innewohnenden Sorgen und Ängste zu dämpfen und unter Kontrolle zu halten. Die Söhne oder Töchter machen sich fortwährend Gedanken darüber, ob sie ebenfalls so »verrückt« werden könnten, wie ihre Mutter oder ihr Vater.

Eine meiner Klientinnen befürchtet so bei jeder länger dauernden gefühlsmäßigen Verwirrung, für die sie keine unmittelbare Erklärung findet, »dass es jetzt so weit ist« und sie ihrer schizophrenen Mutter ähnlich wird. Ihre Angst ist förmlich mit den Händen greifbar. Ich biete ihr in solchen Momenten vorsichtig dosierten Berührungskontakt an. Der darüber vermittelte Halt reicht aus, um nicht in der Angst verloren zu gehen. Ihre Befürchtungen, der Mutter nachzuschlagen, sind gewachsen oder vielmehr spürbarer für sie geworden, seit sie ihren früheren täglichen Haschischkonsum drastisch reduziert hat. Der Stoff hilft ihr nicht mehr, die innere Unruhe in Schach zu halten. Sie ist dabei, andere Strategien zu entwickeln, um mit ihrer Angst vor dem »Anderssein« fertig zu werden. Die 19-Jährige ist sehr feinfühlig, aber vielfach noch unsicher, ob sie ihren Gefühlen trauen darf. Immer wieder ist Thema, ob ihre Wahrnehmung »richtig« ist oder vielleicht doch »falsch« sein könnte.

Es ist eine Leistung, wenn ein junger Mensch, der neben einem »meist in einer anderen Welt weilenden« Elternteil groß geworden ist, die Sicherheit in sich findet: »Ich brauche nicht so zu werden wie meine Mutter (oder mein Vater)«, oder wenn er zumindest mit der Restunsicherheit so zu leben vermag, dass sie seine Lebenszufriedenheit nicht in untolerierbarer Weise einschränkt.

Nicht in jedem Falle wird das Gefühl des »Ich bin anders« zu einer Hypothek auf das Leben. Viele Menschen genießen gar eine bestimmte Form des »Nicht-wie-die-anderen-Sein«. Sie sind möglicherweise schöner oder erfolgreicher, klüger oder phantasievoller, künstlerisch begabter oder zeichnen sich durch sonst ein besonderes Merkmal aus. Ihre »Besonderheit«, die ungemein zur Stabilität ihres Selbstwertgefühls beizutragen vermag, ist indes verschieden von dem Gefühl, welches Menschen verspüren, die sich »so ganz anders« inmitten ihrer Mitmenschen erleben. Wer allerdings unter allen Umständen etwas »Besonderes« sein möchte, hat daran eine schwere Bürde zu tragen. »Grandios« sein zu wollen oder gar sein zu müssen ist darüber hinaus ein besonders hohes Risiko für Suchtmittelgebrauch.[2]

Zufrieden lebt in aller Regel, wer die angenehmen Seiten des »Normalseins« schätzen gelernt hat. »Normal« zu sein bedeutet nicht, »langweilig« zu sein oder über keine besonderen Fähigkeiten und Stärken zu verfügen. Was für ihn »Normalsein« im positiv verstandenen Sinne heißt, schilderte mir ein therapieerfahrener Kollege und Freund, der in jungen Jahren einige Erfahrungen mit Dro-

---

2 S. dazu das Kapitel »Sucht und Grandiosität« in meinem Buch »Der rote Faden in der Sucht«.

gen gesammelt, sich anschließend allerdings wesentlicheren Erfahrungen im Leben zugewandt hatte:

> »Ich fühle mich heute eigentlich ›ganz normal‹. Früher hatte ich ein Problem mit der Vorstellung, ›normal‹ zu sein. Ich dachte immer, ich müsste mich irgendwie von anderen sichtbar unterscheiden oder was ganz Besonderes sein. Heute weiß ich, ich fühle mich so normal, weil ich mir erarbeitet habe, mich mit all meinen Stärken und Schwächen anzunehmen. Bestimmte Seiten an mir mag ich besonders. Diejenigen, die ich nicht so gerne mag, bekämpfe ich nicht mehr. Ich lächele ihnen sozusagen freundlich zu. Eigentlich bin ich froh, dass sie ebenfalls ein Teil von mir sind. Ich möchte niemand anderes mehr sein. Meistens fühle ich mich mit mir im Reinen. Und wenn ich mal mit mir unzufrieden bin, finde ich heute Mittel und Wege, wie ich wieder ausgeglichen werde. Ich bin im Großen und Ganzen mit mir zufrieden. Und deswegen kann ich mich so normal fühlen. Das ist doch nichts Schlechtes.«

Ich habe kein Gesicht ...

Einer der niederschmetterndsten Gründe, Rauschmittel zu benutzen, gründet in der eigenen seelischen Vernichtung. Das Vernichtungsgefühl vermag durch vereinzelte traumatische Erlebnisse wie durch chronisch anhaltende Missachtung bewirkt worden sein. Nicht selten nimmt es seinen Anfang bereits vor der biologischen Geburt eines menschlichen Wesens, dann nämlich, wenn ein Kind gänzlich unerwünscht ist. Neueste Ergebnisse der vorgeburtlichen (pränatalen) Forschung belegen eindrücklich, dass ein Fetus im Mutterleib bereits über eine erstaunlich differenzierte Wahrnehmung verfügt. Sein Empfindungsvermögen lässt keine weiteren Zweifel an der Tatsache zu, dass ein Kind zuverlässig spürt, ob es bei den Eltern willkommen ist oder nicht. Säuglinge, die sich unerwünscht fühlen oder gar abgetrieben werden sollten, werden als Kinder und Jugendliche häufig von dem tief eingegrabenen Lebensgefühl begleitet, kein »wirkliches Gesicht« zu besitzen. Doch selbst ausgesprochene Wunschkinder können noch ihr »Gesicht verlieren«, wenn sie in ihrer seelischen Existenz Vernichtung erfahren.

In einem Qualifizierungskurs »Jugendliche und Drogen«, der für bereits berufserfahrene Erzieherinnen angeboten wurde, beschrieb eine Teilnehmerin als Abschlussarbeit die bisherige Lebensgeschichte ihres Mannes sowie ihre eigene coabhängige Verstrickung mit ihm. Teile davon gebe ich hier wieder. Sie lassen nachvollziehbar werden, wie das Identitätsgefühl »Ich habe kein Gesicht« auf direktem Wege in fortschreitenden selbstschädigenden Drogengebrauch führt.

Der Mann der Kursteilnehmerin »stammt aus einer gut bürgerlichen Familie. Sein Vater war von Beruf Arzt. Mein Mann war ein Wunschkind und wurde von der Mutter über alles geliebt. Sie war die Bezugsperson. Der Vater spielte in den ersten Lebensjahren keine große Rolle. Die 9 Jahre ältere Schwester betrachtete den Bruder anfangs als Rivalen. Als mein Mann 4 Jahre alt war, starb seine Mutter an den Folgen eines Autounfalls.«

Der Unglücksfahrer war der Vater des 4-jährigen Jungen. Mit schweren Verletzungen lag er selbst mehrere Monate im Krankenhaus. Der Junge wurde während dieser Zeit zunächst von einer Tante und später von wechselnden Kindermädchen betreut. Er verstand nicht, wo seine Mutter abgeblieben war, »denn niemand erwähnte den Tod der Mutter. Erst Monate später teilte seine Schwester ihm mit, dass die Mutter tot sei. Man wollte ihn schonen, sagte man ihm.« Ohne innere Unterstützung und erklärende Gespräche war der Junge mit dem plötzlichen Verlust seiner wichtigsten Bezugsperson völlig alleine gelassen worden. Seine Schwester übernahm jetzt teilweise die Mutterrolle. Als er 6 Jahre alt war, heiratete sein Vater eine 23 Jahre jüngere Frau, und man begann »das mutterlose Kind zu verwöhnen. Er wurde zum Musterschüler und ein jeder liebte und verhätschelte ihn. Mit 9 Jahren bekam er noch eine Halbschwester.« Von diesem Zeitpunkt an und insbesondere in der Pubertät verschlechterte sich die Beziehung zur Stiefmutter drastisch. »Der Vater stellte sich auf die Seite seiner Frau. Es begann der

Lebensabschnitt, wo man autoritärer auf meinen Mann einwirken wollte. Mit massivem Druck reagierte man auf Konflikte. Mein Mann begann zuerst Alkohol zu trinken und dann zu kiffen. Er zog sich immer mehr zurück. Seine Schulleistungen wurden zusehends schlechter. Systematisch entmutigte man ihn, keiner hatte Vertrauen außer die große Schwester. Mit ihr hatte er eine solidarische Beziehung. Es wurde auf seinem Selbstwertgefühl herumgetrampelt. Man hielt ihn für einen Versager, einen Drogierten, einen Homosexuellen, einen, der sich an der jüngsten Schwester vergreifen könnte.« Die ältere Schwester verließ fluchtartig das Elternhaus und der junge Mann fühlte sich erneut verlassen. Die Situation eskalierte, als der Vater ihm vernichtende Schläge versetzte: »Du bist nicht wert, meinen Namen zu tragen«, schrie er ihn wiederholt an. Auch in Details machte er seinem Sohn klar, dass er gar keine Existenzberechtigung mehr für ihn hatte: Der Vater fuhr mit seiner jüngeren Frau bevorzugt doppelsitzige Sportwagen. Dass sein Sohn darin keinen Platz mehr fand, war bezeichnend dafür, dass ihm der Vater in seinem Leben überhaupt keinen Raum mehr gewährte. Der junge Mann zog in »eine kleine vergitterte Kellerwohnung, ging nicht mehr zur Schule, hatte keinen Kontakt mehr zur Familie. Sein Alltag wurde immer chaotischer. Er begann regelmäßig zu trinken und zu kiffen, schloss sich einer Drogenclique an, wo er endlich das Gefühl von Dazugehörigkeit und Anerkennung fand, zumal seine Freunde ihn brauchten, weil er durch sein mütterliches Erbteil über Geld verfügte.«

Seine spätere Frau wuchs in einer bäuerlichen Großfamilie auf. Die Großmutter »war eine geizige, gefühlskalte Person, die ständig an mir herumnörgelte. Nach dem Tod des Großvaters übernahm mein Vater die Rolle des Oberhaupts in der Familie. Er entschied. Jedoch über Gefühle oder Probleme wollte und konnte er nicht sprechen. Er flüchtete in die Arbeit oder reagierte besserwissend, abschätzig und autoritär. Nie bekam ich Anerkennung von ihm, was ich auch tat. Meine Mutter lebte zurückhaltend und angepasst. Das Verständnis und die Liebe, welche sie nicht bei ihrem Mann fand, suchte sie bei uns Kindern. Ein besonders gutes Verhältnis hatte sie zu meinem jüngsten Bruder. Oft war ich gekränkt und fühlte mich selbst nicht geliebt. Rebellierte ich, wollte ich über meine Probleme und Wünsche reden, sagte mir meine Mutter nur: ›Sei nicht so, das macht mich krank.‹ Ich musste eine pflegebedürftige Großtante pflegen, mit der ich während der ganzen Kindheit ein Zimmer teilte. Nicht einmal ein Kinderbuch befand sich in diesem Zimmer. Eigentlich wollte ich immer einen kreativen Beruf erlernen. Hierbei wurde ich jedoch total entmutigt. Mit 15 Jahren fand ich eine Arbeitsstelle. Mit 15 wurde ich auch sexuell missbraucht. Ich blieb damit allein, fühlte mich einsam, klebte dauernd an meiner Mutter.«

Im Alter von 20 Jahren kündigte die junge Frau ihre Arbeitsstelle und beschloss, Erzieherin zu werden: »Ich wollte anders auf die Probleme und Konflikte von Jugendlichen eingehen, anders als dies der Fall bei mir selbst war. Ich suchte einen neuen Freundeskreis, begann Haschisch zu rauchen und holte irgendwie meine Pubertät nach. Ich zog in eine Wohngemeinschaft, hatte aber immer Kontakt zu meiner Mutter. Ihr gegenüber fühlte ich mich in der Zwischenzeit für ihr Wohlergehen verantwortlich. Ich glaube, ich nahm nun die Rolle des Vaters ein und begann sie zu verwöhnen.«

Zur gleichen Zeit lernte die junge Frau ihren späteren Mann kennen. Sie fühlte sich zu ihm hingezogen, obwohl sie schnell erkannte, dass in seiner Wohngemeinschaft Alkohol, Haschisch und härtere Drogen »in unerhörten Massen« konsumiert wurden. Mit dem neuen Partner »lernte ich zum ersten Mal, mich zu entspannen«. Doch in die Phase der Entspannung platzt eine Hiobsbotschaft für die junge Frau: Der ihr vom Arzt eröffnete Gesundheitszustand der Mutter »war ein grausamer Schock für mich. Dieser angekündigte Verlust durch Krebs machte mir panische Angst. Bisher hatte mir jeder in der Familie die Krankheit verschwiegen. Nun logen wir die Mutter über Monate an und ließen sie alleine. Kurz bevor sie starb, bat sie mich: ›Sorge für den Vater, wenn ich tot bin.‹ Dieses Versprechen konnte ich ihr nicht geben. Ich habe ihr gesagt, dass es für mich unmöglich sei.«

Die Mutter wollte von ihrer Tochter ein unmögliches Versprechen. Sie gab ihr damit eine Hypothek auf deren zukünftiges Leben mit, denn seither fühlte sich die Tochter in Schuld gebunden. Nach dem Tod der Mutter lebte sie mit ihrem Partner, der zwischen ihr und seiner Clique hin und her pendelte.

»Ich glaubte immer, dass die Liebe die Rettung sei bei einer Sucht. Eigentlich war ich so unwissend und hatte keine Ahnung, was Sucht bedeutet. Ich glaubte, es sei ein Suchen nach Geborgenheit, Suchen nach einem verlorenen Glück, ein Suchen nach einer unbekümmerten Kindheitserinnerung. Aber Sucht war: heftige Streitereien, Unfälle, Schlägereien, Selbstmordversuche, neue Arbeitsplätze. Sucht war Angst, Depressionen, Aggressionen, Vorwürfe, Schuldgefühle, Verzweiflung. Zu Alkohol und Haschisch kamen noch andere neue Drogen hinzu. Oft fühlte ich mich allein gelassen, EINSAM ...! Ich glaube, aus diesem Gefühl heraus verstrickte ich mich immer tiefer in eine symbiotische Beziehung zu meinem Partner. Ich konnte mich nicht lösen. Immer wieder versuchte ich ihn zu ermutigen, zu unterstützen, zu verstehen. Jahrelang glaubte ich schuld an seinem krankhaften Suchtverhalten zu sein. Ich empfand die Krankheit als ein emotionales Chaos auf der ganzen Ebene, mir war es, als würde ich eine Karussellfahrt mit dem Teufel ›Sucht‹ machen. Ein zwanghafter, sich immer wiederholender Schmerz. Irgendwann in diesen Jahren brach mein Partner total zusammen und war endlich bereit, einen körperlichen Entzug und eine Therapie zu machen. Beide waren wir befreit und glücklich.«

Nach der Therapie war ihr Partner gestärkt mit Selbstvertrauen. Es folgte eine Zeit jahrelanger Abstinenz von Drogen und Alkohol, während derer er Erfolgserlebnisse auf der Arbeit verbuchte und seinen Humor zurückfand. Das Paar pflegte regelmäßig soziale Kontakte. Der Mann »fand Freude am Motorradfahren, am Schachbrett, an der Musik«. Leider folgte dann »eine Phase, wo es für meinen Partner von Bedeutung war zu testen, ob er ein normales Verhalten zum Alkoholtrinken haben könnte. In verträglichen Maßen nahm er nun Alkohol zu sich. Anfangs klappte es wunderbar.«

Während der stabilen Jahre heiratete das Paar. Die aktuelle Lebenssituation bereitet beiden jedoch große Sorge. Seit mehreren Jahren arbeitet der Mann in einer gesicherten Position in der öffentlichen Verwaltung. Die Institution verschafft ihm viel inneren

Halt. Doch »das, was bleibt, ist dieses mulmige Gefühl im Bauch«. Im Hinblick auf seine familiäre Geschichte spricht der Mann »vom ›Geisterschiff‹, welches sich sporadisch in seine Gefühlswelt drängt. Er hat die Familie immer noch nicht losgelassen, obwohl er immer seltener von ihr redet. Er verdrängt und steckt vieles weg.« Die Frau nimmt für sich in Anspruch, sich das notwendige Maß an Loslösung von ihrer Familie erarbeitet zu haben. Sie hat eine berufliche Pause eingelegt, lebt vom Geld ihres Mannes. Mit berechtigtem Argwohn nimmt sie zur Kenntnis, dass jener in immer kürzeren Abständen wieder größer werdende Mengen Alkohol zu sich nimmt. Beide spüren die Krise.

»Wir meiden den Kontakt zur Außenwelt mit ihren Genussmitteln. Auf der einen Seite ist unser Zuhause wie eine Insel der Geborgenheit, auf der anderen Seite ist die Insel auch einengend. Aus diesem Grund hat mein Mann zeitweilig das Bedürfnis, das Haus zu verlassen. Wenn er dies tut, dann mit schlechtem Gewissen, da er mich alleine gelassen hat. Um seine Schuldgefühle zu unterdrücken und um sich überhaupt zu entspannen, sucht er Entlastung im Rausch, um somit wieder ein seelisches Gleichgewicht herzustellen. Am nächsten Tag: Schuldgefühle, Selbstvorwürfe, Mangel an Selbstvertrauen – Angst vor Kontrollverlust. Sein Wunsch nach Genesung ist aktuell ganz akut. Jedoch aktive Änderungen kann ich keine direkt sehen. Seit längerem ist mir klar, dass ich nicht schuld bin an der kranken Seele meines Mannes. Seither kann ich ihn mehr loslassen. Ich mache ihn nicht mehr verantwortlich für mein eigenes Unglücklichsein, lasse ihn gehen, ohne ihn mit Schuldgefühlen zu beladen. Es ist mir bewusst, dass ich sein Problem nicht lösen kann, sondern dass er den Mut aufbringen muss, wieder verantwortlich für sich zu agieren und sich Hilfe zu suchen. Ich versuche für meinen Teil, mehr auf meine Wünsche einzugehen, nicht zwischen Hoffnung und Verzweiflung krank zu werden. Dies ist jedoch ein schwieriges Unternehmen, da man unerhört konsequent reagieren muss. Es erfordert viel Ausdauer und Geduld. Die Gefahr ist, dass man sich schnell wieder in den alten Verhaltensmustern wieder findet.

> Drückt der Partner eine bestimmte Taste, dann läuft ein bestimmtes Programm. Immer wieder das alte Programm löschen und sich das Neue bei sich vor Augen halten. Eigentlich müsste ich diese neue Krise als Chance betrachten, die mir und meinem Mann den Weg in die Erwachsenenwelt zeigt, wo wir beide in Würde unser Gesicht tragen können, und unabhängig, eigenständig, ein jeder für sich und trotzdem zusammen leben können.«

Als unmittelbar sichtbare Konsequenz für sich selbst wie als kleines Signal an ihren Mann hat seine Frau eine ihrer eigenen selbstschädigenden Verhaltensweisen aufgegeben: Sie ist entschlossen, ihre Abhängigkeit von Nikotin zu besiegen.

Das Paar hat eine realistische Chance. Zum einen haben sie zusammen schon manche Krise gemeinsam durchgestanden, zum anderen ist dem Mann seine Gefährdung mehr als bewusst und er sucht nach Auswegen aus dem drohenden Absturz. Beide wissen, dass sie jederzeit auf ein Hilfsangebot zurückgreifen können, falls sie es alleine nicht schaffen.

Ich darf nicht lebendig sein ...

Viel zu viele Menschen zahlen mit ihrer eingeschränkten Lebendigkeit einen hohen inneren Preis für Beziehungserfahrungen, die sie zu übergroßen Anpassungsleistungen veranlasst haben:

Eine 34 Jahre alte Frau wandte sich wegen eines Therapieplatzes an mich. Es handelte sich um eine jener selteneren Klientinnen, die sowohl nach objektiver wie subjektiver Einschätzung von Cannabis abhängig sind. Die Klientin hatte in der Vergangenheit bereits mehrere Therapien absolviert, kam aber trotz Fortschritten nicht über den entscheidenden Berg. Sie »fraß« regelrecht Bücher über Drogen, Sucht und Therapiemöglichkeiten in sich hinein. Nach der Lektüre meines Buches »Der rote Faden in der Sucht«, das ihr »vernünftig und klug« erschien, entschloss sie sich mit erheblichem inneren Aufruhr zu einem weiteren Therapieversuch. Ihre Geschichte liest sich wie ein leidvoller Entwicklungsroman.

Ihr Stillhalten im Leben begann bereits vor der Geburt. Ihre Mutter litt während der ersten drei Monate der Schwangerschaft unter schweren Depressionen und Schuldgefühlen. Unwillkürliche Blutungen im 3. Monat waren womöglich der unbewusste Versuch, ihr Kind auszutreiben. Nach der Geburt der Tochter verfiel sie in eine Wochenbettdepression. Sie stillte ihr Kind nicht. Obendrein hatte die Mutter vom Jahr der Geburt ihrer Tochter an über 15 Jahre hinweg schwere Alkoholprobleme.

Ihre Tochter beeilte sich mit dem Großwerden, indem sie die gespürten Erwartungen ihrer Eltern an sie vorwegnahm. Die Beziehung zur Mutter war von unvorhersehbarer Inkonsequenz geprägt. Einerseits bemühte sich die Mutter um ihre Tochter, sodass es Zeiten einer sehr engen Bindung mit viel körperlicher Nähe gab. Dann wiederum war die Mutter für ihre Tochter überhaupt nicht zu erreichen, weshalb sich das Mädchen sehr intensiv auf sich selbst konzentrierte. Seine frühe Überforderung zeigte sich in gelegentlichem nächtlichem »Weinen von unten«, also in Einnässen. Anfangs war das kleine Mädchen noch ein sehr aktives, neugieriges Kind. Zu lebhaft für seine Eltern, die ihre Tochter des Öfteren in einem Babyschlafsack im Bett festbanden, damit sie ruhig gestellt war. In dieser frühen Körpererinnerung gründet vermutlich die zwar aufrechte, aber sehr versteift und ruhig gestellt wirkende Körperhaltung der 34-Jährigen.

Über ihre Beziehung zum Vater schreibt die Klientin: »Welche Beziehung? Der Vater war abwesend, selbst wenn er zu Hause war. Jemand, den man nicht stören durfte und mit dem man über die Mutter kommunizierte. Mischte sich nur in die Erziehung ein, wenn es ›wichtige‹ Entscheidungen zu treffen oder ein Machtwort zu sprechen galt. War für mich lange ein völlig fremder Mensch und eine ideale Projektionsfläche. In meiner Fantasie ein Verbündeter, der nur gerade keine Zeit hatte, sich mit mir zu beschäftigen. Falls er sich tatsächlich mal mit uns beschäftigte, war er sehr ungeduldig.« Die Tochter fühlte sich von ihrem Vater nicht wahrgenommen. Sehr lebhaft führen detaillierte Erinnerungen in ihrem Gedächtnis ein Eigenleben. Mit 9 Jahren schenkte sie dem Vater zu dessen Geburtstag einen Gutschein für einen langen Spaziergang mit seiner Tochter, womit sie ihren sehnsuchtsvollen Wunsch nach Kontakt und mehr Verbindung zu ihm ausdrückte. Der Vater hat den Gutschein nie eingelöst. Er hat vermutlich bis heute nicht die leiseste Ahnung, was seine Missachtung für das damals 9-jährige Mädchen bedeutete und wie das lang zurückliegende Erlebnis die erwachsene Frau bis in die Gegenwart bewegt.

Das Familienklima schildert die Klientin als »immer sehr gespannt und bedrückend«.

> »Offiziell gab es keine Konflikte. Es konnte – theoretisch – über alles geredet werden und es wurde – theoretisch – für alles Verständnis aufgebracht. Meine Mutter war – theoretisch – immer für mich da. Die Praxis sah anders aus. Konflikte wurden nicht ausgetragen. Sie haben sich in subtilen Spannungen manifestiert, denen man nur durch Flucht entkommen konnte (meine Mutter durch Trinken, mein Vater durch Weggehen, meine Schwester durch Essen und später gewohnheitsmäßiges Trinken, ich durch Flucht in Phantasiewelten und später Drogenkonsum). Verständnis wurde nur für das aufgebracht, was meine Mutter für richtig fand. Verbale und emotionale Botschaften standen oft in krassem Gegensatz. Das Angebot: ›Wir können über alles reden‹, bedeutete eigentlich: ›Du musst mir alles erzählen und darfst mir nichts verheimlichen.‹ Anerkennung gab's fürs Bravsein.«

Ihr braves Stillhalten hält die erwachsene Frau bis heute in Bann. Es kostet sie die eigene Lebendigkeit und Lebensfreude.

Niemand in der Familie und Verwandtschaft bemerkt etwas von den inneren Nöten des heranwachsenden Mädchens. Es gilt als »braves und vernünftiges Kind«, obgleich es zahlreiche Signale aussendet, die von einer einfühlsameren Umgebung hätten verstanden werden können. Das Mädchen entwickelt wechselnde psychosomatische Beschwerden, von Migräne bis hin zu Auffälligkeiten im Essverhalten. Zwischen 6 und 11 Jahren besteht es darauf, ein Junge zu sein und mit dem männlichen Vornamen angesprochen zu werden,

den die Mutter einem von ihr heiß ersehnten Sohn gegeben hätte. Als »Junge« erhofft sich das Mädchen zum einen mehr Nähe zur Mutter und zum anderen mehr Anerkennung vom Vater. Als es 13 Jahre alt ist, trinkt es zum ersten Mal Alkohol, um bei »den Großen« und der 5 Jahre älteren Schwester mithalten zu können. Als 14-Jährige raucht sie Zigaretten, mit 15 Jahren kifft sie. In der zehnten Klasse sitzt sie völlig bekifft im Unterricht, und in der elften erzählt sie von sich aus ihren Eltern, dass sie Marihuana raucht. Mutter und Vater sprechen daraufhin sogar mit dem »Drogenberatungslehrer« der Schule, doch es erfolgt keine einschneidende Intervention. Das Mädchen kapselt sich in der Familie völlig ab, erlebt »extreme Selbstisolation, Selbstverstümmelung, Autoaggression, Selbstmordgedanken, Einsamkeitsgefühle, Drogenkonsum, Depressionen«.

> »Manchmal rede ich tagelang nicht, weder zu Hause, noch in der Schule. Es scheint keinem aufzufallen. Ich bin sehr unsicher und finde mich selbst völlig unerträglich und abgrundtief hässlich. Das Einzige, was mir an mir selbst gefällt, sind meine Augen.«

Die Augen der Klientin sind in der Tat ein für die Verständigung mit ihr bedeutsamer Kanal. Sie funktionieren wegweisend als Spiegel ihrer Seele. In unserer gemeinsamen Arbeit lasse ich mich im Zweifelsfall mehr davon leiten, was die Augen der Klientin ausdrücken, als von ihren sprachlichen Äußerungen. Die Augen der Klientin sind lebendig. In ihnen wird sichtbar, dass an gut behüteten Orten viel Eigenleben in der Klientin unzerstört überlebt hat. Dieses gilt es zu bestärken, um damit das tragende innere Gerüst zu errichten, an dem es ihr im Gegensatz zu ihrer betont aufrechten äußeren Haltung innerlich mangelt.

Als Mädchen wie junge Frau gerät die Klientin wiederholt in bedrohliche Situationen, darunter Missbrauch und versuchte Vergewaltigung. In der Folge wird sie von lang anhaltenden Angstzuständen heimgesucht. Zeitweilig reagiert sie mit Depersonalisationserscheinungen: »Bis 23 Jahre fühlte ich mich oft unsichtbar.«

Bei ersten Kontakten zum anderen Geschlecht verliebt sie sich in

»Jungs, die ganz sicher unerreichbar sind«, so unerreichbar wie ihr Vater. Spätere längere Beziehungen zu Partnern verlaufen alle nach dem gleichen Muster: »Nach etwa 6 Monaten gebe ich die Verantwortung für mich selbst ab und übertrage sie dem anderen. Ich passe mich völlig an und bin nicht fähig, mich abzugrenzen und meine eigenen Bedürfnisse wahrzunehmen. Drogen spielen immer eine Rolle. Ich bin immer diejenige, die sich trennt.«

Eine Woche vor Abschluss ihres ungeliebten Studiums, das sie gleichfalls in Anpassung an Dritte aufnahm, die glaubten zu wissen, was gut für sie wäre, unternimmt die Klientin einen Selbstmordversuch. Ein Jahr später beginnt sie eine Ausbildung in einem Beruf, den sie sich selbst aussucht. Aktuell arbeitet sie in einer gesicherten Position einer besonderen Sparte des öffentlichen Dienstes, die einerseits Raum für Kreativität und Eigeninitiative lässt, andererseits große Zuverlässigkeit erfordert. Mit drei Mitbewohnern lebt sie in einer Wohngemeinschaft.

Seit 20 Jahren spielen Alkohol und vor allem Marihuana im Leben der Klientin eine übergeordnete Rolle. In wechselnden Abständen zwar, aber mit aufrüttelnder und ungebrochener Beharrlichkeit fordern die noch aktiven Selbstheilungskräfte der Frau sie immer wieder auf, ihr Leben neu auszurichten. So geschehen auch, bevor sie den Weg zu mir in Therapie fand.

Beim ersten Termin saß eine nahezu unbewegliche, einsame und passive Frau vor mir, die sich vom Leben bedroht fühlte. Über zwei Jahrzehnte hinweg benutzte sie Marihuana, um durch ihr Leben zu finden. Die Droge war der Puffer zwischen sich selbst und allem »Äußeren, das ich als bedrohlich empfand«. Außerdem legten sich die Wirkungen des Mittels ihrer Wahl wie ein besänftigender Film über gewaltige in ihr brodelnde Aggressionen. Bereits beim zweiten Gespräch forderte ich die Klientin auf, sich ein Datum zu setzen, an dem sie mit dem Kiffen aufhören wollte, weil abzusehen war, dass die Arbeit sonst wenig Sinn machen würde. Der Marihuana-Schleier über ihrem Leben musste gelüftet werden. Ich griff zu einer mehr oder weniger »paradoxen Intervention«. Da ich wusste, wie sehr sie sich in allen wichtigen Beziehungen an ihre Partner angepasst hatte, erklärte ich ihr: »Sie haben sich bisher nach ihren Partnern gerichtet. Haben die getrunken, haben sie mitgetrunken. Haben die Marihuana geraucht, rauchten sie ebenfalls Marihuana. Wenn das so gut funktioniert, dann können Sie das jetzt nutzen und sich wieder anpassen. Wir werden zwar nur eine therapeutische Beziehung haben, aber ich kiffe nicht. Sie können sich nach mir richten und aufhören zu kiffen. Setzen Sie sich ein Datum, bis zu welchem sie das bewerkstelligt haben möchten.« Die Klientin blickte mich aufmerksam an, dann lächelte sie und versprach, darüber nachzudenken. Ich war mir sicher, dass die Intervention vorübergehende Wirkung zeigen würde, gab mich aber nicht der Illusion hin, dass sie auf Dauer den Rückfall verhindern würde.

Beim dritten Gespräch erzählte die Klientin sogleich, dass sie »in vorauseilendem Gehorsam« bereits einen Tag nach dem vorangegangenen Termin nicht nur mit dem Marihuana-, sondern gleichzeitig auch mit dem Zigarettenrauchen aufgehört habe. Sie hätte ihre Vorräte an »Gras« nicht einmal mehr aufgeraucht, sondern vernichtet und eine weitere Bestellung rückgängig gemacht. Ihre Mitbewohner seien sehr stolz auf sie. Die Klientin ist der lebende Beweis für die Tatsache, dass selbst stark Cannabis-abhängige Personen ihr Kiffen von heute auf morgen einzustellen vermögen, wenn sie über eine ausreichende Motivation verfügen. Eigentlich brauchte ich mich mit meiner Klientin gar nicht ausdrücklich über meinen »Trick« zu verständigen. Therapieerfahren, wie sie war, hatte sie bereits verstanden, welches »Spiel wir spielten«. Dennoch sprach ich es aus: »Ich glaube, wir wissen beide, dass wir hier so etwas wie ein Spiel spielen. Wenn Sie sich mir anpassen und aufhören zu kiffen, ist das eigentlich nur mehr desselben, also eine Fortsetzung dessen, was sie gut kennen. Sie wissen außerdem gut, was Übertragung bedeutet und wie sie funktioniert. Wenn Sie in vorauseilendem Gehorsam mir zuliebe aufhören können zu kiffen, ist mir das erst einmal recht. Aber ich weiß, dass Sie wissen, dass das im Moment nur ein Grund ist, mit dem Sie selbst gut leben können. Sie haben weit bessere Gründe, die Sie allerdings im Moment noch gar nicht gelten lassen können, weil Sie es sich selbst nicht wert sind.«

Dass ihre Mitbewohner auf die Klientin stolz waren, konnte sie gerade noch akzeptieren. Würdigende Bestätigung von mir nahm sie nur »verschämt« entgegen. Eigene Zufriedenheit oder so etwas wie geheimen Stolz auf den zu würdigenden Eigenanteil bei ihrer beachtlichen Leistung durfte sie sich noch nicht gönnen. Es fiel der Klientin in den folgenden Wochen häufig schwer, nicht in altes Konsumverhalten zurückzufallen, zumal der fehlende Puffer Marihuana sie mit Gefühlen in Kontakt brachte, mit denen umzugehen sie erst neu lernen musste. Sie somatisierte vorübergehend verstärkt, bekam nachts Lähmungserscheinungen, regredierte. Erste Blockaden lösten sich im wieder einsetzenden Tränenfluss. Zum ersten Mal bedauerte sie die Trennung von ihrem letzten Lebensgefährten. Das Alleinsein fiel ihr schwer. Sie geriet unter wachsenden Stress. Früher hatte sie ihre Anspannung stets mit Marihuana gemildert. Nun fehlten ihr verfügbare alternative Möglichkeiten zum Entspannen und Abschalten. Wir deckten verschüttete Eigenstrategien wieder auf und entwickelten neue. Wenn sie dafür auf die vorübergehende Unterstützung Dritter zurückgreifen sollte, fiel ihr das unendlich schwer. Sie vermochte niemanden um Hilfe zu bitten, weil sie sich nichts wert fühlte. Umgekehrt war sie aber ständig für andere Personen da. Daraus bezog sie so etwas wie Daseinsberechtigung.

Die Klientin verspürte überaus deutlich den Erlebensunterschied zwischen ihrem »bekifften Vorher« und ihren unvertrauten Gefühlszuständen im »Hier und Jetzt mit klarem Kopf«. Vereinzelt entdeckte sie Glücksinseln im Alltag. Sie wirkte geklärter, offener, weniger verkniffen im Gesicht. Körperliche Symptome besserten sich oder verschwanden ganz. Mittlerweile geht sie mutiger in Konflikte hinein und schreckt nicht mehr ganz so vor aggressiven Empfindungen zurück. Ich verstehe ihre Aggressionen zum einen als berechtigten Zorn, der wieder sein Ziel finden muss, um dorthin zu gelangen, wo er ursprünglich erzeugt wurde. Zum anderen machen sich in der Aggression vitale Lebenskräfte bemerkbar. In der Klientin schlummert gewaltiger, ungestillter Lebenshunger.

In ihren Beziehungen verändern sich langsam die Maßstäbe. Bisher war in ihrem Leben alles entweder »schwarz« oder »weiß«. Zwischen dem »Entweder-oder« führten die farbigen Zwischentöne nur eine verkümmerte Existenz. Die Klientin ist dabei, sich den Raum zwischen den extremen Polen anzueignen. Das beinhaltet, dass sie ihren Mitmenschen wie sich selbst mehr »Realität« zugesteht. Menschen müssen auch mal »enttäuschend« sein dürfen, um real zu sein. Im Umkehrschluss bedeutet das zugleich Entlastung für sie, da sie selbst nicht unablässig brav und perfekt sein muss. In der Hinsicht ist die »Leiter noch zu hoch« für sie. Sie vermag bisher nur wenige Sprossen herunterzuklettern. Die perfektionistischen Ansprüche an sich selbst weichen nur langsam auf. Zu machtvoll sind die sie bindenden inneren Elternstimmen. Trifft sie real auf ihre Eltern, kommt ihr der Ekel hoch und sie erstarrt. Sie hat das Gefühl, ihre Mutter würde ihr am liebsten »die Schädeldecke abheben, um in meinen Kopf hineinsehen zu können«.

In ihrem Beruf erlebt die Klientin eine neue Art von Kompetenz. Neben viel Stress empfindet sie phasenweise ungewohnten Spaß an der Arbeit, weil ihr Empfindungsvermögen nicht mehr fortwährend durch Marihuananebel eingelullt ist. Brechen in unserer gemeinsamen Arbeit alte, unverheilte Wunden auf, wird jedes Mal ein Schwall von Trauer spürbar. Dazwischen drängen sich in schnellem Wechsel Elemente von »Es geht mir gut«. Als ich der Klientin das zum ersten Mal spiegle, bestätigt sie meinen Eindruck, vermag ihre Empfindungen aber noch keinem bekannten inneren Ort zuzuordnen, da ihr die positiven Erlebnisräume bislang viel zu wenig vertraut sind.

Von ihrer Übertragungsmotivation, ihr Kiffen einzustellen, hat sich die Klientin in ihrer Eigenbewegung bereits entfernt. Zum einen formuliert sie, dass es mich als Therapeuten »richtig« und nicht bloß als Übertragungsfläche gibt. Ich biete ihr mit Absicht viel Gelegenheit, mich als realen Anderen zu erleben. Zum zweiten hat sie ein Stadium erreicht, wo sie »die guten Gründe, um mit dem Kiffen aufzuhören«, in sich selber suchen und finden möchte. Einer der Gründe, den sie mit widerstrebenden, aber nicht mehr bedingungslos selbstablehnenden Gefühlen entdeckt, ist derjenige, dass es an ihr als Person »tolle Seiten« gibt. Die Arbeit an ihrem Selbstwertgefühl beginnt erste Früchte zu tragen, wird aber noch geraume Zeit in Anspruch nehmen, bis sie sich innerlich überzeugend annehmen und zu sich selbst sagen kann: »Ich bin ein Mensch mit eigenem Wert.«

Der Weg, den die Klientin geht, ist anstrengend für sie. So anstrengend, dass sie in einer Situation, als viele Belastungsfaktoren gleichzeitig auf sie einstürzten, ihren ersten »Rückfall« gebaut hat. Er musste kommen. Die als Fortschritt zu wertende Botschaft darin lautet: »Ich bin nicht länger nur das brave, angepasste Mädchen.« Sobald sie sich mit dem mobilisierten kraftvollen Trotz nicht mehr selbst blockiert, kann sie ihn in produktive Wandlungsenergie ummünzen, mit der sie auch Krisen besser widersteht. Der problematische Teil des Rückfalls verdeutlicht nämlich die momentanen Belastungsgrenzen der Klientin. In Momenten, in denen alles über ihr zusammenstürzt, ist sie nur noch ausgefüllt von überwältigender »Angst zu sterben. Da kann niemand mich erreichen.« Da hilft ihr nur der rettende Rückgriff auf das altvertraute Kiffen: »Das macht alles weich. Im Kiffen fühle ich mich sicher. Da weiß ich genau, was ich wie zu tun habe.« Die Vernichtungsängste sind gemildert, die Welt ist wieder weichgespült. Die bisher von der Klientin erreichten Veränderungen hat der Rückfall nicht zunichte gemacht. Sie haben ihn überlebt, sind weiterhin sichtbar und entfalten beharrlich ihre Wirkungen.

Es wird Zeit brauchen, bis die Klientin sich ihren größten Ängsten stellen kann, ohne Zuflucht bei den vertrauten Wirkungen von Marihuana zu suchen. Ebenso wird es dauern, ihr Gefühl für die eigenen Grenzen fest zu etablieren. Die zuverlässigen Unterscheidungen: »Wo fange ich an, wo höre ich auf? Was will ich, was will ich nicht?«, vermag sie am besten durch angemessene körpertherapeutische Interventionen in sich aufzunehmen. Da die Klientin durch übergriffige Berührungen tiefe Verletzungen erfahren hat, kommen bislang ausschließlich Methoden zum Einsatz, die sie alleine anwenden kann. Es hilft der Klientin sehr, sich mit ihren eigenen Händen zu »begreifen«: »Wenn ich etwas mit meinen Händen mache, gerate ich nicht in eine so diffuse Traurigkeit. Das Gefühl taucht nicht auf, dass ich gar nicht mehr da bin.« Die Erfahrung, sich selbst wachsenden Halt geben zu können, und die eigenen seelischen wie körperlichen Grenzen in den inneren Empfindungsraum hineinzunehmen, kann eine zukünftige Selbstaufgabe durch grenzenlose Anpassung an andere verhindern. Mit meiner Frage, ob ihre aktuelle Wohnsituation tatsächlich noch ihren Bedürfnissen entspricht, habe ich ihr »einen Floh ins Ohr gesetzt«, der ihre wachsende Lust auf eigene innere wie äußere Räume und weitere

Verselbstständigung trifft. Konkret wird das darin sichtbar, dass sie sich ein zusätzliches Zimmer in ihrer Wohngemeinschaft gönnt.

Die Arbeit mit der Klientin dauert an. Angesichts ihrer bisher gegangenen Schritte hege ich trotz ihres Rückfalls Zuversicht, dass sie sich langfristig wieder das »Geburtsrecht« auf ihre eigene Lebendigkeit zurückerobern wird. In dem Augenblick, in dem sie zum ersten Mal im Gefühl tiefster innerer Überzeugung den Satz aussprechen kann: »Es darf mir gut gehen«, wird das Verdikt, das ihrer Lebensgeschichte die Überschrift gab, seine Macht einbüßen.

Familiäre Muster

*Heimat sind die Menschen,
die uns verstehen
und die wir verstehen.
(Max Frisch)*

Mütter und Söhne: Ich tue alles für dich ...

Selbst wenn es heutzutage angesichts sich verändernder Rollenbeziehungen zwischen Frauen und Männern nur noch schwer vorstellbar erscheint, existiert nach wie vor ein uraltes familiäres Beziehungsmuster, das männliche Nachkommen anfällig für Cannabiskonsum macht. Es ist die Art, wie bestimmte Mütter ihre Söhne in Unselbstständigkeit halten, die es jenen während der Pubertät und Adoleszenz schwierig macht, »flügge« zu werden.

Ungebrochen sehen manche stolze Mütter in ihren Söhnen »kleine Prinzen«, für die sie fast alles zu tun bereit sind. Von Geburt an wird ein »Prinzensohn« über das angemessene Maß hinaus gehegt und gepflegt. Die Fürsorge für ihn wird zur Lebensaufgabe der Mutter. Bis weit in die Pubertät hinein nimmt sie ihrem Sohn alles ab, was als Lebensaufgaben auf ihn zukommt, und hintertreibt mit System dessen rechtzeitige Verselbstständigung. Sie kocht ihm sein Lieblingsessen, kleidet ihn sorgfältig ein, wäscht und bügelt ihm die Wäsche, hält ihn zur Körperpflege an, weckt ihn morgens, räumt sein Zimmer auf, trägt ihm seine Sachen hinterher, macht mit ihm zusammen die Hausaufgaben, fährt ihn hierhin und dorthin, lässt ihn keine altersgemäßen Aufgaben alleine bewältigen. Ohne es zu beabsichtigen, zieht sie sich einen verwöhnten »kleinen Pascha« heran. Richtet der sich jedoch bequem in seiner Rolle ein, beklagt sich die gleiche Mutter gegen Ende der Pubertät, dass ihr Sohn sein Leben nicht in die Hand nimmt.

Ein 14-jähriger Gymnasiast empfand die mütterliche Gängelei mittlerweile mehr einengend als bequem. Er begehrte auf und suchte sich der mütterlichen Kontrolle zu entziehen. Mit Freunden probierte er Haschisch, was er seiner Mutter keck erzählte und sie prompt in helle Aufregung versetzte. Als seine Mutter gewahr wurde, dass er innerhalb kurzer Zeit öfters zu dem Mittel griff, schleppte sie ihn kurzerhand zur Drogenberatung. Dort gab sie sich ahnungslos: »Ich verstehe nicht, wieso mein Sohn plötzlich mit Drogen zu tun hat. Ich habe doch alles für ihn getan. Es fehlt ihm doch an nichts.«

Ihr Junge wirkte einerseits sehr auf sie bezogen, andererseits »lümmelig«. Er erschien noch halbherzig und unentschlossen, die Annehmlichkeiten seiner häuslichen Umsorgung tatsächlich aufzugeben: »Wenn ich kiffe, werde ich angenehm müde und schwer und muss nichts tun«, fasste er die Wirkungen von Haschisch zusammen. Er steckte unschlüssig in der Klemme. Einerseits war der ihn dämpfende Haschischkonsum ein Versuch, nicht aus der engen Zweierbeziehung mit der Mutter aussteigen zu müssen. Andererseits ärgerte und provozierte er seine Mutter, die ihn an ihren Rockzipfel band. Im Hintergrund des familiären Geschehens zog ein Mann und Vater die Fäden, der sehr auf eine traditionelle Rollenverteilung bedacht war. Beruflich erfolgreich und gut verdienend, wollte er nicht, dass seine Frau arbeiten ging. Sie sollte sich ganz um das Kind kümmern. Mittlerweile genügte ihr die zugedachte Rolle jedoch nicht mehr. Folglich steckte sie ebenfalls in einer Klemme. Entweder musste sie klein beigeben und weiter »glucken« oder aber sich ihrem Mann gegenüber behaupten und in ihren erlernten Beruf zurückkehren. Die Beziehung zwischen Mutter und Sohn war in keiner Weise »bösartig«, sondern bloß getrübt von der beidseitig latent empfundenen Notwendigkeit zur Ablösung voneinander.

Die Arbeit mit den beiden Familienmitgliedern gestaltete sich insofern recht einfach, als die Richtung den eigenen Wünschen von Mutter und Sohn entsprach. Die Mutter kehrte mit Unterstützung in ihren Beruf zurück und hörte auf, sich um alle Angelegenheiten ihres Sohnes zu kümmern. Sie überließ ihm zunehmend die Verantwortung für sein Handeln. Der Junge bekam wachsende Lust, sich und seine Fähigkeiten zu erproben, womit er ausgiebiger und spannender beschäftigt war als mit Kiffen. Der Ehemann im Hintergrund schließlich profitierte von der größeren Lebenszufriedenheit seiner Frau.

Die Ängste der Mütter ...

Mütter entwickeln in Bezug auf ihre Kinder häufig weit mehr Ängste als die Väter. Irrational übersteigerte Angst vermag das gesamte Familiensystem zu packen und zu lähmen. Tauchen in der Folge konkrete Konfliktsituationen auf, ist die Angst ein ungeeignetes handlungsleitendes Instrument und ein schlechter Ratgeber.

Ein 14 Jahre alter Junge kam mit seinen Eltern zur Familienberatung. Den Termin hatte der Vater telefonisch mit mir vereinbart, weil sein Sohn regelmäßig Haschisch rauchte. Als die Familie zum ersten Gespräch erschien, setzte sich der Junge mir am nächsten. Zwischen sich und seine Mutter brachte er viel Abstand. Der Vater saß seiner Frau wie seinem Sohn gegenüber. Der Junge wirkte etwas in sich zusammengesunken, wie von einem auf ihm lastenden Gewicht niedergedrückt. Um Worte und klare Meinungsäußerungen verlegen war er allerdings nicht. Nach dem Anliegen der Eltern befragt, erzählte der Vater zunächst vom Haschischgebrauch seines Sohnes, der ihn besorge. Er sprach besonnen und unaufgeregt. Selbst inhaltlich wurde nicht so ohne weiteres ersichtlich, was denn das Dramatische am Verhalten seines Sohnes sein sollte. Nickend bestätigte der Sohn alles, was sein Vater über ihn berichtete. Mir drängte sich das Gefühl auf, dass zwischen den beiden ein geheimes Einverständnis oder genauer noch eine augenzwinkernde Komplizenschaft bestand, die auf den Punkt hinauslief: »Es ist alles halb so wild.« Während des Sprechens warf der Vater mehrfach lange, nachdenkliche Blicke zu seiner Frau hinüber, die da saß, wie in sich erstarrt und sich zusammenhaltend. Als ich sie schließlich aufforderte, die Situation aus ihrer Sicht zu schildern, brach sie unmittelbar in Tränen aus. So weit es ihr Schluchzen zuließ, erzählte sie stoßweise von ihrer heftigen Angst um ihren Sohn. Sie könne den Gedanken nicht ertragen, dass er regelmäßig Haschisch rauche. Sie habe solche Angst, ihn an die Drogen zu verlieren. Er sei doch noch so jung und richte sich schon zugrunde. Vater und Sohn blickten betreten zu Boden, schienen aufs Unangenehmste berührt. Die übersteigerte Reaktion der Mutter stand in keinem Verhältnis zu dem, was bisher über ihren Sohn gesprochen worden war. Die Mutter ließ nicht mehr locker. Sie verbiss sich regelrecht in ihre negativen Visionen. Mir blieb nur noch der Gedanke: »Das Problem in der Familie ist nicht in erster Linie der Sohn, sondern vielmehr die Mutter.« Von ihr strömte mir unentwegt eine irrationale, ins Unverhältnismäßige übersteigerte Angst zu, die ohne Unterlass zu fordern schien: »Nehmt gefälligst Rücksicht auf mich. Tut etwas, damit es mir besser geht.« Die negative Erwartungshaltung betraf nicht nur das Kiffen ihres Sohnes, sie erstreckte sich auf alle Lebensbereiche. Jede Sekunde konnte etwas Fürchterliches passieren. Mit ihrer Angst und »Weinerlichkeit« terrorisierte die Mutter den Rest der Familie geradezu. So ernst ich die Gefühle der Frau auch nahm, ich musste mir innerlich erst einmal eingestehen, dass ich ihr Gerede in Bezug auf ihren Sohn für ungemein übertrieben und obendrein als theatralisch empfand. Die Mutter strapazierte meine Geduld und meine Nerven mit ihrem Getue. Ich fragte mich, wie sich ihr Mann und ihr Sohn wohl fühlen mussten? Obgleich die Mutter spürbar an sich selbst litt, schob sie ihrem Sohn die Verantwortung dafür zu, dass es ihr so schlecht ging. Der Junge vermochte die Last nicht zu tragen. Die ihm von seiner Mutter wortlos übermittelte Botschaft: »Verhalte dich unter allen Umständen so, dass ich keine Angst haben muss«, war zu einer zementierten Familienregel gegossen, die ihm die Luft zum Atmen raubte.

Als er die Gelegenheit bekam, zu seinem Kiffen Stellung zu nehmen, erzählte er, wie befreit und locker er sich fühle, wenn er Haschisch rauche. Außerdem »muss ich mir dann keine schweren Gedanken mehr machen«. Der Blick auf seine Mutter verriet, dass er die schweren Gedanken um seine Mutter meinte, was er sich aber nicht direkt zu formulieren getraute. Selbst mein Eindruck war: »Von dem Druck einer solchen Angst braucht es Entlastung.« Der Junge verneinte, an seinem Kiffen irgendetwas Problematisches erkennen zu können. Selbstverständlich durfte auch der übliche Zusatz nicht fehlen: »Wenn ich will, kann ich außerdem jederzeit damit aufhören.« Noch war das bereits zur Gewohnheit gediehene Haschischrauchen des Jungen nicht wirklich das Problem, als das es von den Eltern ausgegeben wurde. Allerdings drohte der Sohn genau in die Rolle des Sorgenkindes hineinzuwachsen, die ihm zur Ablenkung von den tiefer liegenden Ängsten der Mutter familiendynamisch »zugedacht« war. Auf meine Frage, ob er den Eindruck habe, als 14-jähriger Junge schon einmal einen Preis für sein gewohnheitsmäßiges Kiffen bezahlt zu haben, den er eigentlich nicht hatte zahlen wollen, schüttelte der Sohn zunächst den Kopf. Er besann sich indes unmittelbar und gestand sichtlich betrübt, dass er wegen nachlassender Schulleistungen vom Gymnasium auf eine ihm weniger abverlangende Schulform wechseln musste. Das hätte er nicht gewollt: »Seither rauche ich im Übrigen deutlich seltener Haschisch. Aber das hat meine Mutter nicht mitgekriegt.« An dieser Stelle bezog er sich zum ersten Mal versteckt darauf, dass seine Mutter seiner Meinung nach so sehr mit ihren Lebensängsten beschäftigt sei, dass sie von ihm als ihrem Sohn das Wesentliche gar nicht wahrzunehmen in der Lage war. Der Sohn konnte die Probleme für seine Mutter unmöglich lösen. Sein Vater getraute sich auf der erwachsenen Paarebene nicht, von seiner Frau mehr eigenaktive Bewältigung ihrer ausufernden Befürchtungen einzufordern. Welchen »Sekundärgewinn« er davon hatte, war noch nicht so ohne weiteres ersichtlich. Vater wie Sohn atmeten hörbar durch und auf, als ich die Mutter klar und deutlich auf ihre eigenen Ängste hin ansprach. Zunächst ging ich auf den Vorwand unseres aktuellen Gespräches ein: Das Kiffen ihre Sohnes nähme ich nicht auf die leichte Schulter. Zu ihrer eigenen Entlastung und Sicherheit würde ich ihr jedoch empfehlen, einen Austausch mit den Eltern anderer Kiffer in einer Elterngruppe zu suchen. Erwartungsgemäß ging die Mutter auf diesen Vorschlag erst einmal nicht ein. Anschließend spiegelte ich ihr meinen Eindruck, dass ich hinter dem Ausmaß ihrer Verunsicherung noch weitere Quellen vermutete als das Verhalten ihre Sohnes. Die Mutter saß wie eine Glucke auf ihrer Angst, momentan nicht bereit, sie »herzugeben« oder loszulassen. Ich gab ihr ausreichend »Bedenkzeit« mit, indem ich einen zweiten Gesprächstermin für 6 Wochen später vereinbarte. Zum Abschluss legte ich der Mutter noch freundlich nahe, sie solle doch in dieser Zeit einmal versuchen, sich selbst jeden Tag ganz bewusst etwas Gutes zu tun und es darüber hinaus strikt vermeiden, mit ihrem Sohn über Kiffen und Schule zu reden. Mit dem Sohn handelte ich aus, ob er einmal für sich ganz persönlich den Wahrheitsgehalt seiner Aussage überprüfen wolle: »Wenn ich will, kann ich jederzeit mit dem Kiffen aufhören.« Dem Vater gab ich mit auf den Weg, in seiner dienstfreien Zeit etwas Gemeinsames mit seinem Sohn zu unternehmen.

Beim zweiten Gespräch nach 6 Wochen hatten sich die Schwierigkeiten in der Familie zwar nicht in Luft aufgelöst, doch die Situation war entspannter. Der Vater grenzte sich mehr von den Angstappellen seiner Frau ab, ohne sich ihr zu entziehen. Im Gegenteil: In seiner freien Zeit war er als »Mann« wie als »Vater« präsenter. Er setze seinem Sohn mehr für diesen einsichtige Grenzen und war weniger dessen verschwörerischer Komplize. Der Sohn hatte den Griff zu Haschisch zwar noch nicht vollständig aufgegeben, beschränkte ihn aber auf die Wochenenden. Sein Kiffen hatte deutlich die Funktion als Mittel zum Zwecke der Entlastung eingebüßt. Die Mutter stimmte zu, dass ihr Sohn ihr weniger Sorgen bereite, wenn sich nicht alles nur ums Kiffen und um die Schule drehe. Außerdem liebäugelte sie damit, sich auf Grund ihrer eigenen Ängste professionelle Hilfe zu gönnen.

Du hast die meiste Ähnlichkeit mit Vater ...

Es ist für Kinder und Jugendliche immer eine schwere Bürde, wenn sie beständig an einem Familienmitglied gemessen werden, dem sie besonders ähnlich sind, oder wenn sie wie eine »Gedenkkerze« ein Stellvertreterleben für eine bereits verstorbene Person leben sollen. In jedem Falle werden sie ihrer eigenen Persönlichkeit und Individualität beraubt und genötigt, anders zu sein, als es ihrem Wesen gemäß wäre.

Eine 46 Jahre alte Geschäftsfrau kam mit ihrem 18-jährigen Sohn in Beratung, weil jener seit seinem sechzehnten Lebensjahr Haschisch rauchte. Der Sohn kam bereitwillig mit, da er mich von früheren präventiven Schulveranstaltungen persönlich in Erinnerung hatte. Er versprach sich Unterstützung für seine eigenen Schwierigkeiten. Die Frau hatte noch zwei weitere Söhne im Alter von 13 und 10 Jahren. Das von der Mutter vorgetragene Haschischproblem ihres Ältesten erwies sich bei näherer Betrachtung schnell als recht nebensächlich. Der junge Mann konsumierte nämlich nicht regelmäßig, sondern nur dann, wenn er Abstand von seiner ihn vereinnahmenden Mutter suchte. Deren Ehemann, den sie zweifellos sehr geliebt hatte, war zwei Jahre nach der Geburt des jüngsten Sohnes nach kurzer, schwerer Krankheit verstorben. Seitdem war die Mutter mit einer doppelten Belastung alleine geblieben. Sie führte den kleinen Betrieb ihres Mannes weiter und zog ihre drei Söhne groß. Den Ältesten drängte sie dabei immer stärker in die Rolle des verstorbenen Vaters. Regelmäßig sah sie ihn längere Zeit an, um ihm dann zu sagen: »Du bist wie dein Vater.« Vergleiche mit Fotos des Vaters zeigten in der Tat, dass der älteste Sohn jenem wie aus dem Gesicht geschnitten war. Auch die Statur und die Körperhaltung des Achtzehnjährigen kamen ganz auf seinen Vater heraus. Die Mutter übertrug ihrem ältesten Sohn gerne Erziehungsaufgaben für die beiden deutlich jüngeren Brüder. Dabei maß sie jenen beständig an dem ihr verbliebenen inneren Bild ihres Mannes, wenn sie kommentierte: »Dein Vater hätte das jetzt so oder so gemacht.« Sie verplante ihren Sohn zudem für ihre Nachfolge im Geschäft, wogegen er selbst ganz andere Zukunftspläne für sich entwickelte:

»Ich möchte direkt nach dem Abitur weggehen, um Grafikdesign zu studieren. Ich sehe meine Zukunft nicht in unserem Geschäft.« Den von seiner Mutter eingangs beklagten Haschischgebrauch schätzte er für sich selbst als unproblematisch ein: »Ich kiffe nicht besonders oft, eigentlich nur, wenn ich endlich meine Ruhe haben und mich vor meiner Mutter abschotten will. Es nervt mich, wenn sie mir ständig in den Ohren liegt, dass ich so bin wie mein Vater. Ich war gerne mit meinem Vater zusammen, als er noch da war. Ich habe schöne Erinnerungen an ihn und manchmal vermisse ich ihn heute noch sehr. Aber ich bin nicht mein Vater, und ich mag überhaupt nicht mehr hören, wie ähnlich ich ihm bin. Ich hab meine eigenen Pläne. Das muss meine Mutter endlich mal begreifen. Die hatte es bestimmt nicht leicht mit uns, aber ich will jetzt möglichst bald weg. Das klingt jetzt zwar vielleicht blöd, aber am besten fänd ich es, sie würde sich selbst mal wieder einen Mann suchen. Die ist doch noch viel zu jung, um immer nur alleine zu bleiben.«

Der junge Mann war wahrlich kein »Fall« für die Drogenberatung. Er wusste, was er wollte, und hatte klare Vorstellungen, wie er es bewerkstelligen konnte. Das hatte er unter anderem der Förderung durch seine Mutter zu verdanken, selbst wenn sie ihn teilweise in die Rolle ihres verstorbenen Mannes drängte. Der Achtzehnjährige brachte die kraftvolle Entschlossenheit auf, sich von den Plänen seiner Mutter für ihn abzugrenzen und seine eigenen Wege einzuschlagen.

Nicht immer lassen sich solche familiären Bindungen so unproblematisch lösen. Viel öfter bleiben die mit einer bestimmten Rolle bedachten Kinder und Jugendlichen darin gefangen. Selbst wenn sie in Teilen möglicherweise sogar stolz darauf sind, eine herausragende Ähnlichkeit mit einem bereits verstorbenen Familienmitglied zu haben, riskieren sie, im fremden Leben stecken zu bleiben, wenn sie dem Verstorbenen mit einem Stellvertreterleben gedenken.

Väter und Söhne: Meine Droge, deine Droge ...

Seit ewigen Zeiten benutzen die Menschen Rauschmittel. Fast ebenso lange existiert der Zwist, welches Mittel wohl das bekömmlichste, unschädlichste und sozial verträglichste sei. Eine Kontroverse der besonderen Art fechten die jeweiligen Anhänger von Alkohol und Cannabis aus, und das nicht erst, seitdem Haschisch und Marihuana weltweit eine wachsende Schar von Anhängern finden. Der Meinungsstreit um die beiden Rauschmittel schwelt seit Jahrhunderten, wie der folgende Ausschnitt aus einer arabischen Erzählung beweist:

»Bei Gott, bravo, Haschisch!
Tiefe Bedeutungen ruft es wach.
Hör nicht auf die, die es verdammen!
Nimm Abstand von der Tochter der Reben
und geize nicht mit Haschisch.

Iss es immer trocken und lebe!
Bei Gott, bravo, Haschisch!
Es steht höher als der reine Wein.
Wenn es die Edlen verwenden,
dann iss auch du und sei einverstanden, mein Junge!
Haschisch macht Tote wieder lebendig.
Bei Gott, bravo, Haschisch!
Den Dummen und Unerfahrenen, den Abgestumpften
schenkt es die Gewandtheit des freimütigen Weisen.
Ich glaube nicht, dass ich mich davor retten kann!«
(Robert Conell Clarke)

Heutzutage ist das Loblied auf Haschisch Bestandteil der immer währenden Auseinandersetzung zwischen der älteren und jüngeren Generation. Etwas hat sich gegenüber früheren Zeiten freilich verändert: Auf Grund unseres neuzeitlichen Umgangs mit potenziellen Suchtmitteln wohnt einer familiären Dynamik, die nach dem Motto »Meine Droge, deine Droge« verfährt, die Tendenz zur Eskalation inne.

Das Geschehen ist in aller Regel ein geschlechtsspezifisches Muster, das sich zwischen Vätern und Söhnen abspielt. Die damit verbundene »Spirale nach unten« lässt sich nur mühsam und schlimmstenfalls gar nicht stoppen. Manche Menschen bleiben dabei auf der Strecke, wie das nachstehende Beispiel verdeutlicht.

Ein periodisch trinkender, alkoholabhängiger Vater verstrickte sich aussichtslos in einen Kampf mit seinem Sohn, der mit 14 Jahren begann, Haschisch zu konsumieren. Der Junge hatte seit Jahren die psychischen Belastungen ertragen müssen, welche die Alkoholeskapaden seines Vaters für die Familie mit sich brachten. Jener wollte seinem Sohn die Droge Haschisch selbstverständlich verbieten. Doch alle seine Straf- und Kontrollversuche verpufften wirkungslos. Die Absicht des Sohnes war eine doppelte: Einerseits wollte er seinen Vater über den eigenen Haschischgebrauch zu einer Auseinandersetzung mit dessen Suchtmittel zwingen. Als vermeintlichen Gewinn für sich verbuchte der Junge zweitens seine Entlastung von übergroßem seelischem Druck, die ihm die Wirkungen von Haschisch bescherten. So, wie er im Zwist mit seinem Vater seine Chancen unrealistisch überschätzte, eine Mäßigung von dessen Alkoholkonsum erreichen zu können, unterschätzte er die Bindungswirkung der Droge seiner Wahl. Rasch wurde ihm das Kiffen zur Gewohnheit. Wäre der Vater in der Lage gewesen, die Botschaft seines Sohnes zu verstehen und sein eigenes Abhängigkeitsproblem anzuerkennen, hätte eine Möglichkeit bestanden, den familiendynamischen Suchtzirkel zu unterbrechen. Stattdessen stritten beide ebenso erbittert wie fruchtlos um das Recht auf ihr jeweiliges Rauschmittel.

Die Mutter spielte in diesem Vater-Sohn-Drama eine Nebenrolle. Blass und ohne Einfluss blieb sie im Hintergrund. Das familiäre »Lehrstück« nahm einen anderen Verlauf, als vom Sohn zu Beginn beabsichtigt. Die Situation eskalierte, als er seinen Einsatz erhöhte und auf potentere synthetische Suchtstoffe umstieg. Er fand Gefallen an Ecstasy. Sein Drogengebrauch war zu einem Selbstläufer geworden und drohte gleichermaßen außer Kontrolle zu geraten wie die familiäre Konfliktsituation, bei der es mittlerweile zu Handgreiflichkeiten zwischen den männlichen Streithähnen kam. Der Vater boykottierte zusätzlich die Arbeit des in der Familie eingesetzten Erziehungsbeistands. Als Konsequenz wurde sein Sohn mit Hilfe der zuständigen Sozialarbeiterin aus der Familie genommen und für einen längerfristigen Aufenthalt in eine Einrichtung für Drogen gebrauchende Jugendliche vermittelt. Der Junge stimmte der Maßnahme zu. Für ihn war alles erträglicher, als die täglichen Begegnungen mit seinem Vater. Obendrein war ihm sein eigener Drogengebrauch mittlerweile unheimlich geworden. Von Rauschmitteln abhängig werden wie sein Vater wollte er schließlich nicht. Dem Jungen war aufgegangen, dass er den Kampf mit seinem Vater nicht gewinnen und er sich nur am eigenen Schopf aus dem süchtig geprägten familiären Sumpf ziehen konnte.

Im Gegensatz zu seinem Vater war der Sohn in der Lage, die ihm angebotenen Hilfsmöglichkeiten zu nutzen. Als Erstes gestand er sich ein, dass Rauschmittel für ihn eine unmittelbare Gefährdung darstellten, da er nicht länger in der Lage war, sie kontrolliert einzusetzen. Unter anfänglichen Schwierigkeiten, von denen am schwersten die »depressiven Löcher« zu überwinden waren, wandte sich der junge Mann ganz von Cannabis und Ecstasy ab und sich selber zu. Er absolvierte erfolgreich eine handwerkliche Berufsausbildung. Mittlerweile lebt er weitab von seiner Herkunftsfamilie und ist dabei, in seinem erlernten Beruf Fuß zu fassen. Den Kontakt zu seinem Vater hat er völlig abgebrochen, zumal jener sich für den Alkohol entschieden hat. Der Vater hat nicht nur seinen kleinen Betrieb heruntergewirtschaftet, sondern ist auch sonst völlig abgestürzt. Selbst seine Frau brachte den Mut auf, ihn zu verlassen.

Der Mann hatte das Maß an Mitgefühl, das ein suchtkranker Mensch im Leben für sich beanspruchen darf, längst verbraucht. Die Grenzen dessen, was er seinen Angehörigen mit seinem Alkoholmissbrauch zumutete, waren mehrfach überschritten. Es ist absehbar, dass er sich mit seinem »Suff« zugrunde richten und, sozial wie gesundheitlich heruntergekommen, daran sterben wird. Sein Sohn will den Vater nicht mehr sehen. Das bedeutet allerdings noch nicht, dass die Geschichte mit seinem Vater für ihn vorbei ist. Sie ruht vorerst nur, da der Sohn derzeit eine Phase seines Lebens lebt, welche ihn stabilisiert. Wenn der Zeitpunkt gekommen ist, wird er sich unter veränderten Vorzeichen noch einmal der familiären Dynamik stellen müssen, um auch die restlichen schädigenden Anteile des »inneren Vaters« in sich zu verarbeiten und zu besiegen.

Glücklicherweise verlaufen nicht alle familiären Beziehungen, die nach dem unheilvollen Motto »Meine Droge, deine Droge« agiert werden, regelhaft so unglücklich, wie das gerade vorgestellte Beispiel. Hoffnungsvoll stimmt, dass einsichtigere Väter (oder Mütter), die von ihren Kindern einen für sie bedenklichen Suchtmittelgebrauch gespiegelt bekommen, solche Hinweise ernsthaft auf deren Berechtigung überprüfen. Nicht selten sind sie gar gewillt, sich von ihren Kindern »belehren« zu lassen, um anschließend gemeinsam mit ihnen familiäre Wege zu beschreiten, die frei von selbstschädigendem wie sozial unverträglichem Suchtmittelgebrauch sind. Inhaltlich wie methodisch gezielt darauf abgestimmte präventive Eltern-Kind-Maßnahmen sind im Erfolgsfall deshalb auch befriedigende »Sternstunden« im präventiven Arbeitsalltag.

Die ausgeschlossenen Väter ...

Trotz sich vollziehender Veränderungen in den gesellschaftlichen Rollenverteilungen zwischen Frauen und Männern leben wir nach wie vor in einer recht vaterlosen Gesellschaft. Sei es, dass Männer und Väter von sich aus durch Abwesenheit gegenüber ihren Kindern »glänzen«, weil sie es vorziehen, in Beruf und Karriere ihren Mann zu stehen, oder sei es, dass sie von Frauen und Müttern aus unterschiedlichen Gründen von der Erziehung der Kinder ausgeschlossen werden, oder auch, dass sie ihrer Vaterrolle auf Grund familiärer Trennungsprozesse nicht in vollem Umfang nachkommen können.

Für die gesellschaftliche Beobachtung, dass die meisten problematischen Kiffer männliche Jugendliche sind, spielt das familiäre Muster der abwesenden oder ausgeschlossenen Väter eine entscheidende Rolle. Ich führe wiederum Familiengeschichten als zwei Beispiele von vielen an:

Vor mehreren Jahren kam ein älteres Ehepaar mit zwei Haschisch rauchenden Söhnen im Alter von 20 und 24 Jahren in Beratung. Beide jungen Männer lebten noch unter dem elterlichen Dach. Es handelte sich um eine sozial gut gestellte Familie. Der Vater war Akademiker, die Mutter hochgebildete Hausfrau. Die Familienethik war christlich-religiös geprägt. Beide Elternteile waren außerhalb der Familie sozial engagiert. Das Sagen in der Familie hatte ganz eindeutig die Mutter. Der Vater wurde zwar formal in alle wichtigen Entscheidungen mit einbezogen, aber ohne den erklärten Willen der Mutter lief nichts. Auf eher leise Art war sie eine stark wirkende, dominante Frau. Ihre Rolle erklärte sich wiederum aus ihrer eigenen Herkunftsgeschichte. Alle männlichen Mitglieder ihrer Herkunftsfamilie waren durch Krieg, Krankheit oder Unfall jung verstorben. So musste die Frau frühzeitig lernen, alle lebenswichtigen Entscheidungen alleine oder zusammen mit ihrer Mutter zu treffen. Einen »starken«, überlebensfähigen Mann gab es in der Familie nicht. Der Ehemann der Frau spielte zwar die Rolle des Familienoberhauptes, hatte sie aber nicht wirklich inne. Dass seine Frau ihm vordergründig die traditionelle männliche Rolle überließ, entsprach einerseits ihrem Wunsch, er möge diese Position tatsächlich stärker besetzen, zum anderen war es als »weibliche Taktik« ein Zugeständnis an sein männliches Selbstwertgefühl.

Die Mutter lebte einen beständigen inneren Konflikt. Zum einen wünschte sie sich einen Mann an ihrer Seite, dem sie mehr Verantwortung, Entscheidungen und alltägliche Verrichtungen überlassen könnte, zum anderen musste sie alle Fäden selbst in der Hand behalten. Sie managte alle Angelegenheiten der Familie bis in die Kleinigkeiten. Sogar »die Nägel schlug ich zu Hause selbst in die Wand. Mein Mann hätte das mit seinen beiden linken Händen gar nicht fertig gebracht.« Ihr Mann hatte es zwar im häuslichen Alltag bequem, verlor aber zunehmend an Boden und Einfluss. Manchmal wirkte er mehr wie ein drittes Kind. Nie strahlte er überzeugend so etwas wie »Männlichkeit« aus.

Die beiden Söhne wurden von der Mutter von Geburt an gut behütet, damit sie nur ja durchkämen. Dabei schwankte die Erziehungshaltung der Mutter zwischen Verwöhnung und Strenge. Insgesamt wirkten die Söhne für ihr Alter über Gebühr an die Mutter gebunden. Ihren Vater nahmen sie zwar zur Kenntnis, brachten ihm aber wenig Respekt entgegen. Hinter der gut situierten Fassade der Familie schwelten die Konflikte. Seit mehreren Jahren rauchten die beiden Söhne Haschisch, mehr als Einzelgänger und zu Hause in den eigenen vier Wänden als mit Freunden außerhalb. Die Brüder wirkten aufeinander bezogen und sich gegenseitig stützend. Keiner der beiden jungen Männer hatte länger währende Beziehungen zum weiblichen Geschlecht erlebt. Ihre jeweiligen Freundinnen wandten sich frühzeitig von ihnen ab und anderen Männern zu. »Du bist zwar lieb und nett, aber mir fehlt die spürbare männliche Anziehungskraft an dir«, bekam der Ältere von einer Freundin einmal als Begründung für deren Trennung von ihm zu hören.

In der Tat machten beide Söhne einen wenig »männlich« identifizierten Eindruck. Der Jüngere versuchte zwar bisweilen, die Verunsicherung in seiner Geschlechtsidentität mit besonders markigen Sprüchen wettzumachen, aber das stand ihm überhaupt nicht zu Gesicht. Unterschwellig waren versteckte Aggressionen gegen die sie bindende Mutter wie gegen den Vater zu spüren, der sie nicht gegen die Mutter unterstützte. Die Söhne spürten diffus, dass in ihrer Beziehung zur Mutter etwas nicht stimmte. Sie waren zu wenig abgegrenzt, was sowohl männliche Versagensgefühle wie Schuldgefühle gegenüber der eigenen Person nährte.

Mengenmäßig hatte das Haschischrauchen der Söhne noch keine wirklich bedenklichen Ausmaße angenommen. Es war vielmehr die Funktion des Stoffes für sie, die langfristig Anlass zur Besorgnis gab. Zum einen hielten sie sich durch die von beiden bevorzugten milden Wirkungen des Haschischs für »mehr wert« und in ihren Identitätsgefühlen gestärkt. Zum anderen hielt Haschisch die schwelende Aggression unter Kontrolle. Statt einen aggressiven Schub als psychische Energie für den notwendigen familiären Ablösungsprozess zu nutzen, blieben sie unselbstständig gebunden. Der Vater hatte eine zu schwache Position, um seine Söhne »aus dem Nest zu werfen«.

In den stattfindenden Familiengesprächen gingen alle Familienmitglieder betont sittsam und vorsichtig miteinander um. Der Vater schaffte als Erster so etwas wie einen Durchbruch, als er seiner Frau seine tiefe Enttäuschung darüber offenbarte, dass sie ihm »die Kinder entfremdet« hatte:

> »Du hast mir die Kinder von Anfang an regelrecht vorenthalten. Bei jeder Gelegenheit hast du dich eingemischt, wenn ich mich um sie kümmerte, als hättest du mir nicht zugetraut, dass ich ihnen ein guter Vater sein könnte. Du wolltest es einfach nicht zulassen oder konntest es anscheinend nicht ertragen, dass die Kinder mit mir etwas haben konnten, woran du nicht beteiligt warst. Alles sollte immer unter deiner Kontrolle geschehen. Manchmal war ich richtig eifersüchtig auf die Kinder, weil du immer um sie rum warst. Du warst einfach nur noch Mutter. Mich hast du kaum noch beachtet. Ich glaube, ich habe es irgendwann aufgegeben, mich um die Kinder zu bemühen. Du hast mir keine Chance gelassen. Heute tut es mir sehr Leid, dass ich es mir so bequem gemacht habe und mich nicht mehr um einen richtigen Kontakt zu den Kindern bemüht habe. Ich habe das Geld verdient und für die finanzielle Sicherheit gesorgt. Aber das hat mir meine Söhne nicht näher gebracht.«

Dieser Moment war für alle in der Familie sehr bewegend. Er löste einen Knoten. Der Vater nahm seinen Teil der Verantwortung für die kaum vorhandene Beziehung zu seinen Söhnen an und bemühte sich fortan um eine Veränderung. Die Mutter suchte die Bindung zu ihren Kindern zu lockern, was sie einerseits als schmerzhaft, andererseits als überaus entlastend empfand, da sie nicht mehr alle Fäden in der kontrollierenden Hand behalten musste. Die Söhne »reiften nach«. Es wurde ein Zeitpunkt vereinbart, bis zu dem sie von zu Hause ausziehen und sich verselbstständigen sollten, was sie beide in innere Aufbruchstimmung versetzte. Hinzu kam, dass sie sich von ihren bedrückenden Loyalitätskonflikten entbunden fühlten. So, wie sie sich aus der mütterlichen Umklammerung lösten, vollzogen sie parallel eine späte Wiederannäherung an ihren Vater, dessen Nähe sie so lange nicht suchen durften. Mit wachsender innerer Freiheit waren sie in der Lage, ihn mit anderen Augen zu sehen. Sie vermochten anzuerkennen, dass er jenseits vorherrschender männlicher Rollenklischees über sehr liebenswerte, verlässliche Seiten verfügte, die Respekt verdienten. Die Familie gelangte zu einer ausgewogeneren Rollenverteilung. Insbesondere die Söhne ordneten sich neu und fanden auf ihrer inneren »Landkarte« zwischen den Polen »weiblich« und »männlich« eine jeweils eigene Orientierung und Identität, die ihnen spürbare »Ecken und Kanten« verlieh. Sie kamen mit sich ins Reine. Beide sind mittlerweile verheiratet. Ihre Partnerinnen schätzen an ihnen unter anderem, dass sie keine Rollen spielen, die ihnen nicht stehen.

Nicht nur Söhne leiden unter der Abwesenheit ihrer Väter, sondern selbstverständlich auch die Töchter. Eine 16-jährige Gymnasiastin kam mit ihrer Mutter zu mir in die Drogenberatung, weil ihre Tochter Haschisch und Marihuana konsumierte. Die Mutter sorgte sich zwar darum, fügte allerdings im gleichen Atemzug hinzu, dass dies ihrer Meinung nach nicht das eigentliche Problem sei. Ihre Tochter leide sehr unter der Abwesenheit ihres Vaters, weshalb jene selbst ausdrücklich befürworte, mit einer männlichen Bezugsperson zu arbeiten. Die 16-Jährige bestätigte die Aussagen der Mutter auf Anhieb.

Der Cannabiskonsum der jungen Frau war in der Tat nicht das Kernproblem. Er war für sie Mittel zum Zweck: Sie suchte auf diesem Weg die lange währenden Schmerzen einer tiefen inneren Wunde zu lindern, die ihr von ihrem Vater zugefügt worden war. Jener hatte die Familie wegen einer anderen Frau verlassen, als die Tochter 9 Jahre alt war. Die 9-Jährige, die ihren Vater nicht verlieren wollte, stellte ihn in kindlich hoffnungsvoller Verkennung der Realität vor die Wahl: »Du musst dich entscheiden, entweder für mich oder für die neue Frau.« Sie schien damals keinerlei Zweifel zu haben, dass ihr Vater bei ihr bleiben würde. Doch jener entschied sich selbstverständlich, mit »der neuen Frau« zusammen zu leben. Für die Tochter brach ihre gesamte »Vaterwelt« zusammen. Weder vermochte der Vater ihr seine Entscheidung erklärend zu vermitteln, noch vermochte sie richtig einzuordnen, dass die Veränderungen nicht direkt etwas mit ihrer Person zu tun hatten. Fortan fühlte sie: »Ich bin nicht genug wert. Mein Vater hat mich nicht mehr lieb. Er hat mich im Stich gelassen, weil er ›die neue Frau‹ lieber hat.« Über sechs Jahre hinweg weigerte sich das Mädchen strikt, den Vater zu sehen oder mit ihm zu sprechen. Die bis ins Mark empfundene Kränkung und Verletzung durch die erlittene Zurückweisung milderte das nicht. Das Mädchen verschloss sich und fing mit 13 Jahren an zu kiffen. Der Kontakt zur Mutter blieb zwar stabil, aber die Mutter konnte ihr weder den Vater ersetzen, noch ihr über ihren Schmerz hinweghelfen. Die Tochter erklärte den Vater zur »Unperson«, die ihr völlig gleichgültig sei. Sie wollte von ihm nichts mehr wissen. Innerlich kämpfte sie mit ihrer Entwertung durch den sie zurückstoßenden Vater. Als ihre Mutter einen neuen Partner lieben lernte, tat die Tochter sich anfangs damit sehr schwer. Lebenspraktisch führte das zu dem Problem, dass die Mutter ihre mittlerweile 15-jährige Tochter nicht gut alleine lassen konnte, um vermehrt Zeit mit ihrem neuen Partner verbringen zu können. Sie drängte deshalb darauf, dass ihre Tochter einige Wochenenden bei ihrem Vater verbringen sollte. Außerdem sei es an der Zeit, dass sie ihr Verhältnis zu ihm bereinige.

Die 15-Jährige ließ sich auf diese Besuchskontakte ein, kehrte allerdings jedes Mal unglücklich nach Hause zurück, obwohl ihr Vater sich erkennbar um sie bemühte. Er wünschte den Kontakt. Die Besuche endeten in neuen »Katastrophen«, weil sich die beiden nicht miteinander zu verständigen wussten. Die Tochter fand sich vom Vater in ihrem Wesen nicht verstanden und in keiner Weise gewürdigt oder bestätigt. »Er akzeptiert einfach nicht, wie ich bin«, klagte sie. Dem Vater hingegen fehlten über 6 Jahre in der Beziehung zu seiner Tochter. Deren Entwicklung war unbemerkt an ihm vorbeigegangen. Es war, als hätte ein Zeitensprung stattgefunden. Er war innerlich nicht darauf vorbereitet, dass ihm eine inzwischen 16-jährige, sehr hübsche und überaus eigenwillige junge Frau gegenübertrat, die ihn zudem spüren ließ, dass es ihrer Meinung nach noch eine unbeglichene offene Rechnung zwischen ihnen beiden gab. Der Vater sah über Monate hinweg in seiner Tochter noch das bittende 9-jährige Mädchen, das er zurückgelassen hatte. Da prallten Welten aufeinander. Zudem belebte seine Tochter die alte Konkurrenz zwischen sich selbst und »der neuen Frau« ihres Vaters wieder. Als »die Frau« gerade zu dieser Zeit schwanger wurde, blutete die alte Wunde besonders heftig. Die 16-Jährige befürchtete ernsthaft, dass ihr Vater endgültig nichts mehr von ihr wissen wolle, wenn erst einmal »das andere, neue Kind auf der Welt ist«. Sie steigerte akut ihren Cannabiskonsum. Zu diesem Zeitpunkt brachte ihre Mutter sie in Beratung.

Sobald wir in der gemeinsamen Arbeit auf ihren Vater zu sprechen kamen, brach sie in heftige Tränen aus. Es war deutlich spürbar, wie tief die erlittene Kränkung und Verletzung saßen. Ich setzte ihr zur Bedingung, deutlich weniger zu kiffen, um einen klareren Kopf für die anstehenden Auseinandersetzungen zu bekommen. Die junge Frau ließ sich bereitwillig und ohne Probleme darauf ein. Sie wusste um ihr eigenes inneres Anliegen und war motiviert, daran zu arbeiten. Anfänglich reagierte sie mit Widerwillen und nahezu »böse« darauf, wenn ich ihr Vorschläge machte, wie wir Vergangenheit und Gegenwart, alte Verletzung und jetzige Realität innerlich voneinander trennen könnten. Sie wollte das tief verletzte 9-jährige Kind in sich nicht so ohne weiteres wachsen lassen. Sie klammerte sich an ihrer Verletzung fest. Obgleich ich sehr behutsam mit ihr umging, konfrontierte ich sie wiederholt damit, dass sie auch ihren Vater am Ort der Verletzung festhalten wollte und damit sich selbst wie ihm die Chance auf »heilende Verständigung« versage. Da es sich bei der 16-Jährigen um eine überaus aufgeweckte, kluge und nachdenkliche junge Frau handelte, nahm sie mir meine Konfrontationen nicht übel. Sie wusste selbst, dass sie sich diesem Teil ihrer persönlichen Geschichte stellen musste. In der Folge vermochte sie einzusehen, dass ihr Vater damals eine Entscheidung für sich und sein zukünftiges Leben und nicht ausdrücklich gegen sie getroffen hatte. Sie vollzog die Unterscheidung zwischen väterlicher Liebe für eine Tochter und männlicher Liebe zu einer Frau. Als Mann suchte und brauchte ihr Vater etwas anderes, das sie ihm als Tochter und Kind nicht zu geben vermochte. Nachdem sie erst einmal vom Kopf her zulassen konnte, dass die frühere Entscheidung ihres Vaters für eine neue Liebe nicht gleichbedeutend mit ihrer Verstoßung als Tochter war, vollzog sich eine rasche Veränderung. Sie ließ ihre eigene Kränkung »ausbluten«, sodass die Wunde sich zu schließen begann. Die Veränderung wanderte vom Kopf in ihr Gefühl ein. Sie bedauerte, mit ihrem Vater so viel ungenutzte Zeit verloren zu haben, während der sie selbst sich geweigert hatte, ihn zu sehen. Die aktuellen Streitereien zwischen ihnen schätzte sie so ein, »dass mein Vater wohl selbst alles nachholen möchte. Aber er sieht mich noch nicht als diejenige, die ich heute bin, und behandelt mich wie ein kleines Mädchen, dem er alles verbieten möchte, was er nicht versteht.« Daraufhin befragt, was sie von ihrem Vater noch brauche oder wünsche, damit die erlittene Kränkung die beherrschende Macht über ihr Leben verliere, antwortete die 16-Jährige leise: »Ich möchte von ihm gerne einmal den Satz hören: ›Es tut mir Leid, dass ich dich damals im Stich und allein gelassen habe.‹« Dabei wirkte sie unendlich traurig. Kurz darauf ging ein Ruck durch ihren Körper. Sie richtete sich in ihrem Sessel auf, lächelte und meinte: »Ich glaube, jetzt kann ich damit leben. Und eigentlich freue ich mich sogar auf mein neues Brüderchen, das bald kommt.« Sie stimmte zu, als ich ihr vorschlug, ihren Vater zu einigen abrundenden Gesprächen mit ihr zusammen einzuladen. Jener willigte sofort ein. In bewegenden Szenen schlossen beide ihren Frieden miteinander. Die Tochter bekam sogar ihren erlösenden Wunschsatz zu hören, als der Vater ihr erklärte, wie schwer ihm die Entscheidung gefallen sei, sich wegen einer anderen Frau von seiner Familie zu trennen, und wie sehr er selbst mit seinem Gefühl der Ablehnung durch seine Tochter zu kämpfen hatte. Heute bewegt sich die junge Frau frei zwischen den beiden neu zusammengesetzten Familien. Cannabis ist kein Thema mehr für sie.

Nicht in allen Fällen verlaufen die Entwicklungen so zufrieden stellend wie in den geschilderten Beispielen. Oft genug bleibt ein Elternteil – Vater oder Mutter – dauerhaft abwesend und es kommt zu keiner Wiederannäherung mit den betroffenen Kindern. Bisweilen ist eine Wiederannäherung nicht einmal wünschenswert. Es gibt immer wieder Eltern, die sich ihren Kindern gegenüber menschlich so inakzeptabel, verletzend oder sogar vernichtend verhalten haben, dass ein erneuter Kontakt mit ihnen für die Kinder mehr schädigend als förderlich wäre, zumal dann, wenn sich der betreffende Elternteil obendrein wenig einsichtsfähig und veränderungswillig zeigt. Gelegentlich füllen neue Partner des verbliebenen Elternteils die entstandene Lücke.

Es bedeutet also nicht automatisch eine Katastrophe, wenn Kinder nur bei einem Elternteil aufwachsen. Allein erziehende Eltern sind keine schlechteren Eltern, ihre Kinder nicht zwangsläufig benachteiligt. Das ist eine von der Realität nicht bestätigte Unterstellung. Kinder und Jugendliche verfügen über hohe Selbstheilungskräfte und Lebensstrategien, die sie auch befähigen, neben nur einem Elternteil aufzuwachsen und sich dennoch angemessen zu entwickeln. Sie vermögen sich vieles, was sie für ihre Entwicklung benötigen, von anderen Menschen zu holen. Vor etwas müssen sich allein erziehende Eltern in achtsamer Selbstbeschränkung allerdings strikt hüten, wenn sie sich nicht selbst heillos überfordern wollen: Sie dürfen niemals versuchen, die Rolle des abwesenden, gegengeschlechtlichen Elternteils mit auszufüllen. Ein solcher Versuch ist zwangsläufig zum Scheitern verurteilt. Mütter sind keine Väter und Männer. Väter sind keine Mütter und Frauen.

Kinder als Erfolgsobjekte oder: Eltern als »Ego-Fucker« ...

Viele Eltern haben für ihre Kinder schon Pläne im Kopf, bevor Letztere überhaupt geboren sind. Manche Kinder bekommen von ihren Eltern Aufgaben und Ziele übergestülpt – in der Fachsprache spricht man von »Delegation« –, die nicht erreichten Lebenszielen der Eltern entstammen, dem Wesen der Kinder dagegen fremd sind.

Töchter wie Söhne werden auf diesem Weg instrumentalisiert und benutzt. Sie dürfen nicht einfach nur Kinder sein, sondern werden als zu vermarktende Erfolgsobjekte behandelt. Mit dem Klischee der erfolgreichen »Eisprinzessin« als »Sinnbild« für eine entsprechende Karriere wusste früher jedermann etwas anzufangen. Heutzutage sind die ins Auge gefassten Erfolgsstorys allerdings vielfältiger und diffuser.

Eine Mutter, die in ihrem persönlichen Umfeld begleitende Zeugin eines Cannabisdramas wurde, schrieb mir dazu folgende Zeilen:

> »Erwachsene sehen in Kindern nur noch Erfolgsobjekte. Das fängt schon im Kleinkindalter an. Mit 3 Jahren müssen Kinder schon schwimmen, mit 7 Jahren schon Rad fahren können. Man hat in Kinder schon Erwartungen, bevor sie auf der Welt sind. Ich habe das Gefühl, dass dies das Problem der heutigen Zeit ist. Man verplant die Zeit der Kinder von Geburt an. Sobald sie laufen können, müssen sie montags schwimmen gehen, dienstags ins Ballett, mittwochs in den Musikunterricht, donnerstags in die Malschule usw.
> Da geht das freie Spielen auf der Straße verloren. Heute haben schon Kleinkinder einen festen Terminplan und das finde ich nicht gut. Bei einem Gespräch mit Eltern äußerte ich einmal: ›Wenn meine Tochter mal eine *glückliche* Verkäuferin wird, bin ich zufrieden.‹ Ich wurde nur ausgelacht. Denn viele Eltern hätten lieber einen unglücklichen Arzt anstatt eine glückliche Verkäuferin.«

»Glücklichsein« rangiert in der Werteskala hinter »Erfolg haben«. Ein sichtbares Ergebnis der karrierebetonten gesellschaftlichen Vorgaben sowie der entsprechenden elterlichen Bemühungen können wir bereits beobachten: Wir finden eine neue Generation von »Kids«, die viele »falsche«, stromlinienförmige Selbstanteile aufweisen und ihre diffuse innere Leere mit einer riesigen Erwartungshaltung füllen. Wenn 13-Jährige mit Sätzen um sich werfen wie: »1000 Mark, das ist doch läppisch. Das ist doch nicht viel Geld«, lässt sich erahnen, wie sehr ihr Bezug zur Realität gestört ist. Eltern, die ihre Kinder um jeden Preis zum Erfolg trimmen wollen, erwarten nicht nur, dass ihre Kinder alles tun, um die fremden Erwartungen zu erfüllen. Sie bestehen obendrein noch darauf, dass ihre Kinder ihnen dankbar sind dafür, dass ihnen der rote Teppich zum Erfolg ausgelegt wird. Vollends dramatisch wird es, wenn Kinder und Jugendliche den gewachsenen Druck nicht mehr aushalten und sich mit Cannabis beruhigen, oder wenn sie trotz aller Bemühungen den »Selbstzweck« der Eltern nicht erfüllen mögen, weil sie entweder von ihren persönlichen Fähigkeiten her dazu gar nicht in der Lage sind, oder weil sie rechtzeitig fühlen, dass die Pläne der Eltern für sie mit ihren eigenen Lebenszielen nicht in Übereinstimmung zu bringen sind.

Kinder, deren Eltern in solchen Fällen in der Lage sind anzuerkennen, dass ihr vorgegebener Weg ein Weg in die Irre ist, haben Glück. Sie dürfen sich neu orientieren. Leider finden wir auch Mütter und Väter einer neuen Elterngeneration, die so verblendet von ihrer eigenen vermeintlichen »Größe« sind, dass sie von ihrem »Ego-Fucker«-Trip nicht mehr herunterkommen. Sie bleiben auf diesem Trip »hängen«, überschütten ihre »undankbaren« Kinder mit Vorwürfen oder setzen sie am Ende sogar vor die Tür. Das Ergebnis ist eine neue Generation Cannabis und weitere Drogen gebrauchender »Punker« und »Straßenkids« mit gänzlich entgrenzter Erwartungshaltung. Weil ihnen von Geburt an völlig falsche Erwartungen an das Leben eingepflanzt wurden, gestaltet sich die Arbeit mit ihnen noch weitaus schwieriger, als der Kontakt zu »Punkern der alten Schule«.

Dann haue ich dir die Bude klein ...

In der Legendenbildung wurde Cannabis immer wieder mit Aggression und Gewalt in Verbindung gebracht. In Harry Anslingers Vereinigten Staaten von Amerika wurde Marihuana gar als kriminell und wahnsinnig machendes »Mörderkraut« verschrien. Gesteigerte Aggression und Gewalt widersprechen jedoch eindeutig dem eher beruhigenden und »einlullenden« Wirkungsspektrum von Cannabis.

Nichtsdestotrotz wenden sich in der Drogenberatung immer wieder ebenso aufgelöste wie ratlose Eltern an uns, die von Haschisch rauchenden Söhnen erzählen, die ihnen die Schränke und die Wohnung zertrümmern, wenn sie nichts zu rauchen haben. Das folgende Beispiel ist kein Einzelfall, sondern eines von vielen ähnlich gelagerten aus dem Arbeitsalltag.

Eine als Verkäuferin tätige Mutter bat mich dringend um einen Gesprächstermin, weil sie »schreckliche Angst« vor ihrem 16-jährigen Sohn habe. Die Vorgeschichte ergab ein vertrautes Bild. Als der Sohn 10 Jahre alt war, hatte sich die Mutter von ihrem Ehemann getrennt. Der Junge war zwar bis dahin schon stark an die zu dieser Zeit nicht berufstätige Mutter gebunden, allerdings gleichzeitig gerne mit seinem Vater zusammen, wenn dieser zu Hause war. Er verstand nicht, weshalb die Mutter den Vater verließ und ihn mitnahm. Das Besuchsrecht konnte der Vater praktisch kaum ausüben, da die Mutter mit ihrem Sohn weit wegzog. Der Junge verlor nicht nur seinen Vater, sondern gleichzeitig alle seine Freunde. Die Veränderungen überforderten ihn. Der Schulwechsel zog dramatische Verschlechterungen der Leistungen nach sich. Die mittlerweile berufstätige Mutter ließ den Jungen einerseits viel allein, weshalb sie sich schuldig fühlte. Andererseits versuchte sie als Ausgleich jede freie Minute mit ihm zu verbringen und ihm alles recht zu machen. Der Sohn wurde »unduldsam« und »auffällig in der Schule«. Oftmals stritt er sich mit seiner Mutter. Mit 13 Jahren fing er an zu rauchen, ein Jahr später probierte er erstmals Haschisch. Wiederum ein Jahr später rauchte er bereits regelmäßig »Bong« und »Eimer«. Mit »Ach und Krach« schaffte er gerade noch so seinen Hauptschulabschluss, war aber unmotiviert und ratlos bei der Lehrstellensuche, weshalb er eine Parkschleife in einer berufsvorbereitenden Schule einlegte. Sogleich sammelte er dort beträchtliche Fehlzeiten an. Die Situation zu Hause eskalierte. Bei wiederholten aggressiven Durchbrüchen zertrümmerte der Sohn mehrere Einrichtungsgegenstände. Als seine Mutter versuchte, ihm den Bong wegzunehmen, ging er auf sie los, hielt aber in dem Moment inne, als er seinen Bong wieder in der Hand hielt. Nach diesem Erlebnis wandte sich die Mutter ratlos an mich. Selbstverständlich war ihr Sohn anfangs überhaupt nicht zu einem gemeinsamen Gespräch zu bewegen. Der erste persönliche Kontakt ergab sich über den Umweg einer Präventionsveranstaltung in seiner Schulklasse. Ich erlebte einen sich mächtig aufbauenden, aber innerlich wackligen und unselbstständigen »Jungen«. Trotz seiner zur Schau getragenen »Motzigkeit« war mein erster Impuls, »die Hand über ihn zu halten, um ihn zu schützen«. Ich begegnete ihm klar, konsequent, freundlich. Im Verlaufe des Vormittags in der Klasse wurde er ruhiger und zugänglicher. Im Anschluss an die Veranstaltung sprach ich kurz mit ihm alleine und bot ihm unverbindlich einen Termin an. Er solle sich in Ruhe entscheiden, ob er zu einem Einzelgespräch ohne seine Mutter kommen möge oder nicht. Er kam. Breitbeinig pflanzte er sich mir gegenüber in den Sessel und blickte mich herausfordernd an. Wir gingen nicht in die Tiefe. Es ging mir bloß darum, den Kontakt herzustellen, das Eis zu brechen und zu klären, was ich ihm anzubieten hatte und was nicht. Es ergaben sich sogar Gelegenheiten, miteinander zu lachen, wenn mir auf seine markigen Sprüche passende Konter einfielen. Wenn nicht, ließ ich ihm seine kleinen Triumphe. Als er ging, hatte ich keinen Zweifel, dass er wiederkommen würde. Im Laufe der nächsten Stunden ließ er erkennen, wie es ihm all die Jahre gegangen war:

> »Meine Mutter hat mir meinen Vater weggenommen. Das habe ich ihr nie verzeihen können. Als wir weggezogen sind, hab ich auch noch alle meine Freunde verloren. In der neuen Schule habe ich mich nicht mehr wohl gefühlt. Am Anfang wollte meine Mutter sogar noch, dass ich manchmal in ihrem Bett schlafe. Ich

> wollte das gar nicht. Wenn ich gedurft hätte, wär ich lieber zu meinem Vater zurück. Das war das Schlimmste. Meine Mutter hat gar nicht mitgekriegt, was in der Schule und so abgegangen ist. Die hat zwar so fast alles für mich gemacht, aber ich hab sie nicht respektieren können. Wenn ich sie nur schon sehe, könnte ich's manchmal an die Nerven kriegen. Ich werd dann so wütend auf die, dass ich sie am liebsten erwürgen könnte. Ich fühl mich da schon richtig mies, weil das ist doch trotzdem meine Mutter. Wenn ich Bong rauche, geht's mir viel besser. Dann bin ich ruhiger, richtig fett und platt und nicht so unter Druck und aggressiv. Wenn ich kein Geld hab, um mir was zum Rauchen zu kaufen, ist es krass. Ein paar Mal bin ich schon ausgerastet und hab meiner Mutter die Bude auseinander genommen. Ich kann da irgendwie nichts wirklich dafür. Mir fliegt einfach die Sicherung raus und ich muss was kaputtschlagen. Das kommt so über mich. Soll aber nur ja keiner glauben, dass mir das echt Spaß machen würde. Wenn ich dann wieder zu mir komme, erschrecke ich selbst. Ich würd das dann schon gerne wieder gutmachen. Ich hab schon Angst, ich raste mal völlig aus. Vor allem, ich weiß gar nicht, was jetzt weiter werden soll. Ich würd gerne was Richtiges machen, aber ich weiß nicht was. Das ist alles so schwarz vor mir.«

Das Beispiel ist insofern typisch, als es Ursache-Wirkungs-Zusammenhänge verdeutlicht. Cannabis ist niemals die Ursache für zerstörerische Aggressionsbereitschaft, wie es so häufig behauptet wird. Im Gegenteil: Die Wirkungen von Cannabis werden vielfach als Mittel zum Zweck in Dienst genommen, um Wut und großen Zorn zu dämpfen. Ohne den gezielten Einsatz der Substanz würde die Aggression, die aus tieferen ursächlichen Quellen gespeist wird, womöglich ungebremst überschießen. Wird Cannabis als Aggressionspuffer benutzt, kommt es allerdings leicht zu einer sich verstärkenden Wechselwirkung. Ist ein Cannabiskonsument daran gehindert, auf sein Mittel zurückzugreifen, entfällt die puffernde Wirkung. Seine Reizbarkeit steigt sprunghaft an und kann sich in plötzlichen aggressiven Durchbrüchen entladen. Die Wahrscheinlichkeit ist umso größer, je härter das Gebrauchsmuster im Umgang mit Cannabis ist. Setzen vorwiegend kräftige junge Männer den Stoff gezielt zur Aggressionskontrolle ein, erleben sie ihr Tun wie eine »sozial verträgliche« Maßnahme im Sinne eines Selbstheilungsversuchs.

Im obigen konkreten Fall fühlte sich der junge Mann wie ein Raubtier im Käfig. Er tigerte in seinem Leben wie in einem Gefängnis ohne Gitterstäbe umher, weil er mit seinen überschüssigen Kräften nichts Rechtes anzufangen wusste. Die Arbeit mit ihm lief parallel auf mehreren Ebenen. Lebenspraktisch ging es darum, seine Neigungen so zu sortieren, dass er am Ende in der Lage war, sich für ein Berufsbild zu entscheiden. Tiefenpsychologisch stand die Beziehung zu seiner Mutter und zum Vater als fehlender männlicher Identifikationsfigur im Mittelpunkt. Die Angst vor der eigenen Aggression sowie seine ungebündelten körperlichen Kräfte gingen wir direkt auf der Körperebene an. Mit Methoden und Übungen aus der Körpertherapie war es ihm möglich, seine Wut zu durchmessen und dabei gleichzeitig eine Begrenzung seiner Aggression zu erfahren, mit der er keinen Schaden anrichtete. Er erlernte Bewältigungsstrategien zum Umgang mit heftigen Wut- und Zorngefühlen. Seine Aggression wurde zusehends »gefasster«. Die Fähigkeit zur Selbststeuerung gedieh so weit, dass der junge Mann nunmehr aggressive Gefühle rechtzeitig wahrnimmt, bändigt und sie nicht mehr sozial unverträglich ausagiert. Haschisch raucht er nur noch als »Joint«. »Bong« und »Eimer« hat er als »zu heavy« (zu heftig) aufgegeben.

Dieser junge Mann war innerlich in der Lage, die sich ihm bietenden Chancen rechtzeitig zu ergreifen. Es wäre unredlich vorzugeben, dass das in allen vergleichbaren Fällen ebenso zufrieden stellend vonstatten ginge. Es gibt leider immer wieder (junge) Menschen, die sich kaum aufhalten lassen, ihren zerstörerischen Weg nach unten weiterzugehen.

Der verweigerte Segen oder: Dir werd ich's zeigen ...

Eines der traurigsten Kapitel in den Beziehungen zwischen Eltern und Kindern ist die Tatsache, dass so viele Heranwachsende den elterlichen Segen für ihr menschliches Wesen sowie ihre Zukunft im Leben nicht erhalten. Besonders tragisch wird es, wenn der Segen des gleichgeschlechtlichen Elternteils als Bestätigung der eigenen geschlechtlichen wie sexuellen Identität ausbleibt. Unsere Kultur macht es Müttern und Vätern nicht eben leicht, ihren Kindern den elterlichen Segen zu erteilen. Es fehlen uns die vertrauten Rituale. Kulturen, in denen sich fest gefügte Initiationsriten erhalten haben, sind uns in der Hinsicht weit voraus. Hierzulande sind Eltern gehalten, selbst einen Weg zu finden, um ihren Kindern symbolisch den Segen zu erteilen. Bleibt die elterliche Bestätigung aus Unachtsamkeit aus oder wird sie gar verweigert, bringt das nachteilige Folgen für die Heranwachsenden mit sich.

Ein Vater bat mich um einen Gesprächstermin für seine Familie, da sein ältester, 16-jähriger Sohn seit längerem Haschisch konsumiere. Das Wort »bitten« trifft allerdings nicht das Auftreten des Vaters. Er forderte sich den Termin vielmehr herrisch ein. Als die Familie – Vater, Mutter, zwei Söhne, eine Tochter – zum Gespräch erschien, riss das Familienoberhaupt sogleich das Wort an sich, um von sich selbst wie von seiner Frau das mildtätigste Bild zu zeichnen. Sie seien beide berufstätig und gänzlich uneigennützig christlich-sozial engagiert. Beide spendeten jährlich einen beachtlichen Teil ihres Einkommens für mildtätige Zwecke. Über die Verwendung ihrer Gelder bei ausgesuchten Projekten erhielten sie jeweils Rechenschaft. Zu Hause lebten sie bescheiden und anspruchslos.

Bis zu dem Punkt der familiären Selbstdarstellung redete der Vater zwar betont gemessen, wie ein besänftigender Prediger, ließ aber kein weiteres Familienmitglied zu Wort kommen. Er wechselte den Tonfall, während er berichtete, es gäbe in seiner Familie eigentlich keinerlei Probleme, wäre da nicht sein ältester Sohn, der seit zwei Jahren aus ihm völlig unerklärlichen Gründen Haschisch rauche. Der Vater begann, seinen Sohn mit vernichtenden Anklagen zu belegen, die jegliches Feingefühl vermissen ließen. Als ich ihn schließlich stoppte und die anderen Familienmitglieder um ihre Einschätzung der Situation bat, bestätigte als Erste die Mutter ihre Sorgen um den Haschischgebrauch ihres Ältesten. Letzterer geriet immer stärker in eine Rechtfertigungs- und Verteidigungshaltung. Er startete relativ furchtlos einen Gegenangriff auf den Vater, in dem sich lange angestaute Verachtung entlud:

> »Du mit deinem blöden sozialen Fimmel. Dein ganzes Geld gibst du für deine soziale Heuchelei aus. Nach außen spielst du den religiösen Spender, nach innen führst du dich auf wie ein Diktator. Keinem von uns Kindern gönnst du was. Du guckst uns noch die Butter vom Brot. Und nicht mal in Urlaub fahren wir, wie alle anderen, weil du immer meinst, du brauchst das nicht. Was wir wollen, nimmst du überhaupt nicht zur Kenntnis. Du gönnst dir nicht mal selber was. Du bist so kleinlich in allem. Ich glaube, ich hab von dir noch nie mal eine Anerkennung oder ein Lob gehört. Du kannst immer nur alles klein machen. Du regst dich fürchterlich auf, weil ich kiffe, und fragst dich nicht einmal wirklich, warum ich das mache. Ohne würde ich es in eurer Familiengruft gar nicht mehr aushalten. Zu Hause ist alles wie tot. Du hast ja keine Ahnung, wie wir uns fühlen. Ständig deine ollen Sprüche: ›Ihr müsst im Leben erst Mal beweisen, dass ihr was leisten könnt.‹ Ich kann's nicht mehr hören. Bei dir muss man sich erst alles verdienen.«

Vater und Sohn gerieten heftig aneinander. Es war ersichtlich, dass der Älteste für seine beiden jüngeren Geschwister mit sprach. Sie bestätigten nickend, was ihr größerer Bruder seinem Vater an den Kopf warf. Doch der Vater wollte es weder hören, noch etwas davon gelten lassen. Seine edlen sozialen Motive passten so gar nicht zu seinen kleingeistigen Anstrengungen, seinem Sohn jegliche Anerkennung zu versagen.

Letzterer hatte es ungemein schwer, schien sich allerdings nicht unterkriegen lassen zu wollen. Mit einem unbändigen Willen widersetzte er sich seinem Vater in einer Art Vorreiterrolle für seinen jüngeren Bruder und die Schwester. Innerlich ergriff ich Partei für die Kinder. Dem Vater spiegelte ich meinen Eindruck, dass er mit seinem Sohn hart ins Gericht ginge und dass jener es umgekehrt sicherlich gut meine, wenn er darauf aufmerksam mache, wie wenig sich der Vater selbst gönne. Er könne doch weiterhin Gutes bewirken, indem er einerseits großzügig und uneigennützig spende, darüber aber nicht vernachlässige, sich und seiner Familie mehr Leichtigkeit zu gönnen. Der Vater wirkte auf mich wie ein echter »Scheinheiliger«. Er beharrte auf seiner Position. Nicht er sei es, der über Veränderungen nachzudenken habe, sondern sein Sohn, der schließlich noch über keinerlei Lebenserfahrung verfüge. Als ich dem Vater gegen Ende des ersten Termins weitere Familiengespräche vorschlug sowie ihm einen Preis in Form einer zweckgebundenen Spende nannte, lehnte er ab. Er war innerlich nicht bereit, in das Wohlergehen seiner Familie, genauer: der Kinder zu investieren. Ebenso wenig wollte er weitere Gespräche führen, die ihn in seiner Person einbegriffen hätten. Ich dagegen war nicht bereit, sein Spiel mitzuspielen und seinen Sohn als behandlungsbedürftigen, irre geleiteten jungen Mann abstempeln zu lassen.

In der Realität existieren ungezählte Wege, Kindern ihr Geburtsrecht auf Anerkennung und Bestätigung vorzuenthalten. Unsere Welt ist voller solcher Dramen.[1] Gelegentlich finden sie jedoch einen im wahrsten Sinne des Wortes »versöhnlichen« Schluss.

Auf einer Präventionsveranstaltung für Eltern sprach mich ein etwa 50 Jahre alter Mann an, der mit seiner Familie einen Beratungstermin wahrzunehmen gedachte. Das Problem sei sein sechzehnjähriger, Haschisch und Marihuana rauchender Sohn. Im Eingangsgespräch wurde schnell ersichtlich, dass der Vater ursächlich in den Drogenkonsum seines Jungen verstrickt war.

Den Mann plagten seit geraumer Zeit quälende Schlafstörungen, die er wechselnd mit Schlaftabletten oder Alkohol zu lindern suchte. Beruflich war er haupt- wie nebenamtlich in so hohem Maße

---

1 Im literarischen Genre des Kriminalromans hat die israelische Autorin Batya Gur in »Das Lied der Könige« beschrieben, wie verheerend es sich auf einen jungen Mann auswirkt, wenn der Vater ihm seinen Segen vorenthält.

eingebunden, dass er nicht mehr wusste, wo ihm der Kopf stand. Die Beziehung zu seinem Sohn fände kaum noch statt. Obendrein betrachte jener sein Zuhause nur noch als »Hotelfamilie«. Sei der Sohn anwesend, ziehe er sich bevorzugt in sein Zimmer zurück und rauche »Bong«. Als Vater könne er das nicht dulden. Es raube ihm die letzte Ruhe. Der Vater gestand, dass er seine Familie zu Gunsten seiner Karriere stark vernachlässigt habe. Er sei eben ungemein ehrgeizig und leistungsorientiert bis hin zur Arbeitssucht. Sein Sohn sei das krasse Gegenteil: »Er hängt den ganzen Tag nur rum, lässt sich ziel- und planlos treiben, lebt in den Tag hinein und unternimmt keinerlei Anstrengungen für die Schule.«

Der Vater wirkte gefühlsleer, wie eine von Computerchips gesteuerte Maschine, die den Arbeitstakt hält. »Freie Zeit« oder »Müßiggang« schienen ihm Fremdworte, weshalb ihn das »Rumgammeln« seines Sohnes bis aufs Blut reizte. Er hatte kein gutes Wort für ihn übrig. Mehrfach war er vor Zorn schon so außer sich geraten, dass er seinen Sohn demütigend aus dem Haus warf. Der Vater litt dann zwar selbst darunter, beharrte indes auf seiner Sicht der Dinge. Die Mutter versuchte des Öfteren zu vermitteln, doch im Vater-Sohn-Drama spielte sie eine untergeordnete Statistenrolle.

Der Sohn erschien unter einer rauen Schale unglücklich und verletzlich, drehte aber jede Eskalationsspirale seines Vaters mit. Mehrfach schrie er ihn an: »Ich will nie so ein karrieregeiler, jämmerlicher Miesepeter werden wie du.« Die gegenseitigen Entwertungen zwischen Vater und Sohn waren vernichtend. Ersterer war blind auf Leistung fixiert und ebenso unfähig, die schönen Seiten des Lebens zu genießen, wie ungenießbar, wenn er seinen Sohn cholerisch herabwürdigte. Zugleich wirkte er streng »leibfeindlich«, wohingegen der Sohn seine Körperlichkeit sehr zu pflegen und zu trainieren schien. In Phasen, in denen der Vater sich »selbst nicht riechen« konnte, richtete er seinen Selbsthass wie als Verlängerung seiner eigenen Person gegen den männlichen Erben.

Der Vater war regelrecht besessen von negativen Zukunftserwartungen für seinen Sohn: »Du hast doch nichts zu bieten. Schau dir doch bloß deine Noten in der Schule an. Du packst nicht mal die nächste Klasse, geschweige denn das Abitur. Aus dir kann ganz einfach nichts Erfolgreiches werden.« Der Sohn schrie zurück: »Ich werd dir schon noch zeigen, was aus mir wird.« Vorerst zeigte er seinem Vater allerdings nur, dass er all dessen Negativbilder über ihn als Sohn bestätigte. Das zeitweilige exzessive Kiffen trug maßgeblich dazu bei, den jungen Mann in seinen eigenen Aktivitäten zu lähmen.

Manchmal geht es in Veränderungsprozessen nicht »miteinander«, sondern besser »auseinander«. Die häusliche Situation zwischen den Streithähnen war derart verfahren, dass ich der Familie empfahl, ihr Sohn solle ausziehen. Im Alter von 17 Jahren richtete er sich ein eigenes kleines Appartement ein. Augenblicklich kiffte er bedeutend weniger. Als nächsten Schritt, die negativen Zukunftsbilder seines Vaters zu widerlegen, schaffte er durch beachtlichen Arbeitseinsatz das Klassenziel.

Als paradoxe Reaktion auf die nachlassende Hochspannung erlitt sein Vater eine tiefe Krise. Sein Körper streikte und verordnete ihm zwangsweise eine Auszeit. Der Vater nutzte sie leidlich, um sich zu besinnen. Er begann eine eigene Psychotherapie, um mehr pfleglichen Kontakt zu sich selbst zu bekommen. Sein Sohn machte in der Zwischenzeit Abitur und nahm ein Architekturstudium auf. Er hatte es seinem Vater gleich in zweifacher Hinsicht erfolgreich gezeigt: Zum einen durchbrach er die in der familiären Dynamik angelegte Tendenz zur sich selbst erfüllenden negativen Prophezeiung, indem er die Negativvisionen seines Vaters Lügen strafte. Zum Zweiten zeigte er jenem, dass es im Leben noch weitere achtenswerte Dinge außer Leistung gibt.

Du bist mein »liebstes Kind« ...

Manchen familiären Beziehungsmustern wohnt die Tendenz inne, sich über Generationen hinweg zu verlängern, wenn sie nicht rechtzeitig aufgelöst und in positivere Bahnen gelenkt werden. Das Muster »du bist mein liebstes Kind« wird in zahlreichen Variationen gelebt. Regelmäßig ist es jedoch für alle beteiligten Geschwister eine schwere Bürde.

In einem Qualifizierungskurs für bereits berufserfahrene Erzieherinnen, in dem unter anderem sehr selbsterfahrungsorientiert gearbeitet wurde, schrieb eine 40-jährige Teilnehmerin als Abschlussarbeit die Geschichte ihrer eigenen Familien nieder. Sie hat nicht bloß zugestimmt, sondern mit großem Nachdruck unterstützt, dass ich Teile daraus wiedergebe:

Selbst 1961 geboren, kam 5 Jahre später ihr jüngerer Bruder zur Welt. Er war »der ersehnte Junge«, der »Abgott der Familie«, der den Namen der Familie weitertragen und sie in die Zukunft hinein fortsetzen sollte. Der Junge war erklärtermaßen »das liebste Kind« der Mutter, die enttäuscht war, »als ihr erstes Kind nur ein Mädchen war«. Der Sohn der Familie war mit den in ihn gesetzten Erwartungen offensichtlich überfordert und entwickelte sich nicht, wie gewünscht.

Im Alter von 13 Jahren rauchte er vermutlich zum ersten Mal Haschisch, was er natürlich vehement verneinte. In der Familie »waren wir alle froh, ihm das zu glauben«. Niemand vermochte das Thema angemessen einzuschätzen. Frühe Chancen, das sich anbahnende Unheil aufzuhalten, wurden verschlafen. Der Sohn absolvierte eine Lehre und fing an zu arbeiten.

Seine Schwester geht heute davon aus, dass er die ganzen Jahre über Haschisch gebrauchte, ohne dass es jemand wahrhaben wollte. Er blieb all die Zeit Mutters Liebling. Die Arbeitsstelle des jungen Mannes lag in der Nähe eines bekannten Drogenumschlagplatzes. Es ist anzunehmen, dass dort zum ersten Mal härtere Drogen als Haschisch ins Spiel kamen.

Im Alter von 20 Jahren fuhr der Bruder das nagelneue Auto seiner Schwester zu Schrott. Es wurden Cannabis, Amphetamine und Alkohol im Blut nachgewiesen. Die Eltern schonten »ihr liebstes Kind«. Statt von ihrem Sohn einzufordern, die Konsequenzen für sein Verhalten zu übernehmen, streckten sie ihm Geld vor, mit welchem er seiner Schwester ein anderes Fahrzeug kaufen sollte. Doch auch die Schwester konfrontierte ihren Bruder nicht mit dem Schaden, den er angerichtet hatte: »Weil mein Bruder mir Leid tat, verzichtete ich auf das neue Modell, das ich hatte, und kaufte einen Gebrauchtwagen.«

Wieder verstrich ein Interventionszeitpunkt ungenutzt und der junge Mann konnte sein »Spiel« weiter fortsetzen. Er hatte sich allerdings mittlerweile vom »liebsten Kind« zum »Sorgenkind« gewandelt, welches in der Familie für zunehmend heftigere Konflikte sorgte. Seine Schwester übernahm die Rolle »des Puffers« bzw. »der Vermittlerin zwischen ihm und den Eltern«. 4 Jahre nach dem ersten Unfall fuhr der junge Mann im Drogenrausch ein zweites Auto zu Schrott. Außerdem wurde er beim Dealen mit Haschisch erwischt und zu einer Gefängnisstrafe verurteilt. Erst zu diesem späten Zeitpunkt fiel es der Familie wie Schuppen von den Augen, dass ihr Sohn mittlerweile selbst Heroin konsumierte. Er verfuhr zwar nach dem ihm vorgeschlagenen Handel »Therapie statt Strafe«, seine Schwester ist jedoch im Nachhinein überzeugt, »dass er erst mal dem Gefängnis entkommen wollte, aber nicht so sehr den Drogen«. Nach der Therapie kam er in die Familie zurück. Seine Schwester bedrängte ihn auszuziehen, »doch er wollte nicht. Teils war es ja bequem zu Hause, wo die Mutter alles für ihn tat. Für nichts brauchte er etwas zu bezahlen.« Ein Jahr später wurde der Sohn erneut beim Handeln mit Haschisch erwischt, welches er aus Holland mitgebracht hatte. Er wurde zu 18 Monaten Freiheitsentzug ohne Bewährung verurteilt. Die Schwester besuchte den Bruder, doch »die Besuche im Gefängnis waren wie ein Kreuzgang für mich, sehr bedrückend das Eingesperrtsein, Furcht einflößend für mich«. Aus »Mitleid überwiesen die Mutter und ich ihm Taschengeld, damit er sich im Gefängnis etwas kaufen konnte«. Die Schwester heiratete. Der Schwiegervater besorgte ihrem Bruder eine Arbeitsstelle. Die Schwester hoffte für ihn, »dass er endlich nach langer Zeit wieder eine Zukunftsperspektive« hätte. Fünf Tage ging ihr Bruder nach seiner Entlassung aus der Haft zur Arbeit. Am sechsten Tag starb er gegen fünf Uhr morgens durch Herzstillstand an einer Überdosis Drogen, »die Mutter schrie vor Schmerz und klappte neben dem Totenbett zusammen«. Am Abend zuvor war ihr Sohn bereits bewusstlos auf der Straße aufgelesen und im Krankenhaus reanimiert worden. Er blieb jedoch nicht dort, sondern ließ sich nach Hause bringen.

Seine Schwester erinnert sich an die letzten Stunden: »Die Mutter hatte auf ihn gewartet und war verzweifelt, weil er wieder Drogen genommen hatte, und ihr rutschte aus Verzweiflung die Hand aus. Ihre Verzweiflung muss groß gewesen sein. Anschließend ging mein Bruder auf sein Zimmer und versetzte sich später die Dosis, die dann tödlich war. Im Inneren spürte ich schon Tage vorher, dass etwas geschehen würde. Ich hatte Schuldgefühle, weil ich meinen toten Bruder nicht anfassen konnte. Ich fürchtete die Kälte des Todes des Körpers. Am Abend des Todestages verfolgten und plagten mich große Ängste, und die ersten Stunden wollte oder konnte ich den Tod meines Bruders nicht akzeptieren. Meine Mutter war untröstlich über den Verlust. Andererseits hat sie aber auch immer gesagt, sie hätte gebetet, dass die Geschichte meines Bruders sich zum Guten wenden würde oder ein Ende nehmen solle.« Letzteres ist ein vertrautes Phänomen: Als ihr Sohn aus dem Krankenhaus kam, hätte die Mutter »wissen« können, wie riskant die Situation für ihn war. Die Überdosis, die zu seinem Tode führte, kam quasi mit Ansage. Dass seine Mutter trotzdem nichts Rettendes unternahm, lässt den Schluss zu, dass sie ihn unbewusst loswerden wollte. Die Situation war mittlerweile für alle Beteiligten so furchtbar und unerträglich, dass etwas passieren musste. Der Tod ihres »liebsten Sohnes« war zwar beileibe nicht die gewünschte Lösung, aber »wenigstens war es jetzt vorbei«.

Die Schwester erlebte, wie »die Mutter teilweise meinem Vater die Schuld am Tod meines Bruders gab. Die Eltern trennte der Tod ihres Kindes immer weiter voneinander. Ich stand wieder als Puffer dazwischen, wollte nicht wählen, wer der Bessere ist, wer Schuld an was trägt.«

Zwei Jahre nach dem Tod seines Sohnes starb der Vater an Krebs. 10 Jahre nach dem Drogentod des Bruders ist die Schwester nicht frei von dem Drama. Sie fühlt sich wie verfolgt und findet keine Antwort auf die sie umtreibende Frage: »War es Selbstmord aus Aussichtslosigkeit? Eine Frage, die ich mir stelle, welche mein Bruder nicht mehr beantworten kann.« Außerdem sitzt sie auf ihrer Wut: »Was mich heute am meisten ärgert, ist, dass er sich alles genommen hat und doch so schlecht verwendet hat. Mir bleibt so gut wie nichts übrig. Ich habe meinen Bruder geschützt und geliebt. Heute glaube ich, ich habe alles gegeben und es ist mir fast alles genommen worden.«

Die Schwester leidet an der Last, mit der ihr Bruder sie zurückließ: »Nach dem Tod kümmerte ich mich allein um meine Mutter bis heute.« Sie »bemuttert« ihre depressiv erscheinende Mutter und versorgt sie in einem Maße, dass sogar ihr Hausarzt sie darauf aufmerksam machte, »ich würde mich wieder gründlich ausnutzen lassen«. Sie hat sich erneut in eine »Situation des Gebens und wenig Bekommens« begeben. Eigentlich ist es ihr zu viel, doch sie kann sich kaum von der Mutter abgrenzen. Sie war als Mädchen von Beginn an weniger wert als ihr Bruder und bemüht sich immer noch um die Gunst und den Segen der Mutter. Jene denkt aber gar nicht daran, ihre Tochter zu würdigen.

Vier Jahre nach dem Tod des Bruders adoptiert die Schwester mit ihrem Mann zusammen ein Kind, »weil ich durch gesundheitliche und eventuell seelische Probleme kein Kind bekam«. Jetzt hat sie gleichfalls »ein liebstes Kind«. Selbstverständlich ist es ein Junge. Sie möchte bewusst kein zweites Kind, um nicht wählen zu müssen, welches Kind ihr lieber wäre. Ein Mädchen wollte sie nicht, damit sie ihre eigenen Minderwertigkeitsgefühle nicht auf eine Tochter übertragen würde.

Im Jahr der Adoption wiederholte sich für sie ein Suchtdrama. Die Polizei klingelte an ihrer Tür und teilte ihr mit, dass der Bruder ihrer Mutter an den Folgen eines Alkohol-bedingten Verkehrsunfalls verstorben sei. Erneut war ein Leben in ihrer Verwandtschaft durch »ein Suchtmittel verpfuscht«.

Als »Fazit« aus all den negativen Erfahrungen ist der 40-jährigen Frau eine »große Angst geblieben«, insbesondere »Angst vor dem Tod, vor unheilbaren Krankheiten und vor wiederkehrender Drogenabhängigkeit bei meinem Kind«.

Insbesondere die Sorge, dass ihr eigenes Kind später einmal zu Drogen greifen könnte, raubt ihr die Ruhe. Sie läuft Gefahr, ihren Sohn mit ihrer eigenen Angst zu infizieren und damit genau die Geister heraufzubeschwören, die sie so angestrengt zu kontrollieren sucht. Der Bericht über ihre Familien sowie die Arbeit in der Gruppe waren für die um größere Sicherheit bemühte Frau eine wertvolle Hilfe. Sie vermochte Unverarbeitetes aufzuarbeiten und dadurch den Bann ihres toten Bruders aufzulösen. Außerdem hat sie beschlossen, sich fürsorglich darum zu kümmern, die Macht ihrer Ängste zu brechen.

Ein familiäres Muster »außer Konkurrenz« oder: Die Fortsetzung deutscher Geschichte

Ein ganz eigenes Ursache-Wirkungs-Geschehen steckt in einer familiären Dynamik, die sich hinter zahlreichen Fassaden und Masken verbirgt. Oberflächlich drängen sich erst einmal andere Muster auf, mit deren Hilfe man den Drogen- und Suchtmittelgebrauch eines Familienmitglieds erklären möchte. Erst bei näherem Hinschauen tun sich die eigentlichen Abgründe des familiären Geschehens auf, dessen Ursachen bis weit in unsere dunkelste geschichtliche Vergangenheit zu reichen vermögen.

Ein heute 49-jähriger Mann war frühzeitig von zu Hause ausgezogen, um Medizin zu studieren. Er legte alle Prüfungen ab, scheiterte jedoch am letzten medizinischen Examen, obgleich er sich fachlich sicher fühlte. Jedes Mal, wenn er zur mündlichen Abschlussprüfung gemeldet war, erkrankte er so schwer, dass er den Prüfungstermin nicht einzuhalten vermochte. Infolgedessen hat er sein Studium nie abgeschlossen. Seinen Lebensunterhalt bestreitet er mehr oder weniger mit einem Dienstleistungsgewerbe. Über erste Erfahrungen mit Alkohol sowie Cannabis, LSD und Meskalin entwickelte sich der Mann im Laufe der Jahre zu einem periodisch stark trinkenden Alkoholiker. Dass er Trinker ist, gibt er zwar freimütig zu, weigert sich aber bis heute beharrlich, längerfristig professionelle Hilfe in Anspruch zu nehmen. Das habe *er* nicht nötig. Sporadischen Therapieversuchen verlieh er bewusst den Charakter von Machtkämpfen. Unter geschickter Ausnutzung seiner eigenen psychologischen wie medizinischen Vorbildung gelang es ihm, die jeweiligen Therapeuten frühzeitig zur Wirkungslosigkeit zu verurteilen. Deren genüsslich inszenierte Niederlagen sind seine Pyrrhussiege. Über die Vereitelung wirksamer Hilfe zur Selbsthilfe kann er bis heute hartnäckig an seinem Leiden festhalten. Als Rettungsanker dienen ihm phasenweise seine mit starker Abwertung anderer Menschen einhergehenden Größenphantasien.

Die Rekonstruktion seiner Lebensgeschichte ergab, dass er 1952 nach drei Mädchen als erstgeborener Sohn seines Vaters zur Welt kam, der seinerseits Jahrgang 1909 war. Sein Vater erlebte folglich den Aufstieg und die Diktatur der Nazis in Deutschland. Als waffenfähiger Mann wurde er mit Beginn des Zweiten Weltkriegs zur Wehrmacht eingezogen. Er wurde mehrfach verwundet und war kurz in Kriegsgefangenschaft. Nach dem Krieg wurde er entnazifiziert. Doch sein weiteres Leben blieb überschattet von der Gewalt der Obrigkeit, von Krieg, Gefangenschaft und Rückkehr in ein Leben, in dessen Verlauf er die ihm und seiner Frau geraubten »besten Jahre« nie zu verschmerzen wusste. Durch eine latente Infizierung mit nazistischem Gedankengut goss er insbesondere in die Beziehung zu seinem erstgeborenen Stammhalter viel NS-vergiftete Seelennahrung hinein. Seine Frau, die still unter dem Verlust ihrer drei Brüder im Krieg litt, sagte wörtlich: »Während des Krieges war mein Mann kein Nazi, aber heute hat er viel von einem Nazi an sich.« Den eigenen Willen und die vor Kraft strotzende Lebendigkeit seines Sohnes konnte der Vater von Geburt an nicht ertragen. Dessen Drang zur Selbstbehauptung wurde systematisch unterbunden. Der Vater konnte neben sich keinen lebendigen, eigenwilligen Sohn dulden; und schon gar keinen Sohn, der größer würde als er und ihn im Leben überträfe. Der Vater war auch körperlich eher klein geraten, und klein hielt er seinen Sohn. Da jener sich nicht kampflos zu ergeben gedachte, kam es während der Pubertät zu einem regelrechten Stellungskrieg mit dem Vater. Unzählige Male bekam er aus dessen Mund zu hören: »Du bist nichts, hast nichts, kannst nichts. Aus dir wird nie etwas werden. Du bist viel zu weibisch. Du wirst noch an mich denken.« Während der schlimmsten Szenen wollte der Vater seinen Sohn mit einem Stuhlbein »zum Tempel hinausjagen«. Dem Vater taten seine aggressiven Durchbrüche jedes Mal Leid, denn im Grunde bemühte er sich redlich, seiner Familie ein anständiges Leben zu ermöglichen. Die hässlichen Szenen wiederholten sich jedoch über Jahre hinweg und hinterließen tiefe Spuren. Der Sohn hielt mit den falschen Mitteln dagegen. Er begann, Alkohol zu trinken und als erste illegale Droge Haschisch zu konsumieren. Es folgten die Halluzinogene Meskalin und LSD. Obgleich der Sohn frühzeitig große räumliche Distanz zwischen sich und seinen Vater legte, vermochte er sich nicht von seinem Vater zu lösen. Er durfte nicht erfolgreich sein, den inneren Vater nicht überwinden. Sein Medizinstudium abzuschließen hätte bedeutet, erfolgreicher und größer zu werden als der Vater. Doch die vernichtenden Urteile seines Vaters wurden zum tief verinnerlichten Lebensskript, das bis heute die unaufhaltsame Selbstzerstörung des erwachsenen Mannes mit Alkohol vorantreibt.

Untergründige familiäre wie gesellschaftliche Spätfolgen von Holocaust und Nationalsozialismus sind nicht nur in der unmittelbaren Nachkriegsgeneration zu entdecken. Selbst Nachgeborene der zweiten oder dritten Generation vermögen unter Umständen verschiedene Symptome aufzuweisen, deren tiefere Ursachen sich erst im vollen Ausmaß erschließen, wenn man die Geschichte einer Familie unter der Mehrgenerationen-Perspektive betrachtet. Ein schädliches Symptom unter vielen möglichen ist der Drogen- und Suchtmittelgebrauch der Nachgeborenen.

Die blockierte Reifung oder: »Von einem, der auszog, das Fürchten zu lernen«

Es ist egal, wie du dich bewegst.
Die Hauptsache ist,
dass du nicht stehen bleibst.
(Konfuzius)

Das folgende Kapitel ist für Leser, die selbst Cannabis konsumieren sicherlich eines der schwierigsten. Es ruft leicht innere Widerstände hervor und wird nur verstanden, wenn es mit der gebotenen inneren Distanz sowie ohne ideologische Scheuklappen gelesen wird. Wichtig für das Verständnis ist, dass die Aussagen des Kapitels der praktischen Alltagsarbeit in der Drogenberatung entstammen und sich auf gewohnheitsmäßige Cannabiskonsumenten beziehen.

Viele der regelmäßig Haschisch und Marihuana gebrauchenden jungen Menschen teilen ein gemeinsames Problem: Sie sind in unterschiedlichem Ausmaß, aber immer deutlich wahrnehmbar in ihrer inneren Reifung blockiert. Cannabis erfüllt in solchen Fällen eine doppelte Funktion: Die Schwierigkeiten vieler Heranwachsender, selbstbewusst in die Welt zu gehen, sind häufig Ursache wie Auslöser für den Umgang mit Rauschmitteln. Mit den Wirkungen der Substanzen werden die Probleme, welche die Anforderungen des Lebens bereiten, überspielt. Entfalten Rauschmittel eine wachsende Eigendynamik und werden sie zu einem bestimmenden Lebensmittelpunkt, verdoppeln sich die Schwierigkeiten, mit Neugier auf das Leben und voller Tatendrang in die Welt zu ziehen.

Der Cannabisgebrauch junger Menschen führt uns mitten hinein in die Turbulenzen von Pubertät, Adoleszenz und Erwachsenwerden. Der Lebensfluss der Heranwachsenden wird hier von einer gänzlich neuen Dynamik erfasst. Keine zweite Lebensphase stellt in so kurzer Zeit so viele schwierig zu bewältigende Lebensaufgaben. Relativ plötzlich drängen ungeahnte, bisher nicht verfügbare Entwicklungsmöglichkeiten an. Der für eine angemessene geistig-seelische wie körperliche Entwicklung stimmige Gang der Dinge vollzieht sich jedoch nicht von selbst. Die wachsenden Lebensmöglichkeiten wollen bestimmungsgemäß genutzt werden, um die Zeit der Lebensstürme, Krisen, Risiken und Chancen erfolgreich zu durchlaufen. Der zu bewältigende Abschied von der Kindheit führt Schritt für Schritt in die Welt des Erwachsenseins. In der modernen Zivilisation werden die Heranwachsenden auf ihrem mit Stolpersteinen und Fallstricken versehenen Weg weitgehend alleine gelassen. Folglich gleicht Erwachsenwerden in unserer Kultur vielfach einem »Zufallsgeschehen«. Es fehlen uns die Initiationsriten »primitiverer« Kulturen, auf die wir mit verbreiteter zivilisatorischer Überheblichkeit so gerne herabsehen. Viel zu sehr alleine gelassen und auf sich selbst gestellt, schaffen sich junge Menschen ihre eigenen Rituale. In der gefühls- wie beziehungsmäßig verarmten Konsumgesellschaft erfüllt der Drogengebrauch in der Phase des Heranwachsens mithin den Zweck eines verkümmerten Aufnahmerituals: zuerst in die Gruppe der Gleichaltrigen, danach in die Welt des Erwachsenseins.

Die praktische Arbeit mit Cannabisgebrauchern erweist immer aufs Neue, wie schwer sie sich auf dem Weg ins Leben tun. An Weichen stellenden Weggabelungen verharren sie unschlüssig und orientierungslos. Nicht selten würden sie sogar lieber zurückweichen und in den Kinderschuhen stecken bleiben, als den nächsten Schritt nach vorn zu wagen. Die Übernahme altersgemäßer Rollen wird zur unüberbrückbaren Hürde. Das Hineinwachsen in die Erwachsenenrolle wird gar vollends gescheut. Letzteres ist nicht einmal nur negativ zu bewerten. Klischeemäßige männliche wie weibliche Erwachsenenrollen, wie sie unsere in der menschlichen Substanz kranke Konsumgesellschaft vorgibt, innerlich abzulehnen zeugt von sehr gesunden seelischen Kräften. Das Weiterwachsen in das Erwachsenen-Dasein ist allerdings trotzdem zu bewältigen, nur wird die persönliche Orientierung unter Umständen noch schwieriger, wenn man eine eigenwillig gelebte Erwachsenenrolle auszufüllen bestrebt ist. »Seines eigenen Glückes Schmied« zu sein stellt an die private wie soziale Lebenskompetenz hohe Anforderungen.

In Anlehnung an das Märchen »Von einem, der auszog, das Fürchten zu lernen« müssen junge Menschen in die Welt ziehen, um sich das Leben zu erobern. Dazu gehört, es fürchten zu lernen.

Gemeint ist zweierlei: Natürlich soll ihnen das Leben als solches keine Angst einflößen. Doch ist es eine unvermeidliche Lebenstatsache, dass Angst in vielen Gewändern Kinder, Jugendliche wie Erwachsene bedrängt. In dem Falle bedeutet »das Fürchten zu lernen«, Bewältigungsstrategien im Umgang mit ängstigenden Lebenssituationen zu entwickeln. Konkrete Furcht wie generalisierte Lebensangst dürfen keine solch lähmende Macht über einen Menschen erlangen, dass er in seiner Handlungsfähigkeit erstarrt. In einem zweiten Sinne bedeutet »das Fürchten zu lernen«, Achtung und Respekt zu erwerben. Achtung vor dem einzigartigen Wert des Lebens verhindert allzu gedankenloses oder risikoreiches »Spielen« mit dem eigenen endlichen Leben. Betont gleichgültige jugendliche Äußerungen wie »An irgendwas muss ich ja doch sterben« bezeugen, dass der Entwicklungsschritt, das Leben zu achten und wertzuschätzen noch nicht vollzogen ist. Tatsächlich ist dieser Schritt eine »reife Leistung«. Respekt vor der Schöpfung, vor seinen Mitmenschen und vor allem auch vor dem eigenen menschlichen Wesen zu entwickeln, ist ein paralleler innerer Entwicklungsprozess, der zu einem stabilen Selbstwertgefühl führt. Sich selbst als wertvollen Menschen zu begreifen ist der beste Schutz vor selbstverächtlichem oder gar selbstschädigendem Verhalten, wie es massiver Drogengebrauch darstellt. Das »Fürchten« in jenem reifungsfördernden Sinne lernen heranwachsende Menschen nur, wenn sie mit Lebenszuversicht in die Welt gehen.

Gewohnheitsmäßig kiffende Cannabiskonsumenten scheitern vielfach an den sie bedrängenden Lebensaufgaben. Die Blockade ihrer inneren Reifung vermag vorübergehender Natur oder langfristig und damit von lebensbestimmender Prägung zu sein. An welcher Stelle ihres Lebens sie »hängen bleiben« und wie unreif sie wirken, wird entscheidend mitbestimmt vom Einstiegsalter beim ersten Rauschmittelgebrauch, der Häufigkeit ihres Haschisch- oder Marihuanakonsums, von einem eventuellen Beigebrauch weiterer Suchtstoffe sowie der Härte ihres Drogengebrauchsmusters. Die Beispiele in den Kapiteln »Konsummotive« wie »Familiäre Muster« lassen an zahlreichen Stellen Reifungsverzögerungen erkennen. Die »blockierte Reifung« ist allerdings beileibe nicht nur ein individuelles Problem einzelner Kiffer. Ein gewisser Grad an »Unreife« scheint geradezu ein Markenzeichen bestimmter Teile der Hanfkultur zu sein.

Die Belege hierfür sind vielseitig. Eine in den Kultzeitschriften der Hanfszene verbreitete Werbung für Cannabisrauchgeräte wirbt für »Bongs« mit dem Slogan: »Feiern, Ficken, Fröhlich sein und dabei benebelt sein, alles dreht sich nur um's eine, ›Beamer‹ und sonst keine!« Das mag betont lässig und flott, eine bestimmte jugendliche Zielgruppe umwerbend, formuliert sein, zeugt aber gleichzeitig in mehrerer Hinsicht von inhaltlicher Gedankenlosigkeit und Unreife. Wer offen das »Benebelt-Sein« als Form des Rausches propagiert, stellt unter Beweis, dass er weder das Wesen noch den ursprünglichen Sinn von Rauscherlebnissen begriffen hat. Er wirbt für einen Rauschverlauf, welcher die Wahrnehmung nicht erhöht und verfeinert, sondern herabsetzt. Sich mit Bongrauchen »wegzubeamen«, macht als Gebrauchsmuster von Cannabis platt und träge. Die Urheber einer Werbung, die »Feiern, Ficken, Fröhlich sein und dabei benebelt sein« gleichsetzen, scheinen überdies bei der ins Auge gefassten Kundschaft ein sehr eingeschränktes Maß an innerer Genussfähigkeit vorauszusetzen. »Benebelt-Sein« ist das glatte Gegenteil von Genuss und natürlichem »Angeturnt-Sein«. Im benebelten Zustand verringert sich die persönliche Erlebnisfähigkeit. Wozu sollte sich ein genussfähiger Mensch beim »Feiern« und »Fröhlich sein« selbst herunterziehen, indem er sich »zumacht«? Das ist ein erlebnismäßiger Widerspruch in sich. Das eine schließt das andere aus. Auch wer beim »Ficken« benebelt ist, erlebt nur halbe Sachen. Nichts gegen den Ausdruck, wenn er zum persönlich vertrauten Vokabular gehört. Die Liebe an sich allerdings verträgt kein Benebeltsein. Nicht wenige Paare bezeugen ebenso unerfreuliche wie unbefriedigende Liebeserlebnisse im bekifften Zustand. Ein Cannabisprofiteur, der seine Kunden mit einer inhaltlich so schlechten, »unreifen« Werbung aufs Glatteis führen und für dumm verkaufen möchte, verdient, die »rote Karte« gezeigt zu bekommen.

Blüht solch gedankenlose Werbung eher im Verborgenen der Hanf-Insider-Kultur, ist das »unreife« Verhalten zahlreicher Hanfaktivisten oder »militanter Kiffer« weit öffentlichkeitswirksamer. Geradezu schädlich wirkt sich ihr Auftreten anlässlich zahlreicher

Veranstaltungen rund um das Thema »Cannabis« aus. Ihre oftmals geballte Intoleranz ist einer Versachlichung der Cannabisdiskussion nicht dienlich. Die gewünschten Fortschritte auf der politischen Bühne wie in der öffentlichen Meinung werden dadurch eher behindert. Ein Paradebeispiel von vielen für die »Usurpation«, d.h. in dem Falle die Anmaßung der tonangebenden Gewalt bei publikumswirksamen Veranstaltungen, war die Diskussion »Streit im Schloss«. Bei der vom Saarländischen Rundfunk produzierten »Talk-Runde« stritten sich Befürworter wie Gegner um das Thema »Cannabis für Kranke«. Die Aufzeichnung der »Show« wurde mehrfach regional wie bundesweit ausgestrahlt. Das eigentliche Thema wurde kaum diskutiert, da die Diskussion augenblicklich in Richtung Legalisierung und Freigabe von Cannabis abdriftete. Den einhelligen Beifall der zahlreich anwesenden Hanfaktivisten heimste ein bekannter Suchtexperte und Bestsellerautor ein, der als Befürworter einer Cannabislegalisierung uneingeschränkte Akzeptanz fand. Maßvollere Stimmen oder gar die aus ihrer Sicht völlig berechtigten Einwände einer mit diskutierenden Vertreterin der »Elternkreise drogengefährdeter und drogenabhängiger Jugendlicher« wurden von den »Hänflingen« gnadenlos zum Schweigen gebracht. Deren Intoleranz feierte den eigenen Triumph. Selbst als Befürworter einer tolerierenden Drogenarbeit, der mit der derzeit gültigen Rechtslage nicht zufrieden sein kann, vermochte ich an dem Verhalten der Cannabis-»Stoßtrupps« keinen Gefallen zu finden. Eine Kollegin brachte es auf den Punkt: »Die wirken alle so unreif.« Vereinzelt anwesende Altkiffer zeigten sich leider ebenso wenig in der Lage, das Bild eines reifen, kompetenten Cannabisnutzers zu verbreiten. Selbst von der Szene verehrte »Hochmeister« der Hanfkultur, die sowohl öffentlichkeitswirksam wie hinter den Kulissen viel Förderliches in der politischen Debatte um Cannabis bewirkt haben, sind von dem militanten Auftreten vieler Hanfaktivisten enttäuscht und ziehen sich im fortgeschrittenen Alter auf kulturpessimistische oder sogar zynische Positionen zurück. Die Hanfkultur hat mit Teilen ihrer Szene jedenfalls ein der Sache wenig dienliches Problem, das sie anerkennen oder verleugnen mag.

Individuell sind zahlreiche Kiffer schon weiter. Sie stehen zu ihren Problemen und setzen sich selbstkritisch damit auseinander, wie das folgende Beispiel bezeugt: Eine heute 42-jährige Frau, Angestellte im öffentlichen Dienst, hatte bis zum Alter von 30 Jahren, als sie das erste Mal schwanger wurde, etwa 14 Jahre lang regelmäßig Haschisch geraucht. Mit der ersten Schwangerschaft stellte sie den Cannabiskonsum vollständig ein. Mit ihrem Mann und mittlerweile zwei Kindern lebt sie ihren familiären und beruflichen Alltag. Sie bekennt ebenso offen wie bedauernd, dass ihr gewohnheitsmäßiger Haschischkonsum ihre Entwicklung deutlich behindert hat. Sie leidet spürbar unter den Langzeitwirkungen ihres damaligen Verhaltens. Zwölf Jahre nach dem letzten Haschischgebrauch beklagt sie wörtlich: »Ich bekomme den Arsch nicht mehr hoch, um mit Schwung und Begeisterung etwas Neues anzufangen. Ich weiß und spüre, dass ich mich in meiner Arbeit eindeutig unter Wert verkaufe, aber ich kann es nicht mehr ändern. Die Hauptlast in unserer Familie und mit den zwei Kindern trägt mein Mann, weil ich es nicht geregelt bekomme.« Es mag sein, dass sich hinter dem blockierten Antrieb jener Verwaltungsangestellten eine latente Depression verbirgt. In keinem Falle jedoch stand ihr gewohnheitsmäßiger Cannabiskonsum im Dienste ihrer Persönlichkeitsentwicklung. Nicht wenigen Altkiffern erging es ähnlich. Sie sind im Leben weit hinter ihren eigentlichen Möglichkeiten zurückgeblieben.

Fairerweise gilt es festzuhalten, dass Cannabis im Zusammenspiel mit seinen Nutzern auch gegenteilige Effekte zu erzielen vermag. Es ist zwar wahrscheinlicher, dass Haschisch und Marihuana bei gewohnheitsmäßigem Konsum im Zusammenwirken mit der Persönlichkeitsstruktur des Gebrauchers eher dazu beitragen, dessen seelische Reifung zu behindern. In selteneren Fällen vermögen sie jedoch umgekehrt bei ausgesucht-bewusster Indienstnahme positive Entwicklungsschritte zu befördern. Es existieren ausreichend Belege für die Tatsache, dass gezielter Cannabiskonsum positive und beständige Veränderungen im Selbstwertgefühl junger Menschen nach sich ziehen kann.

Eine sorgfältig durchgeführte amerikanische Längsschnittstudie untersuchte die Zusammenhänge zwischen Drogengebrauch, Persönlichkeitsmerkmalen der Konsumenten und elterlichen Erziehungsstilen. Es wurde eine größere Gruppe von Kindern bzw. Jugendlichen im Alter von 3, 7, 11 und 14 Jahren ausgiebig beobachtet und schließlich im Alter von 18 Jahren hinsichtlich ihres Rauschmittelgebrauchs befragt.[1] Die jungen Menschen, die im Alter von 18 Jahren Probier- und Experimentiererfahrungen mit Cannabis gemacht hatten, wiesen sowohl im Vergleich mit abstinenten Jugendlichen, die noch nie illegale Drogen gebraucht hatten, wie auch im Vergleich mit regelmäßigen Cannabisgebrauchern das höchste Maß an seelischer wie psychosozialer Gesundheit auf. Die rigide abstinent lebenden Jugendlichen zeigten sich in der Wahrnehmung wie im Ausdruck ihrer Gefühle eingeschränkt. Sie versprühten wenig expressive Fröhlichkeit und empfanden weniger Warmherzigkeit und emotionale Befriedigung in Freundschaften. Insgesamt erwiesen sie sich vor allem als angepasst. Die gewohnheitsmäßig Cannabis konsumierenden Jugendlichen verspürten wenig Selbstvertrauen, mäßigen Stolz auf eigene Leistungen und viel Unentschlossenheit bei ihren Lebensentscheidungen. Sie verhielten sich insgesamt eher rückzüglich als aufgeschlossen für die Überraschungen des Lebens. Die psychisch gesündesten Experimentierer waren neugierig auf Grenzerfahrungen, sicher realitätsbezogen und lebten gut sozial integriert. Insgesamt zeigten sie sich lebensbejahend und genussfähig. Ihr Cannabisgebrauch diente ihnen niemals als Ventil für emotionale Not oder als Ausgleich für einen Mangel an tragenden sozialen Beziehungen.

Aus der Studie abzuleiten, dass mäßiger Cannabiskonsum in jedem Falle positive Konsequenzen mit sich bringen würde, wäre sicherlich überzogen. Nicht wegzudiskutieren ist allerdings die Tatsache, dass die Erfahrungen, welche mit bewusstem Cannabisgebrauch einhergehen, bei emotional eher stabilen Heranwachsenden altersangemessene Reifungsschritte in Grenzen zu fördern vermögen. Deren Lust auf die Höhen und Tiefen des Lebens, auf einen selbstfürsorglichen Umgang mit der eigenen Person sowie auf eine selbst bewirkte Regulierung ihrer Gefühls- und Spannungszustände schlägt sich unmittelbar nieder in gesteigerter Lebenskompetenz.

---

1 Es handelt sich um die 1990 veröffentlichte Studie von J. Shedler/J. Block: Adolescent drug use and psychological health: A longitudinal inquiry. American Psychologist, 45 (5), 612–630. In einer deutschen Kurzfassung ist sie von P. Löcherbach referiert in: Sucht*Report* 5/1995.

Beratungs- und Therapieprozesse: Die Absolution oder die Nährung der Schuld und Erbsünde

Ein regelmäßiger Haschisch- und Marihuanagebrauch von Söhnen oder Töchtern versetzt nahezu alle Eltern in Aufregung. Ein Teil von ihnen begibt sich alleine oder zusammen mit ihren Kindern in Beratung. Kein Beratungsprozess ist gleich einem anderen. Die Prozesse sind vielfältig. Mal führen sie schnell oder überraschend zu guten Erfolgen, mal schleppen sie sich mühsam dahin, versanden, werden abgebrochen und scheitern, bevor sie zu den gewünschten Veränderungen beizutragen vermögen. Ein Dreh- und Angelpunkt in vielen Beratungs- wie Therapieprozessen ist der Stellenwert sowie der Umgang mit dem Thema »Schuld«.

Vorwiegend sind es die Mütter, die sich beim Drogengebrauch ihrer Kinder von den Drogenberatungsstellen rasche Hilfe erhoffen. Was wollen die Mütter von uns, wenn sie bei den Drogenberatern Rat suchen? Es ist nur natürlich, dass Eltern nach den Ursachen suchen, wenn sie bemerken, dass ihre Kinder Drogen gebrauchen. Sie stellen sich viele und vielfach auch sehr quälende Fragen: »Bin ich schuld daran, dass mein Sohn kifft?«, »Was habe ich denn bloß falsch gemacht?«, »Sicher haben wir in der Erziehung große Fehler gemacht, aber muss unser Kind deswegen gleich zu Drogen greifen!?«, »Was kann ich tun, um meine Fehler wieder gutzumachen?«, »Wie können wir unserem Kind helfen?« Unwillkürlich und ehe man es sich versieht, drängt die Schuldfrage in den Raum.

Sind wir als Drogenberater heutzutage an die Stelle des Pastors und Beichtvaters getreten, der die Absolution erteilen kann? Sollen wir die Eltern also von Schuld freisprechen und entlasten? Manche Mütter und Väter scheinen tatsächlich vordringlich eine Lossprechung vom sie bedrückenden schlechten Gewissen zu wünschen, wenn sie die Drogenberatung aufsuchen. Will man das geschilderte Problem ihrer Kinder genauer mit ihnen untersuchen und sie auf eine eventuelle Mit-Verantwortung hin ansprechen, ziehen sie sich enttäuscht und empört zurück.

Andere Eltern scheinen von uns etwas Paradoxes zu erwarten. Statt sie zu entlasten, sollen wir sie offensichtlich in der Schuld festhalten. Insbesondere manche Mütter scheinen in der Beratung die Nährung der Schuld und Erbsünde von uns zu erwarten. Tappt man derart in die Beziehungsfalle, dass die Schuldfrage übergewichtig und zum alles beherrschenden Thema wird, erfüllt sie eine wesentliche Funktion. Die Beschäftigung mit der eigenen oder fremden Schuld, die zu Verstrickungen und Abhängigkeiten geführt hat, erhält und verlängert die schuldgeschwängerten Beziehungssysteme. Veränderungen, die unter Umständen noch bedrohlicher wären als das unerwünschte Drogenverhalten eines Familienmitglieds, brauchen nicht in Gang gesetzt zu werden. Alles bleibt beim Alten. Das Verhaftetsein und -bleiben im Status quo garantiert gleichermaßen die Beziehungen. Kein Elternteil, weder Mutter noch Vater, muss sich mit der Frage von Schuld konstruktiv auseinander setzen, wenn er die Schuld »hat« und sie wie einen Sicherheit garantierenden Besitz festhält oder wenn er sie umgekehrt einem Familienmitglied bzw. einem außenstehenden Dritten zuweisen kann. Die Sicherheit besteht im Vertrauten.

Wird ernsthaft nach den Verstrickungen und den gegenseitigen Abhängigkeiten geschaut, wird der vertraute Boden schnell brüchig. Womöglich müssen die Mütter oder Väter die traurige Gewissheit ihrer eigenen »Verlorenheit« in den familiären Beziehungen anerkennen. Oder sie sind plötzlich gehalten, sich gegen die eigenen (inneren) Eltern zu wenden, die ihnen derart bindende Schuldgefühle eingeimpft haben, dass sie die aktuellen Beziehungen vergiften. Ferner könnte es ebenso notwendig werden, endlich familiäre »Erbsünden« aufzudecken, die bereits eine »Schuldspur« durch mehrere Generationen gezogen haben. In allen Fällen würden die betroffenen Mütter und Väter mit einem schwer zu ertragenden »existenziellen Vakuum« konfrontiert und riskierten, ihrerseits in ein tiefes Loch zu fallen. Um solch schmerzhafte Erkenntnisprozesse zu vermeiden, kann die Schuld instrumentalisiert werden wie ein stoffliches Suchtmittel. Sie verhindert jegliche Klärung der Beziehungen und behindert die Wahrnehmung der eigenen Gefühle, insbesondere der abgrundtiefen Enttäuschung, der maßlosen Wut und der Liebe, die ins Leere läuft. Lähmend wird alles blockiert, was geeignet wäre, über ebenso zielgerichtetes wie angemessenes Handeln verändernde Prozesse einzuleiten.

Mit Schuldgefühlen im beschriebenen Sinne ist generell schwer zu arbeiten. Gelingt es nicht, die den »Status quo« sichernde Instrumentalisierung der Schuld aufzulösen und zu einem realitätsgerechten inneren Akzeptieren von Mit-Verantwortung bei allen Beteiligten zu gelangen, scheitert der gemeinsame Beratungs- oder Therapieprozess. In solchen Fällen beschränkt sich die weitere Arbeit auf diejenigen Familienmitglieder, die in der Lage sind, sich aus den bindenden Verstrickungen so weit zu lösen, dass sie ihre eigenen Wege in Angriff nehmen. In den Fallberichten des vorliegenden Buches finden sich hierfür genügend Beispiele.

Die Rechtslage: Legalisierung, Tolerierung und »Das elfte Gebot«

Die meisten Cannabiskonsumenten vermögen kaum zu verstehen, dass sie durch den Umgang mit Haschisch und Marihuana mit dem Gesetz in Konflikt geraten. Zum einen liegt das an einer schlichten Informationslücke, zum anderen daran, dass sie keinerlei Unrechtsbewusstsein empfinden. Letzteres hat wiederum zwei Gründe: Zum Ersten sehen sie Cannabis überhaupt nicht als Droge an, zum Zweiten fällt es nicht nur jungen Menschen schwer, ein Unrechtsbewusstsein für vergleichsweise harmlose Angelegenheiten zu entwickeln, wenn sie nahezu tagtäglich miterleben, wie in den höheren Etagen von Politik und Wirtschaft geschoben und »gedealt« wird und wie weit der Einfluss des »organisierten Verbrechens« reicht.

Zusätzlich ist »Recht haben« und »Recht bekommen« in unserer Gesellschaft gar nicht mehr selbstverständlich. Sein Recht durchzusetzen wird häufig zu einer kostspieligen Angelegenheit, die nur noch über eine vorhandene Rechtsschutzversicherung abzudecken ist. Die gültige Rechtslage im Zusammenhang mit Cannabis muss von vielen jungen Menschen daher erst einmal gegen erhebliche innere Widerstände akzeptiert werden.

- Cannabis wird im Betäubungsmittelgesetz (BtMG) der Rang einer illegalen Droge zugemessen. Von dem Verbot ist praktisch die gesamte Pflanze betroffen. Laut Gesetz werden Betäubungsmittel in drei Kategorien eingestuft:

- In der Anlage 1 zum Betäubungsmittelgesetz sind die nicht verkehrsfähigen Stoffe aufgelistet, zu denen auch Cannabis gehört. Selbst Cannabissamen, die zum Anbau von Drogenhanf dienen könnten, gelten seit 1998 als nicht verkehrsfähiger Pflanzenbestandteil.

- Anlage 2 führt verkehrs-, aber nicht verschreibungsfähige Betäubungsmittel auf, die mit Zustimmung des Bundesinstituts für Arzneimittel und Medizinprodukte zu wissenschaftlichen Zwecken eingesetzt werden dürfen.

- Anlage 3 zum Betäubungsmittelgesetz benennt schließlich die verkehrs- und verschreibungsfähigen Betäubungsmittel. Darunter fallen beispielsweise Morphium, das synthetische Cannabinoid »Nabilon« oder »Dronabinol«. Bei Letzterem handelt es sich um nichts anderes als Delta-9-THC. Es kann synthetisch hergestellt oder aus der Pflanze extrahiert werden. Das bekannte THC-Präparat »Marinol« ist ein synthetisches Dronabinol-Produkt. Substanzen, die in der Anlage 3 des BtMG aufgeführt sind, dürfen auf einem Betäubungsmittelrezept medizinisch verordnet werden.

Ausgenommen vom generellen bundesdeutschen Cannabisverbot sind nur Hanfsamen zum Anbau THC-armer Faser- und Nutzhanfsorten. Für Vollerwerbslandwirte ist deren wirtschaftliche Nutzung seit 1996 wieder erlaubt.

Mit Strafe bewehrt sind nach dem Betäubungsmittelrecht dagegen der private Anbau von Drogenhanf, der Besitz von Cannabis, der Erwerb, die Abgabe und der Handel sowie die Ein- und Ausfuhr von Cannabisprodukten. Erhält die Polizei einen Hinweis auf Vorgänge rund um den Anbau, den Handel und den Konsum von Cannabis, muss sie von Rechts wegen ermitteln und ihre gewonnenen Erkenntnisse an die Staatsanwaltschaft weiterleiten.

In den letzten Jahren gab es wiederholt drogenpolitische wie rechtliche Initiativen, den Erwerb und Besitz geringer Mengen von Haschisch und Marihuana zum Eigenverbrauch zu entkriminalisieren. Mit dem so genannten »Cannabisbeschluss« des Bundesverfassungsgerichts vom 9. März 1994 liegt ein Grundsatzurteil vor, in dem die Karlsruher Verfassungshüter zum Totalverbot von Cannabis Stellung bezogen. Seither ist es gängige Rechtspraxis, dass die Staatsanwaltschaften bei der Sicherstellung von »geringen Mengen« Cannabis, die ausschließlich zum persönlichen Eigenverbrauch eines Konsumenten bestimmt sind, aus Gründen der Verhältnismäßigkeit von einer Strafverfolgung absehen sollen. Voraussetzung ist allerdings, dass keine weiteren Personen gefährdet werden. Was eine »geringe Menge« ist, bestimmen derzeit noch die einzelnen Bundesländer, da die vom Verfassungsgericht eingeforderte bundesweite Regelung leider nach wie vor aussteht. In der Drogenrealität sorgt dies bei weniger gut informierten jungen Leuten für Unsicherheit und Verwirrung.

Eindeutig falsch ist die weit verbreitete Ansicht, dass Cannabis nach dem Grundsatzurteil des Bundesverfassungsgerichts legal und erlaubt sei. Richtig ist, dass der Eigenverbrauch in geringen Mengen toleriert wird. Die Tolerierung wird allerdings von Bundesland zu Bundesland unterschiedlich gehandhabt. Die geduldeten Mengen schwanken zwischen 0,3 und 30 Gramm Haschisch oder Marihuana. Die »Nordlichter« tolerieren tendenziell höhere Grenzwerte. Das Bundesland, in dem anlässlich eines weltbekannten Oktoberfestes die legale Droge Alkohol bis zur Besinnungslosigkeit straffrei konsumiert werden darf, setzt für Cannabis dagegen sehr restriktive Grenzen. Jeder Cannabiskonsument muss ein ureigenes Interesse daran haben, zuverlässig in Erfahrung zu bringen, welche »geringe Menge« seines Stoffes zum Eigenverbrauch in seinem Bundesland toleriert wird.

Trotz der Tolerierung von »geringen Mengen« gilt für alle Bundesländer: Wer sich mit Haschisch oder Marihuana erwischen lässt, wird in jedem Falle aktenkundig. Die Polizei nimmt seine persönlichen Daten auf und muss ein Ermittlungsverfahren einleiten. Erst die Staatsanwaltschaft stellt das Verfahren bei geringen Mengen zum Eigenverbrauch wegen Geringfügigkeit ein. Nicht eingestellt wird das Verfahren allerdings, wenn von einer Fremdgefährdung Minderjähriger ausgegangen wird oder wenn im bekifften Zustand Auto gefahren wird. Eine Fremdgefährdung wird regelmäßig dann angenommen, wenn beispielsweise in Schulen oder bei Klassenfahrten, in Einrichtungen der Jugendarbeit sowie auf Kinderspielplätzen Cannabis konsumiert wird. Im Übrigen gilt die Kleinmengenregelung nur für den Gelegenheitskonsum. Würde jemand wiederholt mit geringen Mengen Haschisch oder Marihuana auffällig werden, müsste er als Gewohnheitskiffer in manchen Bundesländern mit einem Strafverfahren rechnen. Der Handel mit Cannabis steht in jedem Falle unter Strafe. Für das »Dealen« gilt die Kleinstmengenregelung grundsätzlich nicht.

Kompetente Cannabisgebraucher versuchen sich vor jedweder Strafverfolgung dadurch zu schützen, dass sie sorgfältig »das elfte Gebot« beachten, welches da lautet: »Du sollst dich nicht erwischen lassen.« Grundsätzlich liegt es in der Eigenverantwortung eines jeden Haschisch- und Marihuanakonsumenten, nach Möglichkeit dafür zu sorgen, nicht aktenkundig zu werden. Das ist niemals von Vorteil. In allen Fällen von Umgang mit Cannabis, in denen es nicht zur Einstellung des Verfahrens wegen Geringfügigkeit kommt, geht das Delikt seinen rechtlichen Gang. Wer als Cannabiskonsument in heikle Situationen gerät, sollte ohne gründliche Rechtskenntnisse keine Angaben zur Sache machen, sondern den Rat eines fachkompetenten Rechtsbeistandes in Anspruch nehmen. Im Übrigen gilt für einen eventuellen Kontakt mit der Polizei, dass Polizisten keine »Unmenschen« sind. Sie tun ihre Arbeit, mit der sie beauftragt sind. Im alltäglichen Umgang mit gemäßigten Cannabiskonsumenten würden sich viele von ihnen gerne überflüssige Arbeit ersparen. Leichter fällt ihnen das, wenn sie sich nicht herausgefordert fühlen. Mit beidseitig besonnenem Verhalten lässt sich infolgedessen bei tolerierbaren Cannabis(tat)beständen viel unnötiger Ärger ersparen.

Der Spagat zwischen Illegalität und Tolerierung im Zusammenhang mit Cannabisangelegenheiten wird uns aller Voraussicht nach noch lange Zeit beschäftigen. Derzeit ist nirgends eine politische Mehrheit in Sicht, die an der in Deutschland geltenden Rechtslage etwas Grundsätzliches ändern würde. Mit der generellen Legalisierung oder Freigabe von Cannabis ist nicht zu rechnen. Leichte Bewegung dagegen zeichnet sich bei den Einsatzmöglichkeiten des Stoffes als Medikament ab.

Cannabis als Heilpflanze

*Der Gebogene wird selber Bieger
und rächt sich an anderen,
dass er erlag.
(Rainer Maria Rilke)*

In vorchristlicher Zeit, in der Antike, im Mittelalter und bis zum Verbot von Cannabis als Betäubungsmittel Anfang des 20. Jahrhunderts fanden die Drogeninhaltsstoffe sowie das aus den Hanfsamen gewonnene Öl eine breite Verwendung in der Heilkunde. Das neuzeitliche Verbot von Cannabis ist ein medizinischer Irrweg, zumal heutzutage zahlreiche Medikamente auf Rezept verordnet werden, deren Abhängigkeitspotenzial und Nebenwirkungen um ein Mehrfaches höher sind als die der uralten Heilpflanze Hanf.

Aktuell gibt es wachsende medizinische wie politische Bestrebungen, Cannabis als Heilmittel wieder den Platz in der Medizin einzuräumen, der ihm vom therapeutischen Nutzen her gebührt. Die Pflanze ist jedoch kein Wundermittel, das alle Gebrechen zu heilen in der Lage wäre. Unkritisch das Loblied auf die wundertätigen Heilkräfte von Cannabis zu singen ist daher ebenso verfehlt wie sein generelles Verbot. Es macht dagegen fraglos Sinn, im Interesse kranker Menschen jedes Anwendungsgebiet für Cannabis als Medikament ohne ideologische Scheuklappen genauestens zu überprüfen und das Mittel dort zur freien Anwendung zuzulassen, wo es seine heilsamen Wirkungen voll zu entfalten vermag.

Cannabis ist nicht von vornherein und einfach deshalb »gesund«, weil es »pflanzlich« und »bio« ist. Hier schlägt die »Bio-Welle« bei vielen jugendlichen Anhängern von Cannabis seltsame Kapriolen. Sie zeigen sich felsenfest davon überzeugt, dass das Mittel nicht nur »nicht schädlich« oder »vergleichsweise harmlos«, sondern als biogenes, pflanzliches Mittel in jedem Falle »gesund« sei. Manch »militanter Kiffer« oder ökologisch motivierter Hanfaktivist erweist der sinnvollen Diskussion um die Wiederzulassung von Cannabis als Medikament einen schlechten Dienst, wenn er jede öffentliche Veranstaltung zu besagtem Thema benutzt, um über die generelle Freigabe und Legalisierung des Rauschmittels zu debattieren. Auf solche Weise wird die medizinische und ökologische Seite der Hanfnutzung öffentlichkeitsschädlich mit dem Gebrauch von Cannabis als Rauschdroge vermengt. Die Diskussion um das breite pharmakologische Nutzungspotenzial von Cannabisarzneimitteln erfährt dadurch eine unnötige Belastung.

Besonders umstritten bei der Verwendung von Cannabis als Heilmittel ist die Tatsache, dass nahezu alle erwünschten Wirkungen der Pflanze an ihre berauschenden psychoaktiven Wirkstoffe gebunden sind. Der Rauscheffekt wird nämlich ausdrücklich zur medizinisch unerwünschten Nebenwirkung erklärt.

Anwendungsgebiete für Cannabis als Medikament

Cannabis ist wegen seiner vorwiegend als angenehm empfundenen Wirkungen nicht umsonst das weltweit verbreitetste illegale Rauschmittel. Genau diese als positiv empfundenen Effekte sind es, die das Mittel für einen Einsatz als »Antidepressivum« zur Stimmungsaufhellung prädestinieren. Sie trugen ihm uralte Beinamen wie »Spender der Freude«, »Nektar der Verzückung« oder »Beschwichtiger des Kummers« ein. Ein milder Haschisch- oder Marihuanarausch vermag von unmittelbarem seelischem wie körperlichem Leidensdruck zu entlasten. Die mit einem typischen Rauschverlauf einhergehenden Begleiterscheinungen bringen Lachen und Freude am Leben ins Bewusstsein zurück, was sich im Gegensatz zu Mutlosigkeit und Resignation positiv auf den Verlauf einer jeden Krankheit auswirkt. Gefühle wie gesteigerte Euphorie, schwebendes Wohlbefinden und tragende Leichtigkeit hellen die mit schwerer Krankheit oft einhergehende Schwermut auf. Die Krankheit ist damit zwar nicht besiegt, aber sie ist nicht mehr der bedrückende alleinige Lebensinhalt.

Was sollte daran bei chronisch kranken Schmerz-, Krebs- oder Aids-Patienten verwerflich sein? Berichte krebskranker Menschen, welche die quälenden Nebenwirkungen von Chemotherapien wie

Übelkeit und Erbrechen erfolgreich mit Haschisch und Marihuana linderten, führten dazu, dass in den USA synthetisches THC (Marinol) genau gegen solche Nebenwirkungen von Chemotherapien verordnet werden darf.

Insbesondere Aids-Patienten greifen in einer Art Selbstmedikation gerne auf die Wirkungen von Haschisch und Marihuana zurück. Die Mittel werden von ihnen gleich in mehrfacher Hinsicht als wohltuend hilfreich erlebt: Sie steigern ihren Appetit und wirken damit einer bedenklichen Abmagerung entgegen. Sie mildern die unangenehmen Begleiterscheinungen üblicher Aids-Medikamente und sie tragen wiederum erheblich zur Stimmungsaufhellung der Patienten bei. Letzterer Effekt wirkt positiv zurück auf das angegriffene Immunsystem der Patienten. Es besteht berechtigter Grund zu der Annahme, dass die förderlichen Wirkungen auf das Immunsystem durch Stimmungsaufhellung alle Spekulationen über eine Schädigung desselben durch regelmäßigen Cannabiskonsum überwiegen.

Zur Selbstmedikation mit Cannabis greifen ebenfalls gerne Menschen mit chronischen Schmerzen im Bewegungsapparat und in der Muskulatur. Spastische Krämpfe bei multipler Sklerose oder Epilepsie sowie Störungen in der Bewegungskoordination können bereits eine objektive Verbesserung bei so niedrigen Dosierungen von Cannabis erfahren, dass sie bei den Patienten noch keine Rauscherlebnisse hervorrufen.

Rauchen von Cannabis senkt messbar den Augeninnendruck. Menschen mit Augenkrankheiten wie »grünem Star« (Glaukom) greifen deshalb des Öfteren auf Marihuana zurück, wenn herkömmliche Mittel bei ihnen nicht anschlagen. In der jahrtausendealten medizinischen Geschichte von Cannabis wurde das Mittel gegen eine Vielzahl weiterer Gebrechen eingesetzt. Migräneattacken sollten bereits im Vorfeld abgefangen werden. Schwere Asthmatiker setzen die Bronchien erweiternden Wirkungen von Cannabis bis heute zur Linderung ihrer Luftnot ein. Bei zwanghaft kontrollierten Menschen kann Cannabis zur inneren Besänftigung beitragen, und bei gefühlsmäßig blockierten Menschen zur Lockerung innerer Blockaden. Krankhaften »Worst-Case-Denkern«, also Menschen, die immer nur das Schlimmste annehmen, oder auf Grund unablässigen Grübelns unglücklichen Personen vermag es einen gelasseneren Gemütszustand zu vermitteln.

Hanföl kann innerlich wie äußerlich bei Hauterkrankungen, insbesondere Neurodermitis, mit gutem Erfolg angewandt werden. Die ernährungsphysiologisch wertvollen Fettsäuren des Hanfsamenöls helfen, überschießende Entzündungsprozesse von innen her einzudämmen. Darüber hinaus vermögen sie die Senkung eines erhöhten Cholesterinspiegels zu unterstützen und Herz-Kreislauf-Erkrankungen vorzubeugen.

Die Wirkungen von THC und weiteren nicht psychoaktiven Cannabinoiden stoßen auf wachsendes medizinisches Interesse. Derzeit wird intensiv die Rolle der Cannabinoide für die medikamentöse Therapie nach einem Herzinfarkt beforscht. Nach dem derzeitigen Stand der Forschung vermögen Cannabinoide die durch einen Infarkt bewirkte krankhafte Vergrößerung des Herzens zu mindern sowie der Entstehung einer Herzmuskelschwäche vorzubeugen.

Die moderne systematische Erforschung der in Cannabis enthaltenen Arzneiwirkstoffe bestätigt in überzeugender Weise die seit alters her überlieferten heilkundlichen Erkenntnisse. Cannabis ist bei einer ganzen Reihe von Indikationen ein ebenso nützliches wie wirksames Heilmittel. Außerdem verfügt es zusätzlich über den nicht unerheblichen Vorteil, billiger sein zu können, als fast alle verschreibungsfähigen Medikamente, die bei Krankheitsbildern zum Einsatz kommen, welche mit Cannabis gleichfalls zu behandeln wären. Im Gegensatz zu vielen zugelassenen Arzneistoffen ist durch den Einsatz von Cannabis noch nie ein Mensch zu Tode gekommen. Die Heilpflanze ist allerdings kein Wundermittel. Je nach Krankheit, Einsatzzweck und Erwartungshaltung des Patienten vermag sie auch unerwünschte Nebenwirkungen zu entfalten. Doch sollten die Patienten grundsätzlich das Recht haben, zwischen Cannabis und anderen Präparaten wählen zu dürfen, je nachdem, welche förderlichen Erfahrungen sie mit unterschiedlichen Mitteln machen. Die schädlichste Nebenwirkung von Cannabis ist bis heute sicherlich seine Illegalität.

Das Selbstbestimmungsrecht des Patienten im Mühlstein zwischen medizinisch-pharmakologischem Hochmut und staatlichem Schneckentempo

»Aus medizinischer Sicht wird kein Schaden angerichtet, wenn Cannabis vom Verbot befreit wird. Das Cannabis-Verbot kann durch medizinische Argumente nicht gestützt werden.« Diese Feststellung stammt beileibe nicht von einem überzeugten Hanfaktivisten, sondern findet sich ganz unverfänglich im »Deutschen Ärzteblatt« vom 27. Oktober 2000.

Im Gegensatz dazu ist das medizinische Selbstbestimmungsrecht des Patienten in der traurigen Realität unseres Gesundheitssystems jedoch ebenso antastbar wie seine menschliche Würde. Bisher wird keinem kranken Menschen von Rechts wegen zugestanden, selbstbestimmt, eigenverantwortlich und bestimmungsgemäß auf Cannabis als Medikament zugreifen zu dürfen. Selbst wenn Arzneien auf der Basis von Cannabis über kurz oder lang wesentlich einfacher verfügbar sein werden als derzeit noch, so doch nur als synthetisches THC-Präparat oder als standardisierter natürlicher Extrakt aus der Droge. Dosierung wie angestrebte Wirkung sollen in jedem Falle exakt steuerbar sein, und zwar möglichst so, dass die gewünschten heilkundlichen Effekte mit Dosierungen unterhalb der psychotropen Schwelle erzielt werden. Der Rausch gilt medizinisch als unerwünschte Nebenwirkung. Vermutlich wird sich noch lange keine politische Mehrheit dafür finden lassen, Patienten die uneingeschränkte Verfügungsgewalt über Cannabis einzuräumen, einschließlich des Rechts, THC-haltigen Drogenhanf zum Eigenverbrauch selbst anbauen und ungehindert anwenden zu dürfen.

Was spricht eigentlich jenseits weit verbreiteten medizinischen Hochmuts, wirtschaftlicher Interessen der mächtigen Pharmaindustrie oder staatlich vorgetragener Bedenken überzeugend dagegen, beide Verfahren gleichberechtigt nebeneinander existieren zu lassen: Wer als kranker Mensch gute Erfahrungen mit standardisierten Cannabispräparaten macht, welche den Anforderungen des

Arzneimittelgesetzes (AMG) an reproduzierbare Qualität, Wirksamkeit und Unbedenklichkeit genügen, soll über den Weg einer unkomplizierten medizinischen Verordnung darauf zurückgreifen dürfen. Medikamente auf der Basis von Cannabis dürfen derzeit nur auf der allgemeinen Grundlage des Arzneimittelgesetzes sowie nach den besonderen Vorschriften der Anlage 3 zum Betäubungsmittelgesetz in Verkehr gebracht werden. Die ebenso eingeschränkte wie kostspielige Verordnung auf einem Betäubungsmittelrezept eröffnet bislang bloß den medizinischen Einsatz der synthetischen THC-Präparate »Marinol« und des in der Molekularstruktur leicht veränderten »Nabilon«. Ferner dürfen nach spezieller ärztlicher Verordnung nunmehr auch deutsche Apotheken Rezepturarzneimittel auf der Grundlage von »Dronabinol« (THC), dem Hauptwirkstoff von Cannabis, herstellen. Das funktioniert über etliche chemische Winkelzüge, um juristisch unangreifbar zu sein. Die Apotheken beziehen von deutschen Landwirten den politisch korrekten Faserhanf, der zwar kein psychoaktives THC, dafür aber umso mehr das nicht berauschende Cannabidiol (CBD) enthält. Als natürliche Vorstufe von THC wird Cannabidiol aus der Faserhanfpflanze extrahiert und anschließend chemisch in THC überführt. Das halbsynthetische Endergebnis der umständlichen Prozedur ist reines Dronabinol. Die damit hergestellten Medikamente werden zwar deutlich kostengünstiger abgegeben als das synthetische Importprodukt »Marinol«. Doch sind sie vergleichsweise immer noch so übertouert, dass sie die Arzneien vergällen und ihre Verbreitung dadurch behindern. Das ist weder im Interesse der Patienten noch der Krankenkassenbeiträge bezahlenden Bürger. Damit Medikamente auf der Basis von Cannabis wirklich kostengünstig werden können, muss sich der Gesetzgeber auf weitere Lockerungen im Umgang mit dem Grundstofflieferanten »Hanf« zu bewegen.

Isolierte Wirkstoffe von Hanf wie die synthetischen THC-Präparate oder standardisierte natürliche Cannabisextrakte wirken häufig anders als Cannabis »als Ganzes«. Folglich bevorzugen manche Patienten ganz eindeutig den Konsum von Haschisch und Marihuana über Essen, Inhalieren und Rauchen, um die beabsichtigten medizinischen Effekte zu erzielen. Bei standardisierten Präparaten fehlt ihnen Entscheidendes. Diese Gruppe von Patienten sollte ungestraft auf Cannabis als Pflanze zurückgreifen dürfen, zumal es gesundheitliche Effekte des Drogenhanfs gibt, die mit seinen pharmakologischen Wirkungen in keinem direkten Zusammenhang stehen. Eine ganze Reihe schwerstkranker Menschen experimentiert mit Cannabis als »Gesamtkunstwerk«. Gemeint ist: Sie bauen die Pflanze selber an, hegen und pflegen sie, erfreuen sich an ihrem Wachstum, ihrem Aussehen sowie ihrem eigenwilligen Duft, warten ebenso geduldig wie hoffnungsvoll den Erntezeitpunkt ab, um das ersehnte Mittel dann zur Selbstmedikation zu verwenden. Für sie ist Cannabis weit mehr als ein bloßes Medikament, von welchem sie sich medizinische Wirkungen erhoffen. Die Beschäftigung mit der Pflanze bringt Freude, Halt und Aktivität in ihr von schwerer Krankheit überschattetes Leben. Cannabis ist für sie ein bedeutender Lebensinhalt. Die psychischen Effekte, die das für die Patienten mit sich bringt, sind gar nicht hoch genug einzuschätzen. Wer nur einseitig auf die rein pharmakologischen Wirkungen von Cannabis starrt, ist für solch uneingeschränkt positive Nebenwirkungen von Hanf als Medizin selbstverständlich blind. Unser Gesundheitssystem und Arzneimittelrecht blenden sie komplett aus.

Solange kranken Menschen nicht das uneingeschränkte Selbstbestimmungsrecht zur Eigenmedikation mit Hanf eingeräumt wird, werden selbst nach einer Zulassung standardisierter Cannabispräparate jene Menschen weiterhin in der Grauzone der Illegalität verbleiben, die in Hanf als Heilpflanze mehr suchen als seine bloßen pharmakologischen Wirkungen.

Die Ächtung des Rauschs

Viele kranke Menschen schätzen an Cannabis zum einen seine pharmakologisch wirksamen Effekte, zum anderen die Art des durch Haschisch oder Marihuana bewirkten Rausches. Sie nehmen den Rausch nicht nur billigend als Nebenwirkung in Kauf, sondern sie genießen ihn mit voller Absicht als eine von der Dosierung des Mittels abhängige Hauptwirkung. Nach der bis heute gültigen Rechtslage ist der illegale Cannabisrausch jedoch geächtet und mit Strafandrohung bewehrt. Schwerstkranke Menschen erhalten für ihren Cannabiskonsum in Strafverfolgungsprozessen zwar häufiger einen medizinischen Bonus. Sie dürfen sich jedoch keinesfalls darauf verlassen, rechtlich unbehelligt zu bleiben, wenn sie sich Cannabis zur Selbstmedikation bedienen.

Was aber ist Ächtenswertes, Unstatthaftes oder gar Strafverfolgungswürdiges daran, wenn beispielsweise ein Schmerz-, Krebs oder Aids-Patient Cannabis benutzt, um sich mit seiner Hilfe angenehm berauschenden Gefühlen hinzugeben? Er tut damit niemandem etwas zu Leide. Cannabis vermag ihm seine Krankheit leichter erträglich zu gestalten. Die milden Rauschwirkungen des Stoffes bringen ein Mindestmaß an Genuss, Freude und Farbe in sein bedrohtes Leben. Die menschliche Würde beinhaltet auch, dass das Leben eines Menschen mehr ist als der Kampf gegen den Tod. Kein Cannabis schätzender Patient beamt sich damit weg wie ein Kiffer mit hartem Gebrauchsmuster. Sein Bezug zur Realität bleibt gewahrt. Der Cannabisrausch hat für einen kranken Menschen eine völlig andere Funktion als für den gewohnheitsmäßigen Kiffer. Er hält für ihn eine hilfreiche Verbindung zum Leben, die ihn darin unterstützt, das Leben trotz seiner Erschwernis weiterhin bejahen zu können. Wer kann sich tatsächlich berufen fühlen, sich darüber zum Richter aufzuschwingen? Welcher Moralapostel würde nicht verstummen, wenn er plötzlich persönlich mit schwerer Krankheit geschlagen wäre und die wohltuenden Wirkungen von Cannabis selbst an Leib und Seele erfahren würde?

Kranken Menschen das Recht auf ein »künstliches Paradies« abzusprechen darf als gnadenloser moralischer Akt empfunden werden. Es spricht nichts dagegen, ein generelles Recht auf Rausch gegensätzlich zu diskutieren. Der moralische Eifer vieler Menschen, die dem Rausch mit Argwohn begegnen, speist sich jedoch allzu häufig aus unreflektierten Quellen. Menschen bekämpfen und kontrollieren nur allzu gerne eigene süchtige Anteile unbewusst in anderen, wiewohl jeglicher Kontrollversuch kläglich zum Scheitern verurteilt ist. Ein zweites Motiv für die Ächtung des drogeninduzierten Rausches ist tiefer, verborgener Neid. Wer selbst unauffällig angepasst, beständig funktionierend oder gefühlsmäßig kontrolliert ein wenig aufregendes, mäßig lebendiges Leben führt, verspürt möglicherweise die Verlockungen, mit psychoaktiven Mitteln eine Reise in schönere Welten anzutreten. In der spontanen Äußerung eines Erwachsenen, welcher zu Cannabis formuliert: »Eine interessante Möglichkeit, die ich aber für mich bisher nicht genutzt habe«, wird die empfundene Verlockung offenkundig. Wer sich unlebendig und vom Alltag ausgesaugt oder gelangweilt fühlt, kann nur tiefen (unbewussten) Neid auf andere Menschen empfinden, die sich ohne schlechtes Gewissen ein Verhalten erlauben, das er selbst sich nie gestatten würde. Eifersüchtig auf deren rauschhaftes Erleben wird er ihr Treiben eifernd zu vereiteln suchen. Ein weiteres unbewusstes Motiv, den Drogenrausch als ein zu kontrollierendes Übel zu ächten, ist die tief sitzende Angst vor dem eigenen Kontrollverlust. Die Kontrolle über die Selbstbeherrschung zu verlieren ist für die meisten gefühlskontrollierten Menschen so ängstigend, dass sie alles daransetzen, diejenigen Menschen ausgrenzend zu gängeln, deren Experimentierfreude und Risikobereitschaft auch den Umgang mit illegalen Rauschmitteln sowie das Spiel mit dem Verlust der Selbstbeherrschung einschließen. Die Gängelei macht nicht einmal vor dem Selbstbestimmungsrecht schwer kranker Patienten halt. Die ausufernde Kontroll- und Herrschsucht bei großen Teilen unserer Gesellschaft ist ein weit größeres Problem als die Tatsache, dass eine wachsende Zahl denkender Menschen mit gutem Grund die Freigabe von Cannabis als Heilmittel einfordert.

Cannabis im Straßenverkehr

Für das Autofahren unter dem Einfluss von Marihuana und Haschisch gelten grundsätzlich die gleichen gesetzlichen Tatbestände und Rechtsfolgen wie beim Lenken eines Fahrzeugs unter Alkoholeinfluss. Der § 24a des Straßenverkehrsgesetzes setzt die aktuellen Grenzwerte. Bei 0,5 Promille Alkohol und bei jedwedem Drogengebrauch hört der Spaß auf. Wer mit Cannabis oder anderen Rauschmitteln am Steuer erwischt wird, muss in jedem Falle für die begangene »Ordnungswidrigkeit« gerade stehen, und zwar völlig unabhängig von einem Fahrfehler oder gar Unfall. Die Ordnungswidrigkeit kann ganz schön teuer werden, vor allem für schmale Geldbeutel. Sie kostet bis zu 1.500 €, 1–3 Monate Fahrverbot und 4 Punkte in der Flensburger Verkehrssünderkartei. Wer glaubt, danach sei die Sache ausgestanden, irrt sich unter Umständen gewaltig, wie weiter unten noch ausgeführt werden wird. Drogenfahrten sorgen in der alltäglichen Praxis für erhebliche Probleme. Das fängt bereits bei der Beweisführung an. Das Hauptproblem liegt nicht im Erkennen von unter Cannabiseinwirkung stehenden Verkehrsteilnehmern, sondern in der Begründung eines rechtlich stichhaltigen Anfangsverdachts. Einen solchen Anfangsverdacht benötigt die kontrollierende Polizei grundsätzlich, um körperliche Untersuchungen oder vom Verkehrsteilnehmer zu duldende Eingriffe in seine persönlichen Rechte vornehmen zu dürfen.

Welche gesetzlich verankerte »Mitwirkungspflicht« ist dem Cannabiskonsumenten bei einer Kontrolle im Vergleich zum alkoholisierten Verkehrsteilnehmer mit »Fahne« zuzumuten? Um mehr Beweissicherheit zu gewinnen, wurden in den letzten Jahren fieberhaft technische Verfahren zur Anwendungsreife entwickelt, die bei Verkehrskontrollen leicht anwendbar sind. Sie ermöglichen ohne so große körperliche Eingriffe wie Blutproben den schnellen Nachweis des Konsums illegaler Substanzen. Die zur Verfügung stehenden Testverfahren, mit denen sich Drogengebrauch über Schweiß, Speichel, Haut und Urin nachweisen lässt, sind praxistauglich und werden bei Verkehrskontrollen bei jedem begründeten Verdacht zum Einsatz gebracht. Über systematisch durchgeführte Fortbildungsmaßnahmen werden zudem immer mehr Polizeibeamte in die Lage versetzt, die stoffspezifischen Wirkungen von Cannabis auf die Augen und Pupillen abzulesen sowie drogentypische Auffall- bzw. Ausfallreaktionen bei Verkehrsteilnehmern zu erkennen, die das Veranlassen einer Blutprobe rechtfertigen würden. In der Praxis gibt es kaum eine Chance, einer solchen zu entgehen, wenn die Polizei sie erst einmal für notwendig erachtet. Selbst wenn einem Autofahrer akuter Cannabiskonsum nachgewiesen wird, ist der Fortgang der Dinge nicht einheitlich. Im Grunde muss ihm die Unfähigkeit zur Führung seines Fahrzeugs gerichtsverwertbar nachgewiesen werden. Manche Verfahren verlaufen im Sande, weil die Beweislage nicht ausreichend ist.

Unabhängig von gerichtlicher Rechtsprechung im Verfahrensfall kann einem Auto fahrenden Kiffer beträchtlicher Ärger ins Haus stehen, wenn seine persönlichen Daten von der Polizei an die zuständigen Führerscheinstellen gemeldet werden. Selbst wenn ein Gericht im Anschluss an eine Drogenfahrt nur ein Fahrverbot verhängt, können jene den Führerschein einziehen. Ebenso liegt es in deren Ermessen zu entscheiden, wann und ob es nach Ablauf einer gerichtlichen Führerscheinsperre das begehrte Papier wieder gibt. Noch heikler ist die Tatsache, dass sogar Führerscheininhaber, die gar nicht Auto gefahren, aber von der Polizei bei einer anderen Gelegenheit mit Drogen erwischt worden sind, ihre Fahrerlaubnis verlieren können. Wenn die Ordnungshüter die örtliche Führerscheinstelle informieren, liegt es auch in dem Falle in deren Ermessen, wie sie weiter verfährt. Wird die Fahreignung eines Verkehrsteilnehmers wegen Drogenkonsums angezweifelt, kann die Fahrerlaubnisbehörde ein amts- oder fachärztliches bzw. ein medizinisch-psychologisches Gutachten anordnen. Quasi durch die rechtlich fragwürdige Hintertür wird so gelegentlich versucht, Verkehrsteilnehmern, bei denen man (un)regelmäßigen Cannabiskonsum vermutet, die Fahrerlaubnis aberkennen zu lassen. Dahinter steckt der von einer Strafverfolgungsabsicht geleitete Gedanke, dass allein der Umgang mit illegalen Drogen und der damit einhergehende Verstoß gegen das Betäubungsmittelrecht auf eine »Verantwortungslosigkeit« und »Risikobereitschaft« des Cannabiskonsumenten schließen lasse. Beides rücke ihn charakterlich ins schlechte Licht. Mit der gleichzeitigen Infragestellung seiner Fähigkeit zum Führen eines Kraftfahrzeuges soll das generell unliebsame und unstatthafte Verhalten des Kiffers sanktioniert werden. Ist das fragwürdige Verfahren erst einmal in Gang gesetzt, muss die Behörde die ihr zugespielten Informationen von Polizei oder Gerichten daraufhin überprüfen, ob sie berechtigten Anlass zu der Annahme geben, dass ein Ausmaß an Cannabiskonsum vorliegt, aus dem eine Nichteignung zum Führen eines Kraftfahrzeuges abzuleiten wäre. Der Cannabis konsumierende Führerscheininhaber kann auf diesem Weg in Umkehrung der Beweispflicht in arge Beweisnot geraten. Über mehrere kurzfristig und unregelmäßig angeordnete toxikologische Drogenscreenings ist er gehalten nachzuweisen, dass er kein gewohnheitsmäßiger Kiffer ist. Kann er den Nachweis nicht führen, muss er unter Umständen und auf seine Kosten eine umstrittene medizinisch-psychologische Untersuchung (MPU) über sich ergehen lassen. Zu welchen Ergebnissen die Untersuchenden in ihrer Verhaltensprognose kommen, ist gelegentlich wie »Lotteriespielen«. Fällt die Beurteilung günstig aus, behält der Kiffer seinen Führerschein oder erhält ihn zurück. Im ungünstigen Falle entzieht ihm die Behörde die Fahrerlaubnis bzw. behält sie weiterhin ein. Ist es erst einmal so weit gekommen, wird es ein steiniges und kostspieliges »Spießrutenlaufen«, das strittige Papier wiederzuerlangen. Jeder im Straßenverkehr auffällig gewordene Kiffer ist gut beraten, sich schleunigst von einem mit der Materie vertrauten Rechtsbeistand beraten zu lassen.

Im Grunde genommen sind sich alle Seiten einig, dass die Praxis im Umgang mit Auto fahrenden Cannabiskonsumenten alles andere als befriedigend ist. In der Realität sind die Schwierigkeiten einfach zu »sperrig«. Aufgefallene Cannabiskonsumenten wie »Sympathisanten« empören sich aus ihrer Sicht zu Recht über ihre als ungerecht empfundene Behandlung. Andererseits besteht ein gesellschaftlich berechtigtes Interesse daran, Autofahrten unter Drogeneinwirkung ebenso zu unterbinden wie solche unter Alkoholeinfluss.

In das Spannungsfeld zwischen Persönlichkeitsrechten und gesellschaftlichen Interessen greifen mehrere neuere Urteile des Bundesverfassungsgerichts aus dem Jahre 2002 regelnd ein. Sie bringen etwas mehr Rechtssicherheit für Cannabis konsumierende Autofahrer. Das höchste deutsche Gericht hat in einem Urteil vom 20. Juni 2002 entschieden, »dass der einmalige oder gelegentliche Cannabiskonsum ohne Bezug zum Straßenverkehr nicht als hinreichendes Verdachtselement zu bewerten ist«, um einem Verkehrsteilnehmer die Fähigkeit zum Führen eines Kraftfahrzeugs abzusprechen. Umgekehrt ausgedrückt heißt das: Den Führerscheinentzug rechtfertigt nur der nachgewiesene Haschisch- oder Marihuanagebrauch, der im unmittelbaren Zusammenhang mit der aktiven Teilnahme am Straßenverkehr stattfindet. Ist ein solcher Zusammenhang jedoch zweifelsfrei nachgewiesen, betont das Bundesverfassungsgericht ausdrücklich die Rechtmäßigkeit des Führerscheinentzugs. Das Gericht sorgt also für Klärung in zwei Richtungen. Auf der relativ sicheren Seite darf sich seither fühlen, wer klar und sauber zwischen Kiffen und aktiver Teilnahme am Straßenverkehr zu trennen vermag und somit keinen Anlass liefert, auf fahreignungsrelevante körperliche oder geistige Leistungsdefizite bei ihm zu schließen.

Unstrittig ist, dass im akuten Rauschzustand unter Cannabiswirkung Leistungseinbußen in den Bereichen Aufmerksamkeit, Gedächtnis und Reaktionsvermögen zu verzeichnen sind. Der jeweilige Grad ihrer Ausprägung hängt ab von der konsumierten Dosis, von der Art der zu erbringenden Leistung und vom Gebrauchsmuster des Cannabiskonsumenten. Kontrollierte Leistungen oder plötzlich gefragtes Reaktionsverhalten bei unvorhergesehenen Situationen sind insbesondere zu Beginn des Rausches herabgesetzt. Nach zwei bis drei Stunden können sie durch absichtsvoll erhöhte Anstrengung allerdings bereits ausgeglichen werden. »Automatismen«, die beim Autofahren in Fleisch und Blut übergegangen sind, bleiben länger beeinträchtigt und können auch nicht kompensiert werden. Alle akuten Leistungsverminderungen sind nach wenigen Stunden abgeklungen. Um alle Eventualitäten von vornherein auszuschließen, sollte nach Cannabiskonsum jedoch eine Abstinenz von 24 Stunden eingehalten werden, bevor man sich wieder ans Steuer eines Fahrzeuges setzt.

Die trockene und sich schwierig gestaltende Rechtsmaterie ist das eine. Etwas anderes ist der lebendige Alltag, wenn es um Kiffen und Autofahren geht.

Wer vertieften Einblick in diesen Alltag gewinnt, kann nur beunruhigt sein über die Realität auf unseren Straßen. Bei Polizeikontrollen werden zunehmend mehr Autofahrer aus dem Verkehr gefischt, die unter Drogeneinfluss am Lenkrad sitzen. Kontrollen bringen jedoch nur die Spitze des Eisbergs ans Licht. Die zusätzliche Dunkelziffer ist enorm. Würden bei allen unerklärlichen Verkehrsunfällen routinemäßig Drogenscreenings vorgenommen, ließe sich manche Frage zur Unfallursache schnell und eindeutig beantworten. Insbesondere die 18- bis 25-jährigen männlichen Autofahrer erweisen sich überdurchschnittlich häufig als »BtM-isierte« Fahrzeuglenker. Ebenso charakteristisch wie bedenklich ist bei vielen von ihnen die niedrige Hemmschwelle, bekifft oder anderweitig zugedröhnt Auto zu fahren. Ein Unrechtsbewusstsein dafür lassen Drogenfahrer in aller Regel vermissen. Botschaften und Appelle zur Verantwortungsübernahme kommen bei ihnen nur begrenzt an, weshalb das Risikoträchtigste bei bekifften Autofahrern die absolute Bagatellisierung ihres Verhaltens ist. Sie geht mit Formen von Größenwahn sowie der totalen Ignoranz jeglicher Risikopotenziale und Konsequenzen einher.

Bis vor einigen Jahren noch blieben Drogenfahrer bei Routinekontrollen relativ unbehelligt, weil man ihnen nur schwer etwas nachweisen konnte. Seit jedoch Schweiß-, Speichel- und Urintests schnelle Drogennachweise vor Ort ermöglichen, bleiben zahlreiche, illegale Drogen benutzende Autofahrer in den gezielt durchgeführten Kontrollen hängen. Aus der Sicht der Konsumenten heißt es dazu wörtlich: »Die Polizei dreht völlig durch«. Das eigene, sich selbst und andere Verkehrsteilnehmer hochgradig gefährdende Verhalten wird dagegen in keiner Hinsicht in Frage gestellt. Dass es sich in den meisten entdeckten Fällen nicht um »zufällige« Drogenfahrten, sondern um wissentliches und willentliches Tun handelt, beweisen nachdrücklich die »Räuber-und-Gendarm-Spiele«, mit welchen Drogensünder ihr Treiben gerne zu vertuschen suchen. Bei jedem

Dritten, der unter dem Einfluss illegaler Rauschmittel am Steuer erwischt wird, finden sich die typischen Augentropfen im Fahrzeug, welche die verräterischen Reaktionen der Pupillen verhindern sollen. Überdies bietet der Zubehörhandel »Salze« an, um nach Möglichkeit fällige Urinkontrollen zu verfälschen. Der Einsatz solcher Mittel und Tricks zeugt nicht von naiver Unschuld, sondern von bewusster Vertuschungsabsicht. Die Gesellschaft als Gemeinwesen hat ein berechtigtes Interesse, sich vor solchen Verkehrsteilnehmern konsequent zu schützen.

Doch wie so Vieles, ist auch dieser Schutz eine Frage des Geldes. Es ist eine ernüchternde Realsatire, dass durch die Budgetierung der Mittel der Polizei vielerorts das Geld ausgeht, um Drogenscreenings ordnungsgemäß und möglichst aussagekräftig durchzuführen. Sind beispielsweise bei einer Verkehrskontrolle durch einen Schnelltest drei verschiedene Drogenarten im Urin eines Fahrzeugführers nachgewiesen worden, kann die Polizei in der angeordneten Blutanalyse aus Kostengründen oftmals nur noch eine Substanz gerichtsverwertbar ausermitteln. Führerscheinstellen, Gutachtern und Gerichten fehlen damit im Zweifelsfalle entscheidende Informationen über den Drogengebrauch des betreffenden Verkehrsteilnehmers.

Jeder Kiffer hat es als Autofahrer weitgehend selbst in der Hand, welches Ausmaß an Ärger er sich unter Umständen einhandelt. Verantwortungsbewusste, kompetente Cannabiskonsumenten wissen um ihr Risiko und fahren unter akuter oder abklingender Rauschwirkung generell kein Auto. Soweit es ihrem Einfluss unterliegt, vermeiden sie mithin, bei eventuellen Verkehrskontrollen auch nur den geringsten Anlass zu einem Anfangsverdacht zu liefern. Wer als Cannabiskonsument weniger fürsorglich mit sich selbst und seinem Führerschein umgeht, erhöht sein Risiko und muss im Falle eines Falles die Konsequenzen tragen, gleichgültig, wie ungerecht er sich behandelt fühlen mag.

Wenig berechtigten Anlass, sich zu beklagen, hatte ein 20-jähriger junger Mann, der seinen Führerschein anlässlich einer Verkehrskontrolle abgeben musste. In seinem Blut fanden sich neben 1,3 Promille Alkohol deutliche Spuren von Cannabis und Amphetaminen, welche auf unmittelbar vorausgegangenen Konsum der Substanzen schließen ließen. Sein Gang zur Drogenberatung war einzig von der

Absicht getragen herauszufinden, wie er am einfachsten die angeordnete medizinisch-psychologische Untersuchung bestehen und am schnellsten seinen Führerschein zurückbekommen könnte. In seinem Umgang mit Suchtstoffen sah er nicht das geringste Problem. Ungeschickt erklärte er obendrein: »Kiffen und Speed lasse ich mir nicht nehmen. Um keinen Preis würde ich jemals damit aufhören. Dann fahre ich lieber bis an mein Lebensende kein Auto mehr, wenn die meinen Führerschein behalten.« Dem jungen Mann vermochte niemand verantwortungsvoll eine positive Prognose zu bescheinigen. Er stellte nachdrücklich unter Beweis, dass er weder mit der legalen Droge »Alkohol«, noch mit den illegalen Stoffen »Cannabis« und »Speed« so umzugehen in der Lage ist, dass er Autofahren und Drogengebrauch zuverlässig trennen könnte. Er verfügt dazu weder über die innere Einsichtsfähigkeit als Zeichen angemessener psychischer Reife, noch über die Kompetenz des »mit Bedacht« konsumierenden Drogengebrauchers.

In jedem Falle werden spätestens mit 18 Jahren und dem Erwerb des Führerscheins die Karten beim Konsum von Cannabis völlig neu gemischt. Wer seinen Führerschein liebt, muss Sorge tragen, ihn nicht zu verlieren. Unter Umständen erfordert dies auch »taktisches Geschick«. In Familien stellt sich zwangsläufig die Frage, wie es die Eltern damit halten, dem Sohn oder der Tochter den Zündschlüssel zum Familienauto auszuhändigen. Wenn Eltern wissen, dass ihr Sohn kifft, werden sie sich womöglich in dieser Frage anders entscheiden, als wenn sie darauf vertrauen können, dass Kiffen für ihn kein Thema ist. Am schwersten wiegt jedoch, dass jeder Cannabiskonsument im eigenen fürsorglichen Interesse vermeiden sollte, im bekifften Zustand Auto zu fahren, da er nie auszuschließen vermag, in einen Verkehrsunfall verwickelt zu werden. Dabei ist es völlig unerheblich, ob er oder ein zweiter Verkehrsteilnehmer den Unfall verschuldet. Trägt er gar die Schuld und verletzt sich selbst, mitfahrende Freunde oder Dritte schwer oder sogar tödlich, wird er für sein flüchtiges Vergnügen zum einen straf- wie zivilrechtlich, zum anderen seelisch und finanziell teuer bezahlen müssen. Unter Umständen wird er für den Rest seines Lebens nicht mehr froh. Da rettet ihn dann auch kein bekifftes »Weglachen« mehr.

Das Servicekapitel für Mütter und Väter

> *Wir würden weit mehr gewinnen,*
> *wenn wir uns zeigten, wie wir sind,*
> *als bei dem Versuch,*
> *das zu scheinen, was wir nicht sind.*
> *(La Rochefoucauld)*

Seien Sie neugierig!

Wenn Eltern erfahren, dass ihre Söhne oder Töchter Cannabis konsumieren, geraten die meisten von ihnen in helle Aufregung. Manche, vor allem Mütter, werden sogar derart von Panik ergriffen, dass sie handlungsunfähig gelähmt sind. Aber selbst dort, wo Eltern versuchen, mit ihren Kindern vernünftig zu sprechen, kommt nicht immer die angestrebte Verständigung zustande. Das liegt unter anderem daran, dass in solchen Gesprächen Welten aufeinander prallen. Mütter und Väter, Lehrer und Sozialarbeiter müssen über etwas sprechen, was ihnen allzu oft gänzlich fremd ist. Vielleicht wissen sie noch manches über die Droge an sich, aber die Wirkungen, die Begleitumstände des Konsums sowie die vielfältige Zubehör- und Utensilienwelt der Haschischkultur sind unbekanntes Terrain. Infolgedessen lautet eine Standardäußerung zahlreicher kiffender Jugendlicher: »Mit meinen Eltern zu reden bringt überhaupt nichts. Die wissen doch überhaupt nicht, was beim Kiffen abgeht oder was ich meine.«

Deshalb: Seien Sie als Eltern neugierig! Gehen Sie an Ihrem Wohnort in einen der allerorten aus dem Boden sprießenden Läden, die die Utensilien der Cannabiskultur feilbieten. Irgendwo in Ihrer Nähe werden Sie einen entsprechenden »Head-« oder »Grow-Shop« ausfindig machen. Die Läden mit einschlägigen Namen wie »Hanf-Galerie«, »Hanflädele«, »Kawumm«, »Gras Grün«, »Sweet Smoke« und wie sie alle heißen, sind völlig legal. Die Droge Cannabis untersteht zwar dem Betäubungsmittelgesetz (BtMG), aber der

Handel mit den Utensilien, von denen jeder weiß, wozu sie bestimmt sind, ist nicht verboten. Manche Ware von Hanfläden ist insofern etwas »heiß«, als trickreich und geschickt auch Produkte vermarktet werden, deren Vertrieb nach dem BtMG eigentlich unter Strafe gestellt ist.

Hanfläden sind für alle Interessierten eine informative Quelle, sich das kleine Einmaleins des Kiffens erklären zu lassen. Nutzen Sie als Eltern diese Möglichkeit. Gehen Sie mit offenen Augen durch einen solchen Laden, schauen Sie sich neugierig um, fragen Sie. Es könnte Ihnen bei einem längeren Verweilen in einem Hanfladen allerdings passieren, dass Sie dort zufällig auf einen Ihrer Söhne, eine Ihrer Töchter oder andere Ihnen bekannte Kinder treffen.

In jedem Falle haben die Läden einen regen Publikumsverkehr. Vielleicht sind Sie überrascht, unangenehm berührt oder gar schockiert von dem kindlichen Alter mancher Jungen und Mädchen, die bereits so ganz selbstverständlich ein Rauchgerät ihrer Wahl erwerben möchten. Lassen Sie sich desgleichen nicht irritieren von manch verklärtem oder verzücktem Ausdruck in den Gesichtern der Cannabis-Liebenden. Der Ausdruck ist durchaus wörtlich zu verstehen, denn nicht wenige der mit Haschisch und Marihuana vertrauten Menschen pflegen ein regelrechtes Liebesverhältnis zu ihrer Droge. Manche Altkiffer sind mit dem Objekt ihrer Begierde in die Jahre gekommen. Ihr Liebesverhältnis zu Cannabis gleicht allerdings häufig mehr dem einer abgenutzten, freudlosen Ehe als einem freudigen Beziehungstanz.

Lassen Sie sich vorurteilsfrei und nicht wertend auf das Betreten eines Hanfladens ein. Bedenken Sie, dass es für Sie um einen informativen Einblick in eine Ihnen vermutlich unvertraute Welt und nicht um einen Kampf an der »Drogenfront« geht. Der Besuch eines solchen Ladens kann nicht verhindern oder aus der Welt schaffen, dass vielleicht gerade Ihr Kind gerne Cannabis raucht. Er eröffnet Ihnen aber neue Gesprächsebenen, auf denen sich dann tatsächlich ein Dialog zu entwickeln vermag. Sich besser auszukennen mit dem, was Kindern und Jugendlichen in deren Lebenswelt wichtig ist, gibt Ihnen als Eltern mehr Sicherheit. Unsicherheit, Angst oder gar Panik haben noch in keinem Fall dazu beigetragen, interessanten Drogen den Rang abzulaufen. Sie verschärfen die Situation eher.

Wenn Sie tatsächlich einmal einen der einschlägigen Läden betreten, können nicht nur Sie davon profitieren. Ein nützlicher Effekt vermag durchaus in die andere Richtung zu wirken. Den Besitzern und Angestellten entsprechender Geschäfte schadet es nicht, wenn sie in unaufgeregten Gesprächen auch einmal etwas über die berechtigten Sorgen und die Gefühle der Mütter und Väter ihrer Kunden erfahren. Auf diesem Auge sind die »Hänflinge« nämlich meistens erschreckend blind, auch wenn sie das selbst so nicht wahrhaben möchten. Ein wirklich guter Verkäufer in einem Hanfladen lässt allerdings auch »Safer-Use«-Hinweise zu einem überdachten und verantwortungsvollen Umgang mit Cannabis in seine Verkaufsgespräche einfließen.

Wie Sie Ihre Kinder ermutigen, die Bekanntschaft mit Cannabis zu suchen ...

> *»Wie absurd«,*
> *sagte die Eintagsfliege,*
> *als sie zum ersten Mal*
> *das Wort »Woche« hörte.*

Es hinterlässt leicht einen schalen Nachgeschmack, Ihnen als Erziehungsberechtigten direkte Empfehlungen für den Umgang mit Ihren Kindern zu geben, denn Rat »schläge« können nur allzu leicht als verletzende Schläge empfunden werden, wenn sie den Eindruck von »Besserwisserei« erzeugen.

Mein Ziel ist es, vor allem Ihre präventiven Handlungsmöglichkeiten als Mütter und Väter zu stärken. Dabei wähle ich allerdings den Weg durch die Hintertür, indem ich Ihnen als Eltern paradoxe und verquere Hinweise gebe, wie Sie Ihre Kinder ermutigen können, Cannabis zu gebrauchen. Ein solches Vorgehen lässt Ihnen größeren eigenen Interpretationsspielraum als direktive Verhaltensempfehlungen.

Nachstehende Strategien für Ihre Elternrolle sind hervorragend geeignet, Ihre Söhne und Töchter zu ermutigen, die Bekanntschaft von Haschisch oder Marihuana zu suchen:

- Tun Sie als Eltern so, als wären Sie bestens über Cannabis informiert, aber lassen Sie sich von Ihrem Kind dabei erwischen, dass Sie noch immer der Ansicht sind, Haschisch würde gespritzt.
- Betonen Sie bei jeder sich bietenden Gelegenheit die Gefährlichkeit von Cannabis als Einstiegsdroge, während Sie selbst dabei eine Zigarette rauchen. Bestehen Sie zudem unnachgiebig darauf, dass das gewohnheitsmäßige Trinken von Alkohol etwas völlig anderes ist als der Genuss von Haschisch und Marihuana.
- Reden Sie mit Ihren Kindern mindestens 1x am Tag darüber, wie groß Ihre Angst ist, sie könnten Cannabis probieren.
- Kontrollieren Sie regelmäßig 1x pro Woche Kleidung und Zimmer Ihrer Kinder auf Ihnen verdächtige Substanzen oder merkwürdige Gerätschaften zum Rauchen von Cannabis.
- Setzen Sie sich mit Ihren Kindern niemals als Familie zusammen.
- Vermeiden Sie insbesondere gemeinsame Mahlzeiten. Wenn Sie es dennoch nicht verhindern können, als Familie zusammen zu essen, so tun Sie dies nur vor dem eingeschalteten Fernsehgerät.
- Geben Sie ohne Gegenwehr Ihren Widerstand gegen einen unbegrenzten Zugang Ihrer Kinder zu Fernsehen, Videos, Computerspielen und Internet auf. Sie haben ohnehin keine Chance, diesen Kampf zu Ihren Gunsten zu entscheiden.
- Vermeiden Sie familiäre Feste und Traditionen, die sich regelmäßig wiederholen und auf die sich Ihre Kinder freuen können. Vermeiden Sie vor allem, von Ihrem eigenen Geburtstag Notiz zu nehmen und sich feiern zu lassen.
- Hören Sie Ihren Kindern niemals zu und sprechen Sie über sie, aber nicht mit ihnen.
- Treffen Sie keine Entscheidung und setzen Sie keine Grenze, bevor Sie nicht wenigstens eine Stunde mit Ihren Kindern über deren Berechtigung diskutiert haben.

- Entschuldigen Sie sich niemals bei Ihren Kindern, wenn Sie etwas falsch gemacht haben. Beharren Sie immer auf Ihrem elterlichen Recht.
- Lassen Sie Ihre Kinder keinerlei Erfahrungen mit Zeiteinteilung, Müdigkeit, Kälte, Verantwortung, Herausforderungen, Abenteuern, Risiken, Kränkungen, Fehlern, Schwierigkeiten usw. machen.
- Kümmern Sie sich ständig um alle Angelegenheiten Ihrer Kinder. Lassen Sie sie so wenig wie möglich selbst verantwortlich ihre Angelegenheiten regeln.
- Lösen Sie immer alle Probleme für Ihre Kinder. Vermeiden Sie dabei unter allen Umständen, dass das Verhalten Ihrer Kinder spürbare Konsequenzen für jene hat.
- Gehen Sie selbst wegen jeder Kleinigkeit zum Arzt und nehmen Sie bei jedem Kopfschmerz unbedingt sofort eine Schmerztablette. Es ist überaus wichtig, dass Ihre Kinder auf diese Weise von Ihnen lernen, dass es für ungute Gefühle immer eine schnelle Lösung von außen gibt.
- Wenn konkrete Entscheidungen anstehen, ob Sie Ihr Geld und Ihre Zeit in materiellen und passiven Konsum oder in eine familiäre Aktivität investieren sollen, wählen Sie immer die materielle, passive Seite.
- Zeigen Sie Ihren Kindern, wie lebenswichtig es ist, immer und überall per Handy erreichbar zu sein, sogar im Bett.
- Gewähren Sie Ihren Kindern spätestens ab 12 Jahren ebenfalls ein Handy, damit Sie diese überall anrufen bzw. jene ihre SMS-Beziehungen pflegen können. Vergessen Sie nicht, mit Ihren Kindern zu vereinbaren, dass Sie deren Rechnungen begleichen.
- Lassen Sie sich von Ihren Kindern immer nur als Mutter und Vater ansehen, niemals als Frau und Mann, die sich lieben und gerne berühren.
- Erziehen Sie als Mutter eine Tochter unbedingt zu Ihrer besten Freundin.
- Vermeiden Sie als Vater unter allen Umständen, dass Ihr Sohn Sie einmal traurig oder gar weinen sieht. Jegliche Gefühlsduselei schadet Ihrem männlichen Ansehen. Ausgesprochen schädlich wirkt es sich aus, wenn Sie Ihrem Sohn sagen, dass Sie ihn lieben.

- Geben Sie bei allem, was Sie tun, immer mehr auf die Meinung Ihrer Nachbarn und das äußere Erscheinungsbild Ihrer Familie als auf die Bedürfnisse Ihrer Kinder.

Menschen sind keine Engel und Sie als Mütter und Väter sind keine Übermenschen. Sie leisten den absolut schwierigsten aller »Jobs«. Beim besten Willen vermögen Sie im Leben nicht zu vermeiden, Fehler zu machen. Aber es gibt eine »goldene« Regel: Lange bevor Kinder den »Geschmack von Freiheit und Abenteuer« brauchen, benötigen sie die uneingeschränkte Liebe ihrer Eltern, emotionale Achtsamkeit, berührende Zuwendung, sichere Geborgenheit sowie bestätigendes Vertrauen in ihre persönlichen Fähigkeiten. Über einen derart sturmsicheren Hafen als Halt gelingt es Eltern langfristig am ehesten, »konkurrenzfähig« zu bleiben und die Nachfrage von Söhnen und Töchtern nach Rauschmitteln jedweder Art entbehrlich zu machen.

Wenn das Kind in den Brunnen gefallen ist

Selbst die beste Prävention ist keine absolute Garantie dafür, einen aus dem Ruder laufenden Cannabiskonsum von Jugendlichen verhindern zu können. Haben Ihre Söhne oder Töchter erst einmal mit dem Gebrauch von Haschisch oder Marihuana begonnen und Geschmack daran gefunden, brauchen Sie als Mütter und Väter eigene Standfestigkeit, Konsequenz und Beharrlichkeit, um dem Problem angemessen zu begegnen.

Ihr dringender Wunsch als Eltern, dass die Söhne oder Töchter den Konsum von Cannabis unmittelbar wieder aufgeben mögen, ist zwar nur allzu leicht verständlich, aber eher unrealistisch. Für Sie als besorgte Eltern stellt sich mithin die schwierige Aufgabe, mit Ihren Kindern gemeinsam möglichst unbeschadet jene Phase durchzustehen, während der die Droge einen Platz in deren Leben einnimmt. Da es in der Realität viel eher männliche Jugendliche sind, welche einen bedenklichen Cannabisgebrauch entwickeln, werde ich in diesem speziellen Kapitel von den Drogen gebrauchenden Söhnen schreiben.

- Stellen Sie sich als Eltern innerlich darauf ein, heftigsten Gefühlsbädern unterworfen zu werden, falls Sie einen Sohn durch eine »Kifferkarriere« begleiten müssen. Ihre Empfindungen werden schwanken zwischen hoffnungsvoller Zuversicht, wenn Sie bei Ihrem Kind Anzeichen von positiver Veränderung wahrzunehmen glauben, sowie Niedergeschlagenheit, Depression und Hilflosigkeit, wenn Ihr Sohn wieder vermehrt kifft, sich rücksichtslos unsozial verhält und sich über alle Regeln hinwegsetzt. Für Momente werden Sie ihn regelrecht hassen und ihn hinauswerfen wollen. Wenig später werden Sie wieder Ihre Liebe zum Kind spüren.
- Wenn Sie zum ersten Mal bemerken, dass Ihr Sohn Cannabis konsumiert, beobachten Sie aufmerksam, aber nicht inquisitorisch die weitere Entwicklung. Beobachten meint nicht, über Jahre hinweg dem Konsum zuzusehen und darüber hinaus nichts zu unternehmen. Machen Sie sich in jedem Falle umgehend selber sachkundig, auch um eigene Angst- oder gar Panikgefühle zu mildern.
- Geht der Cannabisgebrauch Ihres Sohnes über einen gemäßigten Gelegenheits- bzw. Freizeitkonsum hinaus und verfestigt er sich zudem durch harte Gebrauchsmuster, dürfen Sie keinesfalls untätig bleiben, schon gar nicht im frühen Einstiegsalter zwischen 11 und 14 Jahren.
- Setzen Sie klare, eindeutige Grenzen. Stellen Sie sich gleichzeitig darauf ein, dass Ihr Sohn in heftigsten Widerstand gehen und versuchen wird, die Grenzen zunächst zu dehnen, dann zu überschreiten und schließlich gänzlich zu ignorieren. Er wird Ihnen das Recht absprechen, ihm überhaupt etwas zu sagen zu haben.
- Versuchen Sie als Mutter oder Vater unter allen Umständen, die Beziehung zu Ihrem Sohn zu halten, selbst wenn es Ihnen noch so schwer fällt, weil er Ihre Beziehungsangebote immer wieder in absolut kränkender und verletzender Art und Weise entwerten wird. Verstehen Sie diese Prozesse als Ausdruck der süchtigen Dynamik. In der Phase chronischen Cannabisgebrauchs geht Ju-

gendlichen im Verein mit der eigenen Überheblichkeit häufig das Gefühl dafür verloren, wie sie sich selbst und andere Menschen zutiefst verletzen.

Wenn Eltern zum ersten Mal eine Drogenberatungsstelle aufsuchen und um Rat fragen, weil ihr Sohn kifft, ist eine Standardantwort immer: »Halten Sie die Beziehung zu Ihrem Kind«. Im Grundsatz ist an dieser Empfehlung auch nichts zu deuteln. Nebulös bleibt für viele unter Druck stehende Eltern jedoch häufig die Frage: »Wie mache ich das, die Beziehung zu halten?« In der hoch kritischen Zeit eines starken Cannabisgebrauchs von Söhnen ist die Eltern-Kind-Beziehung unter Umständen so stark belastet, dass sie praktisch nicht mehr existiert. Eine Beziehung, welche kaum noch lebendig ist, können Eltern schwer halten. Sie können sie bestenfalls neu entstehen lassen. Damit Mütter und Väter sich in ihrer Ratlosigkeit nicht alleine gelassen fühlen, benötigen sie deshalb konkretere Hinweise, wie sie ihre Handlungsfähigkeit aufrecht erhalten können. Selbst die akzeptierendste Drogenarbeit kann sich um solch handfeste Hinweise nicht herumdrücken.

Aus der praktischen Arbeit mit leidgeprüften Müttern und Vätern in Elterngruppen stammen die nachstehenden Verhaltensempfehlungen, welche nach und nach zu greifen vermögen, wenn das Kind tief in den Brunnen gefallen ist. Patentrezepte oder gar Königswege sind sie nicht. Strategien, welche sich bei einem bestimmten Sohn der einen Familie als hoch wirksam erwiesen haben, können bei einem anderen Jugendlichen aus einer zweiten Familie gänzlich versagen. Eltern brauchen folglich Fingerspitzengefühl, um selbst zu entscheiden, welche Strategie sie bei ihrem Sohn verfolgen möchten. Alle Eltern jedoch, die beharrlich mit einzelnen Schritten aus nachstehender Liste experimentiert haben, konnten sich über langfristige positive Ergebnisse freuen.

Falls du als jugendlicher Cannabiskonsument die Empfehlungen für Eltern liest, bleibe bitte fair. Sie werden dir wenig schmecken. Du wirst zu Recht den Eindruck haben, dass sie dir deine Räume als Konsument enger machen sollen. Falls du zu den kompetenten Cannabiskonsumenten gehörst, welche tatsächlich und nicht bloß in ihrer Einbildung einen kontrollierten Umgang mit Haschisch oder Marihuana pflegen, brauchst du dich wenig angesprochen zu fühlen. Die Rückenstärkung für die Mütter und Väter ist für diejenigen Fälle gedacht, in denen der Cannabisgebrauch der Söhne außer Kontrolle zu geraten und eindeutig schädliche Konsequenzen nach sich zu ziehen droht.

Besorgte Mütter und Väter wählen aus den wiedergegebenen Erfahrungswerten anderer Eltern diejenigen aus, die sie selbst in ihrer ganz speziellen familiären Situation »übers Herz bringen«:

- Machen Sie den Haschisch- oder Marihuanagebrauch Ihres Sohnes auf gar keinen Fall zum einzigen lebensbestimmenden Thema in der Familie. Halten Sie die Augen offen für die liebenswerten Seiten Ihres Sohnes. Vernachlässigen Sie ob Ihres »Sorgenkindes« nicht weitere Kinder, die Ihrer Zuwendung bedürfen.
- Akzeptieren Sie grundsätzlich keinen Cannabisgebrauch Ihres Sohnes in Ihren eigenen vier Wänden. Finden Sie bei Ihrem Sohn offen herum liegendes Haschisch oder Marihuana, vernichten Sie den Stoff. Verlangt Ihr Sohn, dass Sie ihm den Verlust gefälligst bezahlen sollen, weisen Sie sein Ansinnen klar und bestimmt zurück.
- Entsorgen Sie Rauchutensilien für harte Gebrauchsmuster aus dem Zimmer Ihres Sohnes. Den sich daran entzündenden Aggressionsausbruch dürfen Sie nicht scheuen. Lassen Sie sich nicht auf Diskussionen ein, dass Ihr Sohn die Rauchgeräte nur für einen Freund verwahrt, dessen Eltern nichts von seiner Kifferei wissen sollen. Weisen Sie bekifften Freunden Ihres Sohnes konsequent den Weg durch die Tür.
- Wenn Sie kiffende Freunde Ihres Sohnes kennen, nehmen Sie Kontakt zu deren Eltern auf. Reden Sie Klartext, welches »Spiel« da läuft. Tauschen Sie sich bei Bedarf häufiger mit anderen Eltern aus, um »Schlupflöcher« zu schließen, welche der Clique Gelegenheit zu ungestörtem Cannabiskonsum bieten können.
- Nehmen Sie bei gewohnheitsmäßigem Cannabisgebrauch Ihres Sohnes auch keinen Eigenanbau von Hanfpflanzen hin. (Gelegentlich entscheiden Eltern in dieser Frage anders, wenn sie

fest davon überzeugt sind, dass ihr Sohn nur gelegentlich kifft. Sie drücken dann bei dessen Eigenanbau von Hanfpflanzen ein Auge zu und nehmen die Position ein, es schade ihrem Sohn weniger, wenn er selbsterzeugtes Marihuana in guter Qualität gebrauche, als sich auf dem illegalen Markt mit dubiosen Dealern einzulassen. Eine solche Entscheidung kann verantwortungsbewussten Eltern zwar niemand abnehmen, aber es verschlechtert im Zweifelsfall ihre Position. Sie machen sich sehenden Auges zu Komplizen.)

- Fahren Sie Ihren Sohn nirgendwo hin, von wo aus er bekifft nach Hause gekommen ist. Ansonsten sind gemeinsame Autofahrten eine der wenigen verbleibenden Gelegenheiten, hilfreiche, Beziehung stiftende Gespräche zu führen.
- Geben Sie Ihrem Sohn sein ihm regelmäßig zustehendes Taschengeld, aber darüber hinaus keine zusätzlichen Summen. Macht er durch unterschiedlichste Begründungen Geldbedarf für Dinge geltend, welche Sie ihm normalerweise bezahlen, lassen Sie sich die korrekte Verwendung des Geldes durch Quittungen nachweisen.
- Hat Ihr Sohn durch sein regelmäßiges Kiffen erhöhten Geldbedarf, achten Sie auf Ihren Geldbeutel. Bemerken Sie Fehlbeträge und wird deutlich, dass Ihr Sohn Sie bestiehlt, müssen Sie Ihr Geld verschließen. Das ist für Eltern immer deprimierend, lässt sich aber bisweilen nicht vermeiden.
- Wird deutlich, dass Ihr Sohn Geld von Geschwistern stiehlt oder sich an deren Eigentum vergreift, um Waren zu »verticken«, müssen Sie die Geschwister schützen. Es ist auch für Brüder und Schwestern niederschmetternd, wenn sie ihr Eigentum oder gar ihr Zimmer verschließen müssen, aber es macht Grenzen deutlich und schützt auch den Kiffer vor weiteren Übergriffen.
- Stört es Sie, wenn Ihr Sohn zu gelegentlichen gemeinsamen Mahlzeiten bekifft erscheint, schicken Sie ihn umgehend vom Tisch weg. Machen Sie ihm klar, dass Sie ihn nicht grundsätzlich ablehnen, sondern nur im zugekifften Zustand nicht mit ihm zusammen essen möchten.
- Kommt Ihr Sohn regelmäßig stark bekifft nach Hause, können Sie sich entschließen, ihn umgehend wieder dahin zurückzuschi-

cken, woher er gekommen ist. Vor einem solchen Hinauswurf schrecken viele Mütter und Väter zurück, weil sie befürchten, es könnte Schlimmeres passieren. Umgekehrt trauen viele Söhne ihren Eltern eine solch deutliche Reaktion überhaupt nicht zu. Kommt Ihr Sohn am folgenden Tag unbekifft zurück, steht ihm die Tür selbstverständlich wieder offen.

- Dreht sich die Spirale weiter, werden Sie als Eltern ohnehin anfangen, darüber nachzudenken, ob Sie Ihren Sohn nicht ganz hinauswerfen sollen. Sie brauchen sich solche »Ausstoßungsgedanken« nicht vorzuwerfen. Sie wohnen der phasenweise absolut unerträglich erscheinenden Situation zwangsläufig inne. Informieren Sie sich beim Jugend- und Sozialamt über die rechtliche Lage und eventuelle finanzielle Belastungen, damit Sie Ihren Handlungsspielraum zuverlässig einzuschätzen wissen. Lassen Sie Ihren Sohn diesen Schritt wissen. Ihr inneres Ziel bleibt weiterhin, die kritische Zeit mit Ihrem Sohn zusammen zu bewältigen, ohne ihn tatsächlich an die Jugendhilfe zu verweisen.
- Bei aller inneren elterlichen Not, versuchen Sie auf der reifen Erwachsenenebene ein wechselnden Situationen angemessenes inneres Gleichgewicht zu wahren zwischen erlaubendem Gewähren und Grenzen setzendem Versagen. Für Ihren Sohn soll Ihre innere Linie erkennbar bleiben. Sehen Sie es sich aber nach, wenn Sie nicht in jeder neuen Situation gleich konsequent zu handeln vermögen. Sich im Wechselbad der Gefühle immer gleich »straight« zu verhalten, ist ein unerfüllbarer Anspruch, der nur von Theoretikern erhoben werden kann, welche selbst nie einer ähnlichen Situation ausgesetzt waren.
- Trotz und wegen aller Belastung, vergessen Sie als Mutter oder Vater Ihr eigenes Wohlbefinden nicht. Tun Sie Dinge, die Ihnen gut tun. Geben Sie nicht über Jahre hinweg eigene Urlaupspläne auf, weil Sie der Meinung sind, Sie könnten Ihren Sohn nicht alleine zu Hause lassen. Zur Not richten Sie es in Ihrer Wohnung oder in Ihrem Haus so ein, dass die Bereiche abgesperrt sind, zu denen Ihr Sohn während Ihrer Abwesenheit keinen Zugang haben soll. Wenn Sie sich als Eltern mit einer solchen Maßnahme mies fühlen, ist das sehr verständlich, aber Sie haben bloß die Auswahl zwischen weiteren schlechten Gefühlen: wieder auf Urlaub, Ent-

lastung und Erholung zu verzichten oder wegzufahren und nicht zu wissen, wie Sie Haus oder Wohnung wiederfinden, falls Sie kein Vertrauen in Ihren Sohn setzen können. Bei Ihrer Abwesenheit nur für den eigenen eingeschränkten Bereich verantwortlich zu sein, kann für Ihren Sohn auch Anreiz wie Chance zur Anerkennung altersgemäßer Verantwortungsübernahme sein.
- Lassen Sie unter keinen Umständen zu, dass das süchtige Virus Ihre eigene elterliche Beziehung gefährdet oder tatsächlich spaltet und sprengt. Beraten Sie sich als Elternpaar über anstehende Maßnahmen und Reaktionen. Sie widerstehen damit erfolgreich den »Finten« Ihres Sohnes, die darauf angelegt sind, Sie als Mutter und Vater geschickt gegeneinander auszuspielen.
- Geben Sie bei allen Wechselbädern der Gefühle nie die Hoffnung auf, mit Ihrem Sohn zusammen am Ende des Tunnels wieder das Licht zu entdecken.

Der Drogengebrauch von Kindern und Jugendlichen bringt für Eltern wie Geschwister in aller Regel ein Maß an seelischer Belastung mit sich, welches eigentlich über das Erträgliche hinauswächst. Das Ziel ist, die Belastung gemeinsam zu bewältigen, um wieder uneingeschränkt liebesfähig zu sein. Kinder und Jugendliche brauchen auf diesem Weg häufig jahrelange Begleitung. Eine leidgeprüfte Mutter brachte es in einer Gruppe für Mütter und Väter kiffender Kinder für sich auf den Punkt: »Ein Kind lässt man doch nicht fallen«. Auch wenn die Lage noch so hoffnungslos erscheint, die Erfahrungen aus der Elternarbeit zeigen, dass sich bei Kiffern vieles auch noch nach langen Jahren des Ringens und der vergeudet erscheinenden Lebenszeit zum Positiven wendet. So hat ein 24-jähriger junger Mann nach 10 Jahren militanter Kifferkarriere, Rast- und Ruhelosigkeit sowie heftigsten Zerwürfnissen mit seinen Eltern zu guter Letzt sich von heute auf morgen eine Lehrstelle ergattert, nachdem sein Vater jede letzte Zögerlichkeit hat fahren lassen und ihn vor die Wahl stellte, endlich etwas zu seinem Lebensunterhalt beizutragen oder aber jegliche finanzielle Unterstützung einzustellen. Den Vater hat die Bestärkung in einer Elterngruppe in diese Lage versetzt. Spätestens, wenn Eltern nicht mehr selbstständig weiter wissen, kommen die für sie absolut hilfreichen Elterngruppen ins Spiel. Entweder gehören sie zum Regelangebot von Drogenberatungsstellen, oder sie organisieren sich selbsttätig als Elternkreise.

Elternkreise: Die organisierte Hilfe zur Selbsthilfe

In letzter Konsequenz weiß nur jemand, der es selbst erlebt hat, wie es wirklich ist, mit einem Kind zu leben, das Rauschmittel gebraucht oder gar süchtig abhängig ist. Außenstehende vermögen sich zwar »einzufühlen« oder »mitzufühlen«, teilen aber nicht den Alltag einer durch Suchtmittel belasteten Familie.

Fragt man Eltern, ob sie der Meinung sind, ihr Kind zu kennen, werden die allermeisten diese Frage bejahen, mit der Einschränkung vielleicht, dass ihr Kind durchaus seinen eigenen Kopf besitze. Eltern begleiten ihre Kinder von Geburt an durchs Leben, fördern sie nach Kräften und sind wohlwollende Zeugen aller freudig notierten Entwicklungsfortschritte. Umso erstaunlicher muss es dagegen anmuten, wenn so viele Kinder und Jugendliche davon sprechen, ihre Eltern seien blind für ihre Sorgen und Nöte. Selbst Cannabisgebrauch würden sie lange Zeit nicht bemerken. Das ist ein ernst zu nehmender Hinweis darauf, dass in vielen Familien die Wahrnehmungs- und Beziehungsebene nicht mehr stimmig funktionieren. Schreitet ein beginnender Cannabisgebrauch in solchen Fällen problembehaftet fort, treffen die Veränderungen ihres Kindes viele Eltern völlig unvorbereitet und schmerzlich.

Persönlichkeitsveränderungen während der Pubertät sind bei heranwachsenden jungen Menschen an der Tagesordnung und normal. Dass bestimmte Veränderungen ihrer Kinder allerdings durch einen sich verfestigenden Rauschmittelgebrauch bewirkt sind, wollen viele Eltern lange Zeit nicht wahrhaben. Sie blenden verdächtige Anzeichen regelrecht aus. So verstreicht wertvolle Zeit. Erst wenn das Verhalten ihres Kindes ihnen immer rätselhafter wird, seine gewohnten Reaktionen und Interessen, sein Aussehen und Auftreten, sein vertrauter Freundeskreis sich auffällig verändern, merken die

Eltern auf. Wenn zusätzlich noch die Leistungen des Kindes in der Schule in den Keller sacken, es sich zunehmend dem elterlichen Willen widersetzt, abends nicht nach Hause kommt, sich an keine familiäre Regelung und Absprache mehr hält, sind Mütter und Väter vollends alarmiert. Auf Nachfragen erhalten sie entweder gar keine oder bestenfalls ausweichende, übellaunige Antworten. Durchkämmen sie misstrauisch geworden das Zimmer ihres Kindes, finden sie zwar möglicherweise Indizien, die ihren Verdacht auf Drogengebrauch zur Gewissheit werden lassen. Sie ruinieren aber gleichzeitig die letzten Reste einer vertrauensvollen Beziehung. Gespräche mit den »Sorgenkindern« kommen kaum noch zustande. Wenn doch, heißt es von ihrem Kind nur: »Was wollt ihr eigentlich von mir. Ich habe das doch alles voll im Griff.« Beunruhigte Eltern lassen sich durch solche Einschätzungen nur allzu gerne beschwichtigen. Doch ihre Sorgen lassen sich nicht so einfach verscheuchen. Zwischen Vertrauen in ihr Kind und argwöhnischer Kontrolle schwankend, werden sie in ihrem eigenen Verhalten inkonsequent. Möglicherweise grübeln Eltern darüber nach, was in der Familie schief läuft, ob sie als Mutter oder Vater Fehler gemacht, sich zu wenig oder zu einengend um ihr Kind gekümmert haben. Junge Menschen mit Drogengebrauch kommen jedoch in aller Regel aus ganz normalen Familien. Außerdem existieren in unserer Gesellschaft so viele Einflüsse von außen auf Kinder und Jugendliche, dass selbst die aufmerksamsten Eltern ihnen kaum noch etwas entgegenzusetzen vermögen. Der jeder Zeit mögliche Drogengebrauch eines Kindes kann etwas mit dem eigenen Elternverhalten zu tun haben. Es muss aber nicht zwangsläufig so sein. Mit ihrem Grübeln darüber sind die Eltern unter Umständen längere Zeit hin und her gerissen zwischen Verantwortung und Schuldgefühlen, Hilfsversuchen und ratloser Hilflosigkeit. Die Familienverhältnisse leiden. Das inkonsequente Verhalten von Müttern und Väter, die sich oft nicht mehr einig sind über die nächsten Schritte, fördert ungewollt das abweichende Verhalten ihres Kindes. Dreht sich die Spirale weiter, wird das Drogenverhalten letztlich zum beherrschenden Familienthema, welches alle anderen überschattet. Es bindet alle verfügbaren Energien. Spätestens zu diesem Zeitpunkt sitzen alle Beteiligten in der Falle, aus der sie keinen Ausweg mehr sehen. Niemand fühlt sich mehr in der Lage, etwas Sinnvolles zu bewirken.

Kommt Ihnen als Mutter oder Vater hiervon einiges bekannt vor? Falls ja, zögern Sie nicht länger. Denn nicht selten wenden sich erst in einer ausweglos erscheinenden Lage vorzugsweise Mütter und viel seltener Väter an eine Beratungsstelle. Dort finden sie zum einen die Möglichkeit, mit professionellen Drogenberatern zu sprechen, zum anderen erfahren sie zusätzlich, dass es inzwischen vielerorts Elterngruppen gibt, die Hilfe zur Selbsthilfe leisten. Bei größeren Beratungsstellen gehören Elternkreise zum festen Gruppenangebot der Einrichtung. Wo solches nicht der Fall ist, finden Eltern Rat und Unterstützung bei den bundesweit zahlreich vertretenen Ablegern der »Elternkreise drogengefährdeter und drogenabhängiger Jugendlicher«. Die Anschrift des übergeordneten Bundesverbandes findet sich im Adressenteil des vorliegenden Buches.

In den Elternkreisen suchen wesentlich häufiger als früher Eltern Rat, die akute Schwierigkeiten mit ihren noch minderjährigen, oft erst 13- bis 16-jährigen Kindern haben. Jene gebrauchen oftmals bereits in risikoreicher Weise Haschisch und Marihuana und kommen mit den Drogen überhaupt nicht mehr klar. Als Ergebnis davon vernachlässigen sie alle anderen Interessen und Aufgaben. Es dreht sich in den Elternkreisen folglich längst nicht mehr alles um härtere Drogen. Die Selbsthilfekreise sind in der Lage, betroffenen Müttern und Vätern wertvolle Hilfen zum Umgang mit den familiären Belastungen anzubieten. Von außen werden sie gelegentlich etwas argwöhnisch beäugt, weil sie als »zu hysterisch auf normales pubertierendes Verhalten reagierend« eingestuft werden. Aus ihrer Sicht heraus weisen sie jedoch zu Recht darauf hin, dass Cannabis kein unbedenkliches und in jedem Falle harmloses Rauschmittel darstellt. In den Elternkreisen finden sich diejenigen Mütter und Väter, die leidvolle Erfahrungen mit dem Cannabiskonsum ihrer Kinder gesammelt haben. Diese Eltern abzuwerten, weil deren Erfahrungen nicht in das Cannabisbild passen, das bevorzugt diejenigen Kiffer von ihrer Droge zeichnen, welche keine Probleme mit ihr haben, ist unangemessen. Insbesondere erklärten Hanfaktivisten sind die Elternkreise ein Dorn im Auge und ein Stachel im Fleisch, weil sie hartnäckig auf die Risiken eines ausufernden Cannabisgebrauchs aufmerksam zu machen suchen. Die Elternvereinigungen treten zwar ein für die Entkriminalisierung des gemäßigten Eigenverbrauchs. Eine weiter gehende Tolerierung oder gar Legalisierung von Cannabis lehnen sie jedoch entschieden ab. Aus der organisierten Eltern-Selbsthilfe sind die Landes-, Kreis- und Ortsverbände der Mütter und Väter »drogengefährdeter und drogenabhängiger Jugendlicher« nicht mehr wegzudenken.

Die 7 wichtigsten Eltern- oder Lehrerfragen

? Macht Cannabis abhängig oder süchtig?

✓ Die Antwort auf diese Frage ist davon abhängig, was man unter Cannabisabhängigkeit versteht. International übliche Kriterien zur Bestimmung von Abhängigkeit bezüglich bestimmter Substanzen sind wenig geeignet, auf Haschisch und Marihuana angewandt zu werden. Folglich ist Zurückhaltung angebracht, von einer objektiv zu erfassenden Abhängigkeit von Cannabis zu sprechen. Persönlich geben manche Konsumenten allerdings unverhüllt zu, sich in hohem Maße von der Substanz versklavt zu fühlen. Wenn man von Cannabisabhängigkeit spricht, kann sich eine solche nur von verhaltensbezogenen Merkmalen herleiten lassen. Selbst wenn wir einen Menschen auf Grund seines Verhaltens als abhängig von der Substanz einstufen, muss das nicht notwendigerweise ein überdauerndes Problem für ihn werden. Der Ausstieg aus einem Marihuana- oder Haschischkonsum mit suchtartigen Verhaltensweisen ist bei vorliegender innerer Motivation jederzeit möglich. Ein zusätzliches Problem bei stark kiffenden Gewohnheitskonsumenten ist allerdings, dass sie in aller Regel über eine schlechtere psychosoziale Gesundheit verfügen als nicht abhängige Konsumenten.
(Siehe als weitere Antwort das Kapitel: »Die Gretchenfrage«)

? Ist Cannabis eine Einstiegsdroge?

✓ Generell sind Marihuana und Haschisch nicht als Einstiegsdrogen zu bewerten. Als solche fungieren vielmehr die legalen Suchtmittel Zigaretten, Alkohol und Medikamente. Cannabis *kann* als erst konsumierter illegaler Stoff die Hemmschwelle zum Umstieg auf stärker wirkende Substanzen herabsetzen. Das ist aber in keinem Falle eine zwangsläufige Entwicklung. Das bloße Probieren von Cannabis ist keine Katastrophe und selbst regelmäßiger Gebrauch ist beileibe nicht gleichbedeutend mit dem Einstieg in eine Drogen- und Suchtkarriere. Stellen Sie fest, dass Ihr Kind kifft, heißt es aber unter allen Umständen: »Augen auf«! Fühlen Sie sich unsicher, was Sie tun sollen, suchen Sie im Zweifelsfalle lieber früher als später eine Beratungsstelle auf.
(Siehe als weitere Antwort das Kapitel: »Mehr als ein Wort zu Einstiegsdrogen«)

? Mein Kind kifft. Kann das seine Schulleistungen beeinträchtigen?

✓ Die Schulleistungen ihrer Kinder haben für nahezu alle Eltern eine herausgehobene Bedeutung, die als Messlatte für »Gewähren« und »Versagen« dient. Der Konsum von Marihuana und Haschisch führt nicht zwangsläufig zu einer Beeinträchtigung der schulischen Leistungsfähigkeit. Umgekehrt steigert er sie allerdings auch nicht. Gebraucht ein junger Mensch in seiner Freizeit gelegentlich Cannabis, wird seine Lern- und Konzentrationsfähigkeit davon nicht berührt. Anders sieht es aus, wenn gewohnheitsmäßiger Cannabiskonsum betrieben wird. In solchen Fällen werden längerfristig mit hoher Wahrscheinlichkeit die schulischen Leistungen in Mitleidenschaft gezogen. Unklar bleibt meistens das genaue Verhältnis von Ursache und Wirkung. Ursachen für einen gewohnheitsmäßig ausfernden Konsum von Marihuana oder Haschisch sind nicht selten Schulstress und Langeweile, sodass von vornherein ein gesteigertes Desinteresse an der Schule besteht. Cannabis ist also bestenfalls ein Verstärker, aber nicht die Grundursache fehlender Leistungsmotivation. Jugendliche, die während der Unterrichtszeit kiffen, stellen unter Beweis, dass sie Cannabis nicht »bestimmungsgemäß« einzusetzen wissen und folglich auch nicht zur Gruppe der kompetenten Kiffer zählen. Es bleibt ihnen allerdings unbenommen, das persönlich anders zu sehen.

? Meine Tochter ist schwanger und raucht Cannabis. Ist das schädlich für das Kind?

✓ Es existieren wenig aussagefähige Untersuchungen über den Zusammenhang zwischen Kiffen, Schwangerschaften und Auswirkungen auf Neugeborene. Im Gegensatz zu Alkohol oder Heroin liegen bei Cannabis keine Hinweise auf körperliche Fehlbildungen oder geistige Beeinträchtigungen von Kindern vor, deren Mütter während ihrer Schwangerschaft gekifft haben. Das darf für schwangere Kifferinnen trotzdem kein Anlass sein, sich in trügerischer Sicherheit zu wiegen. Cannabinoide sind plazentagängig. Folglich gelangen sie über den Blutkreislauf der Mutter in den Organismus des ungeborenen Kindes. Um mit Gewissheit jegliches Restrisiko auszuschließen, sollte eine werdende Mutter während der Schwangerschaft und Stillzeit unbedingt auf Cannabis verzichten. Ist sie dazu nicht in der Lage, fehlt ihr womöglich die innere Reife, die Mutterrolle überhaupt anzunehmen.

? Mein Kind/meine Klasse macht in Kürze eine Klassenfahrt nach Holland und Amsterdam. Was müssen wir dabei beachten, da im Vorfeld bereits von den holländischen Coffeeshops die Rede ist?

✓ Klassenfahrten nach Amsterdam und Holland sorgen im Vorfeld regelmäßig für Reaktionen zwischen Erheiterung, gespannter Vorfreude, Besorgnis und Unsicherheit. In den Niederlanden ist Cannabis zwar nicht uneingeschränkt legalisiert, der Konsum wird aber geduldet. In unzähligen Coffeeshops kann der interessierte Kunde aus einem reichhaltigen Angebot an Haschisch- und Marihuanaqualitäten auswählen und einkaufen. Der Einkauf ist pro Person auf 5 Gramm beschränkt, die man bei sich tragen darf. Bei der Rückreise nach Deutschland darf niemand Cannabis mitführen. Selbst der Versuch, geringe Mengen über die Grenze zu bringen, kann unangenehme Konsequenzen nach sich ziehen, wenn die Person auffliegt. Kontrollen von Jugendlichen, die aus Holland nach Deutschland einreisen, sind an der Tagesordnung.

Als Lehrperson sollten Sie die Situation mit Ihren Schülern vor Antritt der Klassenfahrt offen ansprechen. Machen Sie ihnen klar, dass Sie nicht gewillt sind, im Ernstfall die Kastanien für sie aus dem Feuer zu holen. Kündigen Sie im Vorhinein an, dass Sie Schüler, die wider besseres Wissen Cannabis von Holland mitzunehmen versuchen und bei einer eventuellen Kontrolle auffallen, unter Umständen sogar vor Ort zurücklassen werden. Ihre Erziehungsberechtigten können sie dann dort abholen. Lassen Sie sich diese Ankündigung zu Ihrer eigenen Absicherung von den Schülern selbst wie von deren Eltern unterschreiben. Dieser Hinweis ist nicht als repressive Maßnahme zu verstehen, sondern dient dazu, Jugendlichen frühzeitig klarzumachen, dass sie für die Konsequenzen ihres Verhaltens selbst verantwortlich zeichnen. Solches zu erlernen ist unverzichtbarer Bestandteil von Lebenskompetenz.

? Mein Sohn hat einige Cannabispflanzen in seinem Zimmer. Ist das für ihn gefährlich?

✓ Das Selbstzüchten von Cannabispflanzen erfreut sich steigender Beliebtheit. Ein paar Eigengewächse im Zimmer machen allein noch keinen Rausch. Sie verströmen zwar einen typischen Geruch, den man mag oder nicht, aber davon wird niemand »high«. Es ist nicht einmal gesagt, dass die Pflanzen überhaupt zum Eigenverbrauch bestimmt sind. Nicht wenige Jugendliche päppeln mit viel Liebe einige Cannabispflanzen auf, obgleich sie selbst gar keine Konsumenten sind. Sie finden es einfach nur »cool«, die illegalen Pflanzen zu besitzen. Fallen sie als gärtnernde Hanfbesitzer auf oder werden sie gezielt »denunziert«, steht ihnen unter Umständen beachtlicher Ärger mit den Organen der Staatsmacht ins Haus, worüber sich viele in ihrer Ahnungslosigkeit nicht im Klaren sind. Der Ärger wächst mit der Anzahl der beschlagnahmten Pflanzen oder der Größe des Gewächshauses sowie mit der nachweisbaren Eindeutigkeit zwischen Eigenzucht und Eigenverbrauch oder Handel mit den Pflanzen. Der Handel mit Cannabissamen ist erschwert. Dennoch spielen selbst 9- bis 10-jährige Kinder schon mit den kleinen Samenkörnern der Hanfpflanze. Sie haben aufgeschnappt, dass da irgendetwas »Geheimnisumwittertes« dran sein muss, an dem sie gerne beteiligt wären. Hanfsamen enthalten keine psychoaktiven Wirkstoffe. Wären sie nicht illegal, würden sie als hochwertige Fettsäuren enthaltende Nahrungsmittel selbstverständlichen Eingang in unsere Verzehrgewohnheiten finden.

? Wie soll ich mich verhalten, wenn mein Sohn zu Hause allein oder mit Freunden kifft?

✓ Auf diese Frage gibt es keine eindeutige Antwort. Kiffen ist nach unserer derzeit geltenden Rechtslage nicht gestattet, obgleich geringer Eigenkonsum gesetzlich toleriert wird. Ob Sie Ihren Sohn zu Hause in den eigenen vier Wänden kiffen lassen, können Sie als Mutter oder Vater nur vor dem Hintergrund der Beziehung zu ihm entscheiden. Es verkompliziert die Lage ungemein, wenn Sie sich als Elternpaar nicht einig sind. Raucht Ihr Sohn bevorzugt alleine, mag es »besser« sein, er tut dies zu Hause als in der Öffentlichkeit. Nicht dulden müssen Sie als Eltern, dass Ihr Haus von kiffenden Freunden rauchgeschwängert wird. Wenn Sie das nicht möchten, weisen Sie allen die Tür. Den sich entzündenden Konflikt mit Ihrem Sohn müssen Sie durchstehen. Wenn Sie ihm gleichfalls die Grenze setzen, dass er zu Hause nicht kiffen darf, ist er für sein Verhalten vor der Tür selbst verantwortlich. Davor können Sie ihn nicht schützen, selbst wenn es Ihnen Sorgen bereitet, was mit ihm passiert, falls er mit Cannabiskonsum auffällig und aktenkundig wird. Ihr Sohn ist gehalten, selbst auf sich zu achten. Das ist ein Zeichen von Reife. Außerdem ist es sein Leben, über dessen Gestaltung er entscheidet. Elterliche Überbehütung ist eher ein zusätzlicher Risikofaktor für Rauschmittelgefährdung.

Das Servicekapitel für Cannabiskonsumenten

*So weit deine Selbstbeherrschung geht,
so weit geht deine Freiheit.
(Marie von Ebner-Eschenbach)*

Hinweise für Konsumenten und solche, die es werden wollen, zum Umgang mit Cannabis

Haschisch, Marihuana und so genannte »Party«-Drogen sind ein nicht wegzudiskutierender Bestandteil im Leben vieler Jugendlicher und Erwachsener. Mit keinem Mittel können wir ihren Konsum wirklich unterbinden. Realistisch ist jedoch Schadensbegrenzung durch geeignete informative Maßnahmen im präventiven Bereich. Nach gewissenhafter Diskussion des Für und Wider sind deshalb auch viele Präventionsstellen und vergleichbare Einrichtungen dazu übergegangen, »Safer-Use«-Kampagnen zu betreiben. Dabei werden an die Konsumenten der Rauschmittel »Gebrauchsanweisungen« verteilt, welche die wichtigsten Informationen zum angemessenen Umgang mit der von ihnen bevorzugten Droge enthalten. Das angestrebte Ziel ist die Reduzierung des persönlichen Gebrauchsrisikos. Zusätzlich sollten die entsprechenden Verhaltensregeln auch den Angehörigen von Drogenkonsumenten vertraut sein sowie denjenigen Berufsgruppen, die haupt-, neben- oder ehrenamtlich mit Jugendlichen und jungen Erwachsenen arbeiten. Über den realen Gewinn auf der Informationsebene hinaus eröffnen sich damit auch neue Gesprächsmöglichkeiten auf der Beziehungsebene, auf der allein sich mögliche Verhaltensänderungen bewirken lassen.

Ich habe volles Verständnis für gut begründete Einwände gegen »Gebrauchsanweisungen« zum angemessenen Umgang mit Cannabis oder für die Empörung und die Befürchtungen vieler Eltern,

»Safer-Use«-Initiativen würden die Hemm- oder Einstiegsschwelle zum Konsum von Rauschmitteln herabsetzen. Doch um Missverständnissen vorzubeugen: Safer-Use-Kampagnen sind weder eine Unbedenklichkeitsbescheinigung noch eine »Anweisung« zum Gebrauch von Drogen. Nach bewusster Kenntnisnahme der Drogenrealität sind sie ein notwendiger lebenspraktischer Beitrag zum adäquaten Umgang mit Problemen, die eine süchtige Gesellschaft tagtäglich aufs Neue hervorbringt.

Alle mir bekannten bisherigen Veröffentlichungen, Informationsbroschüren und »Flyers« zu Haschisch und Marihuana richten sich ausschließlich an die Konsumenten der Substanzen oder an Eltern und Multiplikatoren. Nicht angesprochen werden bisher »Unentschiedene und »Nicht-Konsumenten«. Hier existiert eine präventive Leerstelle. Nicht alle Jugendlichen und jungen Erwachsenen konsumieren Cannabis. Es muss sie also etwas von den anderen unterscheiden. Im primärpräventiven Alltag beziehe ich die Kompetenzen dieser drogenabstinenten »peers« stark in die Arbeit mit ein. Bevor ich den Gebrauchern von Cannabis überlegenswerte Verhaltenshinweise an die Hand gebe, möchte ich deshalb an erster Stelle Anregungen für Unentschiedene wie entschiedene Nicht-Konsumenten formulieren. Da die Arbeit mit Jugendlichen und jungen Erwachsenen in der Regel auf einer sehr persönlichen Ebene stattfindet, wechsele ich im Folgenden die Anredeform.

Ich wende mich zuerst an die Unentschiedenen, die noch überlegen, ob sie Cannabisprodukte probieren wollen oder nicht.

Wenn deine Lust auf das Ausprobieren steigt, tue es nicht, ohne noch einmal sorgfältig zu überdenken:

Weshalb möchtest du Haschisch oder Marihuana probieren?

- Ist es Neugier, »just for fun«, willst du endlich »dazugehören« oder willst du »Probleme wegmachen«? Versuche dir selbst gegenüber mit den Antworten ehrlich zu sein.
- Was erwartest du dir von den Wirkungen der Drogen?
- Willst du probieren, oder wollen andere, dass du wollen sollst? Lass dich nicht unter Druck setzen!

- Bevor du tatsächlich probierst, schau dich noch einmal um: Findest du die, die schon kiffen wirklich »gut drauf«, oder findest du sie eher »verpeilt«?
- Überlege noch einmal, ob du ohne Cannabis nicht ebenfalls tolle Gefühle bekommen kannst?
- Finde heraus, wie du auch schwierige Gefühle wie Ärger, Wut, Angst, Stress, Traurigkeit oder Langeweile aushalten kannst. Sie gehören ebenfalls zu deinem Leben.
- Ich möchte dich unterstützen in einem achtsamen, drogenfreien Umgang mit dir selbst. Wenn du dich dennoch entscheidest, Cannabis zu probieren, lies weiter unter den »Safer-Use«-Regeln und beherzige sie!

Im Arbeitsalltag werde ich von Jugendlichen und jungen Erwachsenen, die keine Drogenerfahrungen besitzen, regelmäßig gefragt, was sie denn tun können, wenn ihre Freunde und Bekannten Cannabis konsumieren. In ihren Fragen treten ganz deutlich die Sorge und der Wunsch zutage, Freunden hilfreich sein zu können. Es gibt für sie keine Patentantworten, wie dies gelingen kann, aber brauchbare, leicht umzusetzende Verhaltensempfehlungen. Nicht konsumierende »peers« können so in ihrer Rolle bestärkt und vermehrt in präventive Maßnahmen mit einbezogen werden. Wir finden in ihnen äußerst lebenstüchtige Kooperationspartner.

Vielen Jugendlichen und jungen Erwachsenen gelingt es überzeugend, ohne Cannabis zu leben. Sie haben nicht das Gefühl, auf etwas Wichtiges zu verzichten. Ihren Fragen, die sie in Bezug auf konsumierende Freunde, Bekannte und Verwandte äußern, nähern sich folgende Bestärkungen und Anregungen:

- Wenn du zu denen gehörst, die sagen können: »Das brauche ich nicht« oder »Das will ich nicht«, möchte ich dich in deinem Entschluss bestärken.
- Fällt es dir leicht, auf Cannabis zu verzichten? Findest du deine Haltung akzeptiert, oder drängen dich andere, doch zu probieren? Wenn viele in deinem Umfeld kiffen, du aber anders sein und dich von den vielen unterscheiden möchtest,

darf Mitkiffen für dich kein Thema sein. Du weißt doch: »Nur tote Fische schwimmen mit dem Strom.«
- ✓ Ich finde es gut und ein Zeichen persönlicher Stärke, wenn du nicht zu Haschisch oder Marihuana greifst. Ich fände es zudem gut, wenn du für deine Haltung verstärkt werben würdest.
- ✓ Sprich mit deinen Freunden darüber, warum du Cannabis nicht brauchst.
- ✓ Lebe ihnen vor, wie du deinen Spaß hast und was dir Freude bereitet.
- ✓ Such dir noch andere Gleichaltrige, die ebenfalls leben, ohne zu kiffen. Zusammen könnt ihr noch überzeugender dafür werben. Wenn andere merken, dass ihr ohne Haschisch und Marihuana zusammen Spaß habt, seid ihr nicht »uncool« und auch keine »Loser« oder »Spielverderber«.
- ✓ Wenn du Freunde hast, die kiffen, und du dir Sorgen um sie machst, lass sie deine Sorge spüren: Sprich mit ihnen über dein eigenes drogenfreies Leben und über ihren Cannabisgebrauch. Vermeide dabei aber moralische Bewertungen und akzeptiere auch ihren Standpunkt. Bleib bei dem, was dir Sorgen macht, was du bei deinen Freunden an Verhaltensänderungen beobachtest und wie du dich in ihrer Gesellschaft fühlst, wenn sie bekifft sind. Lass sie entscheiden, was sie mit dem, was du ihnen sagst, anfangen. Dränge sie nicht in eine Richtung.
- ✓ Es ist wichtig, dass du versuchst, von dir aus den Kontakt zu halten, falls deine Freunde immer stärker kiffen. Lass dich nicht entmutigen, wenn sie dich zurückweisen. Oft geht mit dem Kiffen einher, dass sie nur noch Kontakt zu Leuten wollen, die ebenfalls Haschisch und Marihuana benutzen. Lass dich nicht beirren und biete weiter deine Freundschaft an. Handelt es sich um Schulfreunde, überlege mit anderen aus deiner Klasse, wie ihr euch verhalten könnt.
- ✓ Wenn Freunde oder Bekannte, die unkontrolliert kiffen, ganz abdriften und du von dir aus keinen Kontakt mehr wünschst, ist das in Ordnung. Falls du von dir aus nichts mehr für sie tun kannst, akzeptiere deine Grenzen. Das tut vielleicht weh, aber du bist nicht für deine Freunde verantwortlich.

- ✓ Erlebst du, dass auf einer Party jemand, der Cannabis konsumiert und obendrein Alkohol getrunken hat, ohnmächtig wird, bleibe nicht untätig. Achte darauf, dass die Person nicht durch Erbrochenes ersticken kann. Falls du unsicher bist, was du tun sollst, verständige lieber früher als später den Notarzt; wenn es sein muss, sogar gegen den Widerstand anderer, die ebenfalls bekifft oder betrunken sind. Dein besonnenes Verhalten kann für Beobachter Vorbildcharakter haben.
- ✓ Informiere dich selber über Cannabis, damit deine Freunde merken: Du hast »den Plan«. Lies deshalb ebenfalls weiter bei den Verhaltensempfehlungen für Cannabisgebraucher.

Hast du dich dafür entschieden, Haschisch oder Marihuana zu gebrauchen, beherzige folgende Regeln, mit deren Einhaltung du dein persönliches Konsumrisiko einzugrenzen vermagst:

- ✓ Wenn du Cannabis konsumierst, gebrauche es nur, wenn du dich ausreichend wohl fühlst. Schlechte Stimmungen, negative Erlebnisse oder aktuelle Probleme lassen sich durch Kiffen nicht aus der Welt schaffen.
- ✓ Trage Sorge für angenehme Konsumbedingungen.
- ✓ Kiffe nicht einfach, weil andere es ebenfalls gerade tun, sondern entscheide, ob du es im Moment wirklich selbst möchtest.
- ✓ Suche dir deine Gesellschaft beim Kiffen gut aus.
- ✓ Nimm dir Zeit für die Dosierung von Cannabis. Beam dich nicht einfach mit einem vollen Bong oder durch Eimerrauchen weg.
- ✓ Konsumiere Haschisch und Marihuana nicht zusammen mit anderen Drogen. Die Wirkungen von Cannabis und »Party«-Drogen passen nicht zusammen. Von Kiffen und Alkohol wird dir höchstwahrscheinlich speiübel.
- ✓ Stelle Cannabis nicht in den Mittelpunkt deines Lebens. Leben beinhaltet bedeutend mehr als Kiffen.
- ✓ Rede mit vertrauten Menschen über deine Rauscherlebnisse, sowohl die von dir als angenehm erlebten wie jene, die dir lästig oder unheimlich sind oder die du nicht verstehst.

- Kiffe nicht vor oder während der Schule oder Arbeit. Durch die Wirkungen von Cannabis verringert sich deine Konzentrationsfähigkeit. Auf keinen Fall wirst du durch Kiffen leistungsfähiger.
- Kiffe niemals beim Autofahren, wenn dir dein Führerschein lieb ist. Du gefährdest dich und andere. Vertrau dich auch niemandem am Steuer an, der bekifft fahren möchte.
- Konsumiere als (junge) Frau niemals Cannabis, wenn du ein Kind erwartest. Wenn du eine Schwangerschaft planst, höre sehr frühzeitig mit dem Kiffen auf.
- Wenn du überzeugter Cannabiskonsument oder gar Vielkiffer bist, werde nicht überheblich und höre anderen noch zu, die mit dir in Ruhe über deinen Cannabisgebrauch sprechen möchten.
- Dein größtes Risiko beim Gebrauch von Cannabis ist nicht die Droge an sich, sondern deine Tendenz zu maßloser Überheblichkeit und Arroganz, welche die Warnzeichen eines kritisch werdenden Drogengebrauchs systematisch ausblendet.
- Hüte dich vor einer inneren Einstellung, die sich in so verräterischen Sätzen äußert wie: »Das ist mir doch egal« oder »Du hast mir gar nichts zu sagen«. Wenn sie deinem Munde entschlüpfen, sollten alle roten Warnlampen bei dir aufleuchten. Solche unscheinbaren Äußerungen gehören unter Umständen zu den ernsthaftesten Hinweisen darauf, sich durch Grandiosität und mangelnde Impulskontrolle im Cannabiskonsum zu verlieren.
- Reduziere deinen Freundeskreis nicht nur auf solche Freunde, die ebenfalls kiffen. Halte Kontakt zu Menschen, die dich mögen und die nicht kiffen.
- Gehe täglich möglichst pfleglich mit dir um und sorge unter allen Umständen dafür, dass du andere schöne Erlebnisse hast, die nichts mit Cannabis und Kiffen zu tun haben.
- Verleite andere nicht gedanken- und verantwortungslos zum Mitkiffen.
- Ziehe immer mal wieder Bilanz, ob du durch deinen Cannabisgebrauch schon spürbare Nachteile in Kauf nehmen muss-

> test, z.B. Sitzenbleiben, Schulwechsel, Arbeitsplatzverlust oder Beziehungsschwierigkeiten mit dir nahe stehenden Menschen.
> ✓ Überlege öfters, was sich in deinem Leben konkret für dich verändern würde, wenn du auf den Gebrauch von Cannabis verzichten würdest.
> ✓ Kiffen kann genussvoll sein, und Kiffen kann für dich zu einem ernsthaften Risiko werden. Niemand anderes ist letztlich für deine Entscheidungen verantwortlich außer dir selbst.

Ein immer gleicher Haschisch-»Film«

Trotz unterschiedlicher persönlicher Lebensgeschichten sowie familiärer Muster, welche einen Cannabisgebrauch begünstigen, schält sich aus der Arbeit mit Marihuana- und Haschischkonsumenten sowie deren Eltern betont häufig das Drehbuch für einen immer gleichen Haschisch-»Film« heraus. Schauplätze und Nebenrollen wechseln. Der Hauptdarsteller mag zwar Spielräume zur persönlichen Interpretation seiner Rolle nutzen, doch folgt er im Wesentlichen der Dramaturgie eines wenig abwechslungsreichen Drehbuchs. Als Cannabiskonsument könnte dir die Rolle des Hauptdarstellers unter Umständen auf den Leib geschrieben sein.

Die Handlung deines Cannabis-»Films« setzt irgendwann im Alter zwischen 11 und 16 Jahren ein. Die Vorgeschichte lässt sich nur durch Rückblenden erschließen. In diesem Alter erlebst du den ersten Kontakt zu Cannabis. Deine Neugier setzt sich durch und du probierst Marihuana oder Haschisch, welches dir von Kollegen oder Freunden angeboten wird. Im persönlichen Alltag schlägst du dich mit ähnlichen Problemen herum wie deine Altersgenossen, doch mit dem Unterschied, dass du dich von ihnen stärker bedrückt fühlst. Du merkst sehr schnell, dass dir deine anfänglich noch sporadischen Erfahrungen mit Cannabis eine Linderung des empfundenen Lebensdrucks bescheren. Deine Probleme lösen sich zwar nicht, aber sie werden durch die dämpfenden Wirkungen von »Gras« oder »Shit« weichgespült. Du fühlst dich vorübergehend besänftigt, wie in Watte gepackt und kiffst regelmäßiger.

Ersten heftigen Stress bekommst du, als deinen Eltern klar wird, dass die Veränderungen, welche sie an dir als ihrem Sohn wahrnehmen, mit dem Gebrauch von Cannabis zusammenhängen. Der Ärger, den sie dir bereiten, mag dazu führen, dass du vorübergehend weniger oder gar nicht mehr kiffst. Doch ist das nur ein kurzes Zwischenspiel. Schnell merkst du, dass dir die lieb gewonnenen Wirkungen der Droge deiner Wahl fehlen. Du konsumierst erneut und steigerst rasch die Dosis wie die Häufigkeit. Gleichzeitig fängst du an, dich zu tarnen, um den Argwohn deiner Eltern zu zerstreuen. Deiner ersten Lüge folgt die zweite. Du erfindest plausibel klingende Geschichten für deine Abwesenheit von zu Hause und deinen schleichend wachsenden Geldbedarf. Die Lügen potenzieren sich. Doch sie helfen nicht mehr weiter. Zu offenkundig wird dein Cannabiskonsum. Du gerätst in einen Dauerclinch mit deinen Eltern, welche mit wechselnden Strategien versuchen, dir und deinem ausufernden Cannabiskonsum Grenzen zu setzen. Die Auseinandersetzungen zwischen euch nehmen an Heftigkeit zu. Um dem zu entgehen, legst du über alles den besänftigenden Haschischschleier. Du kiffst jetzt nahezu täglich oder sogar mehrfach täglich. Das beschert dir ein zusätzliches Problem: Woher nimmst du das nötige Geld für deinen Stoff? Mit hoher Wahrscheinlichkeit entwendest du deinen Eltern erste kleinere Geldbeträge. Bald schreckst du selbst nicht mehr davor zurück, deine Geschwister zu bestehlen. Du vertickst CDs, Computerspiele und was dir sonst noch in die Hände fällt. Dein moralisches Schuldkonto wächst. Da dies schwer zu ertragen ist, musst du dein noch schlagendes soziales Gewissen zum Verstummen bringen. Da dir das nicht immer gelingt, rastest du zunehmend aus, wenn du unter inneren Druck gerätst oder dich in Auseinandersetzungen mit deinen Eltern, Geschwistern oder Freunden rechtfertigen musst. Immer weniger hast du deine Impulse unter Kontrolle. Um dein schuldbeladenes Selbstwertgefühl zu retten, trumpfst du mächtig auf. Du allein hast den Plan. Nur du weißt, wo es lang geht im Leben. Niemand anderes hat dir etwas zu sagen. Grandios wie der »King« persönlich stolzierst du durch die Welt. Auf die Gefühle der Menschen, welche dir nahe stehen, nimmst du wenig Rücksicht. Zwischendrin öffnet sich jedoch für Minuten, Stunden oder gar Tage ein Türchen, wo du in den Resten deiner Liebenswürdigkeit, den Bindungen an deine Familie oder in deinen Selbstzweifeln ansprechbar bist. Schlägst du die Tür wieder zu, dreht sich die Spirale weiter. Es bleibt nicht aus, dass dich die »Nichtigkeiten« des Lebens zunehmend weniger interessieren. Du arbeitest immer weniger für die Schule, versuchst dich mit möglichst wenig Aufwand durchzulavieren, riskierst durch »Freischichten« deine Lehrstelle oder deinen Job. Was zählt, sind Kiffen, Abhängen und Fun. Dein Verhalten wirkt im Ganzen unreif. Jedem fällt es auf, bloß nicht dir selbst. Form und Ton deiner Ausdrucksweise werden unsäglich und immer häufiger der Situation gänzlich unangemessen. Es fällt schwer, dich noch zu achten oder zu respektieren. Innerlich hast du vermutlich sogar den Respekt vor dir selbst verloren. Dennoch hältst du noch lange nicht inne. Zuflucht suchst du in der scheinbar jedwede Schwierigkeit abtuenden Floskel: »Das ist mir doch egal«, welche du gebetsmühlenhaft wiederholst, sobald es innerlich eng zu werden droht. Mit diesem »Fertigmacher« kannst du Jahre deines Lebens verbringen und verlieren. Irgendwann kommst du dann an den Punkt, an dem du realisierst, dass du von den meisten Altersgenossen, auf welche du früher in verächtlicher Überheblichkeit herabgeschaut hast, in allen Belangen überholt und abgehängt worden bist. Sie haben ihren Platz im Leben gefunden, während du selbst die Orientierung verloren hast. Mit hoher Wahrscheinlichkeit stehst du ohne qualifizierten Schul- oder Berufsabschluss da und bist in mindestens zweifacher Hinsicht abhängig: Abhängig von dem Konsum von Cannabis und abhängig von der finanziellen Unterstützung durch andere, seien es deine Eltern, das Sozialamt oder sonstige Dritte. An diesem Punkt dein Leben endlich noch einmal in die eigene Hand zu nehmen und ihm eine andere Richtung zu geben, ist zwar schwierig, aber nicht unmöglich. Das haben vor dir schon viele andere Cannabisabhängige geschafft.

Mit kleinen Nuancen läuft so oder so ähnlich die Dramaturgie in einem immer gleichen Cannabis-»Film« ab. Kommt dir dieser Film in Teilen oder als Ganzes bekannt vor? Spielst du gar eine tragende Rolle darin? Falls ja, solltest du deine Rolle frühzeitig abgeben. Sie verspricht nicht erfolgreich genug zu sein. Sei versichert, dass der Film an jeder beliebigen Stelle einen Schnitt und eine alternative Fassung erfahren kann, wenn der Hauptdarsteller aus eigenem Antrieb das Drehbuch umschreibt.

Ein Kiffertest der etwas anderen Art

Ehre, wem Ehre gebührt. Den ersten brauchbaren Kiffertest hat der Berliner »Therapieladen« entwickelt. Der Test ist hilfreich bei der besseren Selbsteinschätzung des eigenen Drogengebrauchs. Du findest ihn in der Broschüre »Cannabis denn Sünde sein?«, die du beim Therapieladen gegen Gebühr anfordern kannst. Gleichfalls dort erhältlich ist eine zweite Broschüre mit dem Titel: »Drogen und du«. Der darin enthaltene Test »Check dich!« ist kein Drogentest, sondern seine Fragen regen zur Auseinandersetzung mit der eigenen Persönlichkeit an. Die Anschrift des Therapieladens findest du im Adressenteil dieses Buches. Wie alle üblichen Tests, die aus der Beantwortung von Fragen und einem daraus abgeleiteten Ergebnis bestehen, bleiben sowohl der »Kiffer-« wie der »Check dich«-Test ohne direkte Konsequenzen für dich auf der Handlungsebene.

Ich möchte einen Schritt weiter gehen und dir einen Vorschlag zu direktem Handeln unterbreiten. Zuvor stehen indes auch hier noch einige Fragen. Beantworte sie einfach mit »Ja« oder »Nein«. Dafür gibt es weder Punkte noch ein Ergebnis. Überdenke die Fragen bloß und ziehe deine eigenen Schlüsse daraus.

Fragen:

- ❓ Hast du schon einmal versucht, weniger zu kiffen oder ganz damit aufzuhören?
- ❓ Hast du noch Kontakt zu Freunden, die nicht kiffen?

- ? Bist du mit deinem Leben im Augenblick zufrieden?
- ? Dient dir der Cannabisgebrauch dazu, deine Gefühle zu regulieren?
- ? Kiffst du vor der Schule oder während der Arbeitszeit?
- ? Hat dich schon einmal eine Person, die es gut mit dir meint, auf deinen Cannabisgebrauch angesprochen? Falls ja, hast du deren Äußerungen ernsthaft erwogen oder umgehend zurückgewiesen?
- ? Hast du wegen des Kiffens Ärger mit deiner Familie oder mit Freunden?
- ? Spürst du als Folge des Kiffens körperliche Nebenwirkungen oder eine erhöhte Anfälligkeit für Infekte?
- ? Hast du wegen des Kiffens schon einmal spürbare Nachteile in Kauf nehmen müssen, z.B. Schulwechsel oder Stress auf der Arbeit?
- ? Plagst du dich mit Schlafstörungen herum?
- ? Hast du wegen deines Cannabisgebrauchs schon einmal ein eigenes Vorhaben nicht umsetzen können?

Ich werde dir jetzt einen Kiffertest ganz anderer Art vorschlagen, der dich hier und heute zu einer Entscheidung und zu direktem Handeln auffordert und mit dessen Hilfe und Verlauf du unmittelbar zu neuen Erfahrungen gelangen kannst. Der Test wendet sich allerdings bevorzugt an regelmäßige Gewohnheitskiffer.

Ich schlage dir folgenden Eigenversuch vor: Verzichte 6 Wochen lang auf dein gewohntes Kiffen und beobachte, welche Erlebnisse du während dieser Zeit hast. Wahrscheinlich verspürst du jetzt gleich Einwände gegen einen solchen Test. Als Gewohnheitskiffer wirst du Unbehagen empfinden bei dem Gedanken, 6 Wochen lang nicht zu kiffen. Du denkst vielleicht, das brauchst du nicht, das bringt dir nichts. Du findest den Vorschlag blöde, erkennst keinen Nutzen für dich darin. Und überhaupt: Wofür soll der Test gut sein, was will er bezwecken? Du verspürst entweder nicht die geringste Lust, dich darauf einzulassen, oder der Vorschlag reizt dich.

Wenn du Einwände gegen den Test hast, biete ich dir einen weiteren Vorschlag an: Denke dir doch ganz einfach, du hast dabei überhaupt nichts zu verlieren. Außerdem bleibt dir in jedem Fall ein Hintertürchen offen. Spätestens nach 6 Wochen ist alles vorbei. Wenn du möchtest, kannst du dann weiterkiffen wie zuvor. *Wenn du möchtest.* Dein einziges »Risiko« besteht darin, dass du vielleicht Neues entdeckst oder Altes wieder belebst, das dir durch dein Kiffen verloren gegangen ist. Wenn du dir ganz sicher bist, dass du das auf keinen Fall möchtest, solltest du den Eigenversuch unbedingt unterlassen.

Was kann dir mit dem Test sonst passieren?

Wenn du ihn *mühelos* bestehst, kannst du mit dir zufrieden sein und dir sagen, dass du noch in der Lage bist, den Gebrauch von Haschisch und Marihuana zu beherrschen, sofern du innerlich dazu motiviert bist. Du könntest auch ganz mit dem Kiffen aufhören, wenn du einen für dich überzeugenden Grund dafür findest. Die möglichen Erfahrungen während des Eigenversuchs können dir einen solchen Grund liefern.

Wenn du als Gewohnheitskiffer zu der Selbsteinschätzung gelangt bist, du seiest bereits von Cannabis abhängig, kann der Test dir in mehrfacher Hinsicht nutzen. Schaffst du ihn leichter als erwartet, musst du dein Bild von dir als abhängigem Kiffer überprüfen und eventuell berichtigen. Das ist überaus hilfreich und entlastend, wenn du vorher der Meinung warst, dass du es ohne Kiffen gar nicht aushalten könntest. Deshalb kann die Testerfahrung ermutigend sein, deinen Cannabisgebrauch dauerhaft zu reduzieren oder gar ganz einzustellen, wenn du auf den Geschmack gekommen bist.

Mit dem Umkehrschluss, dass du bei leichtem Bestehen des Tests beruhigt weiterkiffen darfst, weil du dir ja bewiesen hast, dass du »alles im Griff« hast, solltest du allerdings vorsichtig umgehen. Das mühelose Bestehen des Tests ist kein Freibrief für unbedachten Mehrkonsum.

Wiegst du dich als Gewohnheitskiffer bisher in der Sicherheit, es sei alles ganz »easy«, du hättest »voll die Kontrolle« und »absolut alles im Griff«, wirst du den Eigenversuch aus diesen Gründen mit ziemlicher Sicherheit innerlich ablehnen. Aber gerade in dem Fall könntest du dich unbesorgt auf den Test einlassen. Was solltest du denn dann schon zu verlieren haben? Vorsicht! Überlege und entscheide, ob ich dir hier eine argumentative Falle stellen möchte, um dich zu dem Test zu bewegen. Wenn du aufmerksam bist, hast du das sicherlich längst bemerkt. Folglich stellt sich die Frage, wie du auf diese »Falle« reagierst. Benutzt du sie, um dich in deinen Vorbehalten bestärken zu lassen? Oder lässt du dich bei deiner »Kifferehre« packen, um zu beweisen, dass du tatsächlich alles im Griff hast?

Überlege das wohl, denn es könnte Folgen für dich nach sich ziehen. Versuchst du dich an dem Test und stellst fest, dass es dir schwer fällt, aufs Kiffen zu verzichten, kommst du nicht darum herum, dich der Erfahrung zu stellen, dass du deinen Cannabisgebrauch nur mit Mühe unter Kontrolle bringst. Scheiterst du gar an dem Test, weil du selbst den übersichtlich gesetzten Zeitrahmen nicht rauschmittelfrei zu bewältigen vermagst, gewinnst du die Erkenntnis, dass du »das Ding« nicht mehr im Griff hast. In dem Fall zerplatzt deine Selbsttäuschung, alles unter Kontrolle zu haben, wie eine Seifenblase. Diesen Gewinn an Erkenntnis solltest du dir immerhin selbst wert sein. Anschließend hast du immer noch die Entscheidungsfreiheit, alles unverändert weiterlaufen zu lassen. Oder du nimmst das Ergebnis deines Eigenversuchs ernst und beschließt, die Macht, die du an die Droge deiner Wahl abgetreten hast, wiederzuerlangen. Du kannst dir dazu Menschen suchen, die dich in deinem Vorhaben unterstützen.

Niemand zwingt dich, den vorgeschlagenen Kiffertest der etwas anspruchsvolleren Art zu machen. Aber ich versichere dir: Wenn du erst einmal darüber gelesen hast und ihn nicht ausprobierst, wird es an dir nagen.

Versuche den Test alleine oder bewege andere aus deiner Clique, die Erfahrung mit dir zu teilen. Das eröffnet euch ein völlig neues Gruppenerlebnis.

Der Test verlangt dir nichts Unzumutbares ab. Sein gewichtiger Vorteil ist, dass er nicht so unverbindlich bleibt wie ein Test, bei dem du bloß Fragen zu beantworten brauchst, um anschließend ein Ergebnis zu lesen, das dir weder direkt etwas abverlangt noch dir einen konkret umsetzbaren Handlungsvorschlag unterbreitet. Viele jugendliche Kiffer, die regelmäßig Haschisch oder Marihuana rauchen (oder bis zu dem Test geraucht haben), waren bereits vor dir gewillt, sich der hier vorgeschlagenen Selbsterfahrung zu stellen. Sie wollten es einfach wissen. Ich mache das Angebot für einen solchen Test gerne in der Einzel- und Gruppenarbeit vor Ort in Schulen, Betrieben und Einrichtungen der Jugendarbeit. Die Ergebnisse und Folgen sind recht verschieden. Manche Teilnehmer brechen den Test vorzeitig ab. Andere kehren danach eilig zu ihren vertrauten Kiffergewohnheiten zurück. Erfreulich viele ziehen aus den gewonnenen Erfahrungen den Schluss, etwas verändern zu wollen. Sie kiffen entweder deutlich überlegter und seltener, d.h., sie wechseln von den Gewohnheitskiffern zu den Gelegenheits- oder Freizeitkiffern. Gegenüber vorher erleben sie das als großen Zugewinn an Entscheidungsspielraum. Wiederum andere stellen den Rauschmittelgebrauch gänzlich ein, weil sie mit Befriedigung festgestellt haben, dass sie mit klarem Kopf und ungetrübtem Blick ihr Augenmerk auf veränderte Lebensinhalte gerichtet haben. Was denkst du, welche Erfahrungen würdest du wohl machen? Entscheide und wähle jetzt!

Entschließt du dich dazu, den Eigenversuch zu wagen, schlage ich dir vor, dass du symbolisch den nachstehenden Vertrag mit dir selber abschließt. Mit deiner Unterschrift bekundest du die Ernsthaftigkeit deines Vorhabens und beugst Halbherzigkeiten vor. Wenn du deine eigene Unterschrift nicht ernst nimmst, ist das gleichbedeutend damit, dass du dich selbst als Person und Mensch nicht wichtig nimmst. Das wäre in der Tat eine sehr ernst zu gewichtende Selbsterkenntnis. Viel wahrscheinlicher wirst du allerdings mit Erstaunen feststellen, wie sehr du dich durch deine eigenhändige Unterschrift an diesen Vertrag mit dir selbst gebunden fühlen wirst.

Zum Schluss noch eine Information für dich, damit du dich nicht ungerecht behandelt fühlst im Glauben, ich würde speziell dir als Kiffer und sonst niemandem einen derartigen Eigentest zumuten. Erwachsene, die gewohnheitsmäßig Alkohol trinken oder rauchen, konfrontiere ich mit dem gleichen 6-Wochen-Ohne-Vorschlag. Oft verspüren sie auf Anhieb erst einmal die gleichen inneren Widerstände dagegen, die du möglicherweise gerade jetzt empfindest. Viele freunden sich nach einigem Überlegen allerdings mit der Vorstellung eines solchen Vorhabens an.

In Familienberatungen oder -therapien lasse ich Eltern und Kinder den Test gemeinsam durchführen. Der Test behandelt also legale wie illegale Stoffe gleichermaßen. Ich schlage seinen Einsatz dort vor, wo die Chance besteht, dass er ernst genommen und realistischerweise mit einem Erfahrungsgewinn durchgeführt werden kann.

Verbindlicher Vertrag
mit
mir selbst

Ich _____
   (setze hier bitte deinen Namen ein)

führe vom _____ bis _____
   (setze hier bitte die von dir festgesetzten Wochendaten ein)

einen **6 Wochen** dauernden Eigenversuch durch.

Ich verpflichte mich, in dieser Zeit auf meinen Haschisch- oder Marihuanagebrauch zu verzichten.

Ich versuche nach bestem Willen und Wissen mein Vorhaben durchzuhalten.

Über Situationen, in denen es mir schwer fällt, auf das Kiffen zu verzichten, führe ich Buch.

Führe ich den Test zusammen mit Freunden durch, erkläre ich mich bereit, regelmäßig mit ihnen über meine Erfahrungen zu sprechen.

Mit meiner Unterschrift besiegele ich die Verbindlichkeit des Tests für mich selbst!

Ort _____ Datum _____

Unterschrift _____

Präventive Anregungen als »Ideenbörse«

*Prävention
ist Aufforderung und Anstiftung
zu Denken und Spüren,
zu Gespräch, Beziehung und Berührung.
(H.K.)*

Eine Methode erster Wahl: Einzel-, Kleingruppen- und Familienberatung in Schulen

Ein präventives »Modell-« bzw. Erprobungsprojekt ist die in den Fallbeispielen bereits mehrfach angesprochene Einzel-, Kleingruppen- und Familienberatung vor Ort in Schulen. Ich halte sie für eine der sinnvollsten und ergiebigsten Arten, schulische Präventionsarbeit zu gestalten. Das Angebot in Form offener Sprechstunden ist freiwillig und kommt ebenso unspektakulär wie unaufdringlich daher.

Ist die organisatorische Vorarbeit in der Schule geleistet und die Beratungskraft als »Gesicht« bekannt, nehmen die Schüler die offene Sprechstunde erfahrungsgemäß bereitwillig an. Eine für sie wichtige Sicherheit im Abhängigkeitsgefüge der Institution »Schule« ist die ihnen zugesicherte Schweigepflicht des Beraters, die ihn von jeder noch so akzeptierten Vertrauensperson in der Schule von vornherein unterscheidet.

Auf keinen Schüler wird mit dem Finger gezeigt. Alle Beteiligten wissen, dass die persönliche Inanspruchnahme der offenen Sprechstunden durch Schüler nicht gleichbedeutend mit dem Eingeständnis eines eigenen Drogengebrauchs ist. Die Beratungstermine sind mit Absicht sehr offen gehalten. Die Schüler kommen durchweg mit ernsthaften Anliegen und nicht bloß deswegen, um dem regulären Unterricht zu entgehen. Die Bandbreite ihrer Interessen, Schwierigkeiten, Sorgen und Nöte ist ein trauriger Beweis dafür, wie alleine gelassen sich zahlreiche junge Menschen im Alltag mit ihren Problemen fühlen.

Eher wenige Schüler kommen alleine in die offene Beratung. Die meisten erscheinen mit vertrauten Freunden aus der Clique. Nach dem Motto: »Was ich schon immer über Sucht und Drogen wissen wollte«, suchen einige von ihnen ebenso ehrliche wie sachgerechte Antworten auf ihre neugierigen Fragen. Andere beabsichtigen zu überprüfen, ob Informationen, welche sie irgendwo gelesen oder gehört haben, tatsächlich stimmen oder wie sie zu bewerten sind. Viele verleihen ihrer Unsicherheit oder gar ihren Ängsten im Umgang mit dem Thema »Drogen« Ausdruck und wünschen sich konkrete Hilfestellungen zum Erlangen größerer Verhaltenssicherheit in vorgestellten Situationen. Natürlich sind zahlreiche Probierer, Experimentierer und auch bereits gewohnheitsmäßige Drogenkonsumenten unter den Ratsuchenden. In 95% der Fälle von Eigenerfahrungen geht es dabei um den Gebrauch von Haschisch und Marihuana. Bei den vielen Gesprächen um Cannabis zeigen die Jugendlichen eine bemerkenswerte Fähigkeit zur Ernsthaftigkeit. Sie geben sich weit weniger »cool«, als sie es für gewöhnlich nach außen hin tun.

Wenn es nicht um illegale Drogen geht, sind Alkohol und Zigaretten die Themen. Vor allem männliche Jugendliche gestehen wiederholt unumwunden ein, selbst der Meinung zu sein, viel zu viel Alkohol zu trinken. Sie fragen ganz gezielt nach realistischen Möglichkeiten, wie sie anders als bisher mit alkoholischen Getränken umgehen können. Jungen wie Mädchen erhoffen sich praktisch umsetzbare und zum Erfolg führende Tipps und Strategien, um sich das Rauchen wieder abgewöhnen zu können. Regelmäßig erbitten sich die Schüler Hinweise, wie sie Freunden helfen können, bei denen sie einen zu Persönlichkeitsveränderungen führenden Suchtmittelgebrauch beobachten.

Bemerkenswert oft äußern die Rat suchenden Schüler auch Anliegen, die zunächst einmal überhaupt nichts mit Rauschmitteln zu tun haben. Unterschiedlich verursachte familiäre oder persönliche Schwierigkeiten, vielfältige Ängste, verunsichernde Krankheiten, bisher verschwiegene Erfahrungen mit Gewalt und Erpressung sowie nicht zuletzt Verlusterlebnisse und Todesfälle nehmen ihre Gedanken und Gefühle gefangen; mithin alles Probleme, die zunächst völlig anders gelagert sind, die sich aber zu Ursachen eines späteren

Drogengebrauchs auszuwachsen vermögen, wenn kein Weg gefunden wird, sie zu bewältigen. In solchen Fällen funktioniert die offene Sprechstunde als »Clearing«-Stelle, die zu den Einrichtungen im sozialen Hilfesystem weiter verweist, welche für das benannte Problem die geeignetste Unterstützung anbieten. Fälle mit dringendem Handlungsbedarf wandern mit in den präventiven »psychosozialen« Bereich der Drogenberatung. Sofern es für den Erfolg der Arbeit angeraten erscheint, stimmen spätestens an dieser Stelle viele der Rat suchenden Jugendlichen zu, ihre Eltern mit in die Arbeit einzubeziehen.

Bei vielen Gelegenheiten nehmen die Schüler aus der Einzel- und Kleingruppenberatung gemeinsam besprochene, direkt erprobbare Verhaltensalternativen mit. Ist der Berater von ihnen als Mensch akzeptiert, trifft er die Themen und die Sprache der jungen Menschen, ohne sich jedoch anzubiedern, und wird er als ebenso aufmerksam für die leisen Zwischentöne im Gespräch wie fähig zur dosierten Konfrontation erlebt, fragt ein Großteil der Schüler nach Wiederholungsterminen. Solche bieten die Gelegenheit, früher Besprochenes zu vertiefen sowie Verhaltensalternativen und getroffene Absprachen auf ihre Erfolge hin zu überprüfen. Es zeigt sich überraschend schnell, zu welchen Änderungen junge Menschen von sich aus in der Lage sind, wenn sie sich einerseits ernst genommen fühlen und andererseits lernen, sich selbst als Menschen mehr zu achten. Wer sich einen höheren Selbstwert beimisst, geht fürsorglicher mit seinem Leben um. Viele Schüler drängen zu Wiederholungsterminen in die Kleingruppenberatung und berichten zufrieden oder gar zu recht stolz auf sich über gelungene Fortschritte, seien sie unspezifischen »psychosozialen« Charakters oder suchtmittelspezifischer Art durch Aufgeben oder zumindest Einschränken von Nikotin-, Alkohol-, Cannabis- und Partydrogen-Gebrauch. Binnen weniger Wochen sind mit dieser Form schulischer Beratungsarbeit in vielen Bereichen sichtbare Ergebnisse zu erzielen. Perspektivisch ist die Kleingruppenberatung vor Ort eine Methode erster Wahl. Ihr unschätzbarer Vorteil ist, dass sie gefährdete Kinder und Jugendliche erreicht, die alleine von sich aus niemals einen Fuß in eine Beratungsstelle setzen würden.

Ein Projekt mit »Spaß und Fun«: Die »Sprücheklopfer«

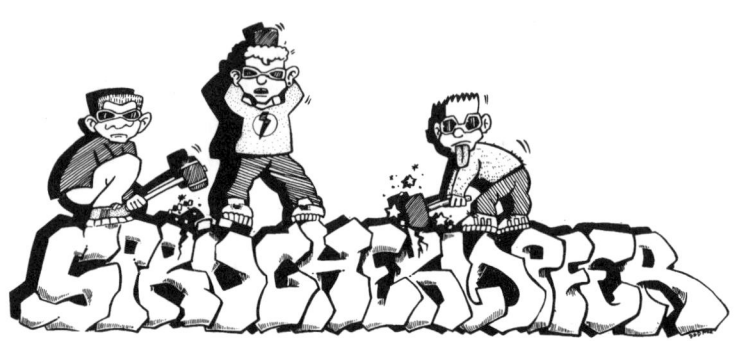

Die »Arbeitsstelle für Prävention« der »Aktionsgemeinschaft Drogenberatung e.V.« in Saarbrücken veranstaltete 1998 im Rahmen der »Europäischen Woche zur Suchtprävention« einen Ideenwettbewerb mit dem Titel »Die Sprücheklopfer«. Die Aktion wurde tatkräftig unterstützt von zahlreichen Einrichtungen der offenen wie stationären Jugendarbeit, die seit Jahren kontinuierlich und konstruktiv vernetzt im »Arbeitskreis Suchtprävention Nauwieser Viertel« zusammenarbeiten. Das besagte Viertel war und ist ein stärker mit Drogen belastetes Stadtviertel, weshalb die dort ansässigen sozialen Einrichtungen immer wieder ebenso originelle wie eigenwillige Aktionen und Projekte mit primär- oder sekundärpräventiver Zielrichtung durchführen.

Der Wettbewerb »Die Sprücheklopfer« verfolgte keine moralisch wertende Absicht. Sein erklärtes Ziel war, die Kreativität und Phantasie junger Menschen anzusprechen und sie zu bewegen, Texte, Bilder, Sprüche oder Computer-»Art« zum Thema »Sucht und Drogen« zu gestalten. Die Wettbewerbsplakate gingen an alle Schulen und sozialen Einrichtungen im Umkreis. In hoher Auflagenzahl wurden zielgruppenorientierte »Flyer« unter die Jugendlichen gebracht. Viele Jungen und Mädchen gingen mit spitzer Zunge, kreativer Feder und grafischem PC-Know-how zu Werke. Das Ergebnis war eine Flut von originellen, intelligenten, witzigen, ausdrucksstarken und »echt coolen« Sprüchen, Bildern und Gedichten, die vor allem Cannabis zum Inhalt hatten.

Den Organisatoren des »Sprücheklopfer«-Wettbewerbs ging es nicht um Abstinenz. Konsumenten wie Nicht-Konsumenten von Rauschmitteln, was im besonderen Falle nahezu gleichbedeutend mit Cannabisgebrauch war, reichten Beiträge zur Begutachtung ein. Die Jury wählte nicht nach wertenden »Pro und Contra«-Gesichtspunkten aus. Für die Entscheidungsfindung ausschlaggebend waren allein die Qualität und Originalität der Beiträge sowie das Alter der teilnehmenden Jugendlichen. Die Preisträger des Wettbewerbs wurden mit attraktiven Aktiv-Preisen für ihr ideenreiches Mitmachen belohnt. Die Preisverleihung wurde mit einem interkulturellen suchtmittelfreien Fest in einer der am Wettbewerb beteiligten Jugendeinrichtungen gefeiert. Die vielen Mitwirkenden waren ausschließlich »angeturnt« durch die von ihnen selbst produzierte »hitverdächtige« Stimmung.

Selbstverständlich fand der Wettbewerb nicht im »luftleeren Raum« statt. Er war inhaltlich in die Diskussion jedweden süchtigen Verhaltens in unserer Gesellschaft eingebettet und wurde durch zahlreiche primär- wie sekundärpräventive Maßnahmen im Umfeld von Schulen und sozialen Einrichtungen begleitet. Zu seinem Erfolg wie zum nicht unerheblichen »Spaßfaktor« aller Beteiligten trugen maßgeblich die Unaufdringlichkeit sowie der nicht erhobene Zeigefinger der gesamten Aktion bei. Das Bildmotiv auf den Plakaten und »Flyern« des Wettbewerbs wurde im Kunstunterricht von einem Comics zeichnenden Schüler gestaltet. Als Druckvorlage fertig gestellt wurde es von dessen Kunstlehrer. Im Grunde genommen ein ziemlich belangloses »Randereignis«, wäre es nicht ein gelungenes Beispiel dafür, wie Kooperation zwischen Schülern und Lehrern im Schulalltag als förderliches Miteinander gestaltet werden kann. Das hier im Buch abgedruckte Bildmotiv ist ausdrücklich ohne »Schutzgebühr« zur Nutzung für weitere präventive Veranstaltungen freigegeben.

Eine Entscheidung als Schlusswort: Wie es mir gelingt, ohne Drogen zu leben

> *Wenige freilich gehen durch das Tor*
> *und geben den schönen Schein dahin*
> *für die geahnte Wirklichkeit des Innern.*
> (Hermann Hesse)

Es ist eine persönliche Entscheidung, welchen Platz ein Mensch Drogen und Suchtstoffen in seinem Leben einräumt. Drogenfrei zu leben entspringt unterschiedlichen Motivationen. Die meisten Konsumenten, die einmal Cannabis probiert oder gar während einer bestimmten Phase in ihrem Leben regelmäßig gebraucht haben, verzichten irgendwann auf Grund einer »Negativ«-Motivation auf die Droge.

Von Auszubildenden sowie Jugendlichen und jungen Erwachsenen der Klassenstufen 7, 10 und 13 stammen die nachstehenden Begründungen, weshalb sie ihren Haschisch- und Marihuanagebrauch gänzlich aufgegeben haben:

Ich habe keine Lust (mehr) zu kiffen,

»... weil ich dadurch müde und träge werde.«
»... weil es mir zu langweilig ist.«
»... weil es mich ein paar Mal zu extrem geballert hat und mir schlecht geworden ist und weil Fressflashs schlecht fürs Gewicht sind.«
»... weil ich schlechte Erfahrungen damit gemacht habe.«
»... weil mir die Wirkungen von Gras und Ecken unangenehm sind.«
»... weil ich mich in der Schule zu sehr verschlechtert habe.«
»... weil ich sonst meine Arbeit nicht mehr geregelt kriege.«
»... weil ich von den Wirkungen enttäuscht bin.«
»... weil ich derart Stress mit meinen Eltern bekommen habe, dass ich fast zu Hause rausgeflogen wäre.«

»… weil ich zugekifft nichts Richtiges mit meinen Freunden anfangen kann.«

»… weil ich konkreten Anlass habe, ein Drogen-Screening meines Arbeitgebers zu befürchten, und weil meine Ausbildung mir mehr wert ist als Kiffen. Ich will keine Kündigung wegen positiven Drogenbefunds riskieren.«

Längst nicht alle Heranwachsenden machen in ihrem Leben Eigenerfahrungen mit Cannabis. Sie entscheiden sich aus wohl überlegten Gründen dafür, die Droge gar nicht erst zu versuchen. Entweder sie halten sich auf Grund von Vorsicht und Unsicherheit von Cannabis fern, »weil es eine Droge ist, die viele Leute unterschätzen«, oder sie verfügen über eine »Positiv«-Motivation, ihr Leben drogenfrei zu gestalten:

Ich habe keine Lust zu kiffen,

»… weil ich genug Fun im Leben habe. Ich habe so etwas nicht nötig.«
»… weil es zu viel kostbare Zeit kostet.«
»… weil ich viel Sport treibe und so etwas nicht brauche.«
»… weil ich ohne Gras glücklich bin.«
»… weil mein Leben Spannenderes zu bieten hat als Haschisch.«
»… weil ich mich nicht zumachen, sondern jeden Augenblick wach genießen möchte.«
»… weil die Liebe die einzig wahre ›Droge‹ ist.«

Die Entscheidung, ein drogenfreies Leben zu führen, ist eine durchaus weise Entscheidung, denn auf Dauer wirkt jeglicher Drogengebrauch geisttötend.

Menschen müssen sich persönlich immer wieder neu entscheiden, welchen Lebensweg sie im Diesseits gehen möchten, ob sie ihr Heil in Suchtmitteln und potenten Drogen suchen oder ob sie dem ureigensten menschlichen Bedürfnis nach geistiger Bereicherung, spiritueller Berührung und transzendentem Erleben ohne künstliche Mittel Erfüllung gewähren. Es gibt ein Leben jenseits von Konsum,

Kommerz, geistiger Nulldiät und süchtiger Abhängigkeit. Für flüchtige Augenblicke vermag davon etwas aufzublitzen, wenn wissbegierige Menschen bestimmte »magische« Drogen benutzen, um in andere Bewusstseinszustände vorzudringen. Ihre »künstlichen Paradiese« sind freilich vergängliche Paradiese. Sie gewähren keine beständige Lebenszufriedenheit. Des Lebens und der Seele Reichtum erschließt sich im Gleichgewicht zwischen weltzugewandter Bodenständigkeit und Genussfähigkeit sowie einer inneren Empfänglichkeit für Spiritualität und Transzendenz, welche die engen Grenzen des einseitig materiellen Weltbildes um geistig-seelische Erfahrungsräume bereichert. Die mit der entsprechenden »Lebenskunst« und »Seelenarbeit« erreichbare Lebenszufriedenheit ist ein Befindlichkeitszustand, der nur wenig gemein hat mit den flüchtigen künstlichen Paradiesen. Er berührt uns weit tiefer im inneren Kern, bleibt als verlässlicher Begleiter Orientierung auf unserem Lebensweg und hält uns in geistiger Bewegung. Gelegentlich gewährt er uns sogar Augenblicke höchsten Glücks. Solches Vertrauen in sich selbst, in die Kräfte des Lebens sowie in eine Sinnhaftigkeit jenseits der materiellen Welt erreichen wir nicht mühelos. Wir müssen es uns »erarbeiten«. Wenn wir auf dem Weg dorthin »durch das Tor gehen« und zu einer ersten Ahnung der »Wirklichkeit des Innern« vorgedrungen sind, erscheint uns die Achtsamkeit im Umgang mit dem eigenen Leben und der Schöpfung plötzlich »wie ein Geist, ohne dass man auf ihn gefasst war. Etwas besucht uns, etwas kommt und geht, aus dem wir, wenn wir weise wären, auf die Gewissheit eines besseren Daseins schließen und uns zu der Hoffnung bewegen lassen sollten, dieses durch die tägliche Übung unseres Willens zu erreichen.«

Dieser Satz aus dem bereits mehrfach zitierten »Stammbuch« des Haschischs von Charles Baudelaire wird von mir nicht in moralisch wertender Absicht an den Schluss meines Buches gerückt. Er ist vielmehr qualitativ gemeint: als Unterschied zwischen den vergänglichen künstlichen Paradiesen und den selbst erschlossenen inneren »Gärten Edens«, welche zeitlich überdauern.

Nützliche Adressen

Information – Prävention

Bundeszentrale für gesundheitliche Aufklärung
Ostmerheimer Straße 220
51109 Köln
Tel.: 0221 / 89 92 0   www.BzgA.de
BZgA-Informationstelefon zur Suchtvorbeugung: 0221 / 89 20 31

Deutsche Hauptstelle für Suchtfragen e.V.
Westring 2
59065 Hamm
Tel.: 02381 / 90 15 0   www.dhs.de

Österreich:
Informationsstelle für Suchtprävention der Stadt Wien
Alserstr. 20/6
A – 1090 Wien
Tel.: 1 / 53 11 4-8 58 10   www.drogenhilfe.at

Schweiz:
Schweizerische Fachstelle für Alkohol- und andere
Drogenprobleme SFA
Av. Ruchonnet 14
CH – 1003 Lausanne
Tel.: 21 / 321 29 11   www.sfa-ispa.ch

Luxemburg:
Centre de prévention des toxicomanies
3, rue du Fort Wallis
L – 2714 Luxemburg
Tel.: 352 / 49 77 77   www.cept.lu

Information – Elternselbsthilfe

Bundesverband der Elternkreise
drogengefährdeter und drogenabhängiger Jugendlicher e.V.
Ansbacher Str. 11
10787 Berlin
Tel.: 030 / 55 67 02 0   http://home.snafu.de/bvek

Information – Patientenselbsthilfe

Arbeitsgemeinschaft Cannabis als Medizin e.V.
Geschäftsstelle
Arnim Straße 1a
50825 Köln
Tel.: 0221 / 912 30 33   www.acmed.org

Information – »Kiffertest« / »Check Dich«-Test

Therapieladen e.V.
Potsdamer Straße 131
10783 Berlin
Tel.: 030 / 217 517 41   www.therapieladen.de

Information – Kontakt Autor

Helmut Kuntz
Aktionsgemeinschaft Drogenberatung e.V.
Saargemünder Straße 76
66119 Saarbrücken
Tel.: 0681 / 985 41-17   www.drogenberatung-saar.de

»Wenn ich wollte, könnte ich jederzeit aufhören.«

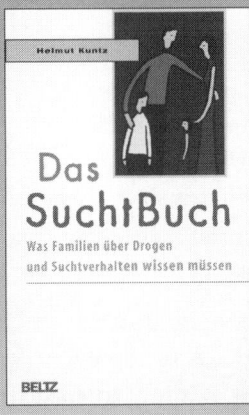

Basiswissen über legale Einstiegsdrogen und illegale Suchtmittel – praxisnah beschrieben und erklärt.

Kaum eine Familie in unserer Gesellschaft ist nicht in irgendeiner Weise vom Thema »Sucht« berührt: Rauchen, Alkohol, Partydrogen, Cannabis aber auch Ess-Störungen, Kaufsucht, Spielsucht und Arbeitssucht sind in einem derart hohen Maße Allgemeingut, dass wir alle, direkt oder auf Umwegen, damit zu tun haben. Das Buch des Suchtexperten Helmut Kuntz, der seit vielen Jahren in der Sucht- und Drogenberatung tätig ist, erklärt und beschreibt die legalen und illegalen Drogen, deren Wirkungsweise und das Suchtverhalten, das sie auslösen können.

Ausführlich schildert er Möglichkeiten der Prävention, aber auch Hilfsmöglichkeiten bei beginnender oder bestehender Abhängigkeit.

Dabei spricht er Mütter und Väter ebenso an wie Söhne und Töchter, Konsumenten von Suchtmitteln ebenso wie Nicht-Konsumenten, Selbstbetroffene und Mitbetroffene, Gefährdete, Abhängige und Co-Abhängige. Jeder findet in diesem praktischen Handbuch das, was er an seinem Platz in der Familie oder in seinem sozialen Umfeld braucht, um mit Genussmitteln oder Drogen bzw. mit Suchtverhalten sachgerecht umzugehen.

Helmut Kuntz
Das SuchtBuch
Was Familien über Drogen und Suchtverhalten wissen müssen
Pappband. 378 Seiten
ISBN 3 407 85781 0

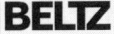

Neue Wege in der Suchtarbeit

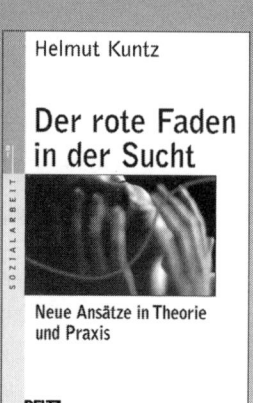

Helmut Kuntz

Der rote Faden in der Sucht

Neue Ansätze in Theorie und Praxis

BELTZ
Taschenbuch

Wie ein roter Faden zieht sich das Fehlen von intensiver Lebensbejahung durch jede Form von Sucht und Abhängigkeit.

Ausgehend von den Vorstellungen der bekannten Anthropologin Jean Liedloff, der Bindungstheorie des Entwicklungspsychologen Daniel Stern und Ergebnissen der modernen Säuglingsforschung entwirft der Autor ein schlüssiges Konzept zur Suchtprävention, das auch gesellschaftliche Ursachen mit einbezieht. Er plädiert für eine therapeutische Praxis, die bei den Betroffenen vor allem die Rückgewinnung von Ich-Kompetenz und damit von Handlungsfähigkeit bewirkt.

Mit vielen praktischen Beispielen ein Buch für alle, die mit Suchtgefährdeten und Süchtigen arbeiten.

Helmut Kuntz
Der rote Faden in der Sucht
Neue Ansätze in Theorie und Praxis
Beltz Taschenbuch 59, 295 Seiten
ISBN 3 407 22059 6

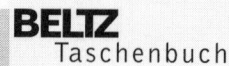

»Glückspillen« und »Partydrogen«

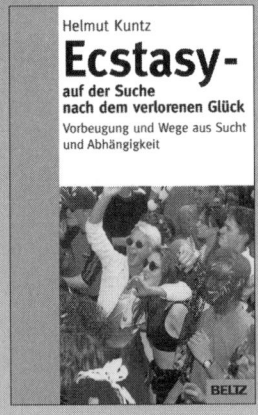

Ecstasy und andere Rauschdrogen, die gerade »in« sind, füllen eine innere Leere und stillen den emotionalen Hunger, der immer mehr Jugendliche und junge Erwachsene zu den Glückspillen greifen lässt. Und in viele Fällen erschließt Ecstasy Erlebniswelten, die von den Benutzern als zu fantastisch erlebt werden, um sie ohne weiteres wieder aufzugeben. Und davor die Augen zu verschließen und die Droge nur zu verteufeln ist keine Lösung. Mit seinem umfassenden Konzept von Vorbeugung und Therapie bietet Kuntz allen eine Hilfe, die mit diesem Phänomen in Berührung kommen: Eltern, Lehrern, Erziehern, Therapeuten, Ärzten und Betroffenen.

»Ein lohnenswerter Band, sowohl für Fachleute als auch für Laien, der es erlaubt, die Licht- und Schattenseiten des Ecstasy-Konsums zu betrachten und sinnvolle Strategien aufzeigt, aus dem Konsum wieder auszusteigen bzw. Personen beim Ausstieg zu begleiten.
Drogen report

Helmut Kuntz
Ecstasy – auf der Suche nach dem verlorenen Glück
Vorbeugung und Wege aus Sucht und Abhängigkeit
Beltz Taschenbuch 830, 248 Seiten
ISBN 3 407 22830 9

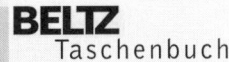

Vom gesunden Eigen-Sinn

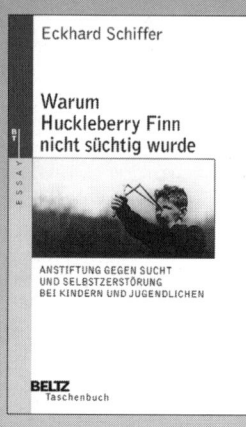

Eckhard Schiffer entwirft ein schlüssiges Konzept zur Suchtvorbeugung bei Kindern und Jugendlichen. Wenn Huckleberry Finn nicht süchtig wurde, dann deswegen, weil er seine Träume und Sehnsüchte bereits als Kind konkret ausgelebt hat. Vielen Kindern und Jugendlichen fehlen diese Möglichkeiten. Wie sie sich schaffen lassen, davon schreibt der Psychotherapeut und Arzt und nennt konkrete Möglichkeiten der Suchtvorbeugung. Anhand von Krankengeschichten werden darüber hinaus die vielfältigen Momente sichtbar, die Sucht entstehen lassen.

Die Basler Zeitung schrieb über dieses Standardwerk der Suchtvorbeugung: »Der Autor hat eine Theorie, die so einleuchtend ist, daß wir sie alle schon zu kennen glauben. Er fordert für Kinder und Jugendliche Freiräume ohne krankmachende Normen, Regeln und Anpassungsdruck, in denen die Phantasiekräfte sich zu entfalten, Gemütskräfte sich zu entwickeln vermögen ...
Wer das Prinzip begriffen hat, hat schon beinahe alles begriffen. Im Grunde ist es ganz einfach.«

Eckhard Schiffer
Warum Huckleberry Finn nicht süchtig wurde
Anstiftung gegen Sucht und Selbstzerstörung
bei Kindern und Jugendlichen
Mit Illustrationen von Alexander Pey
Beltz Taschenbuch 4, 152 Seiten
ISBN 3 407 22004 9

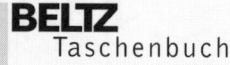

In sich und der Welt ruhen

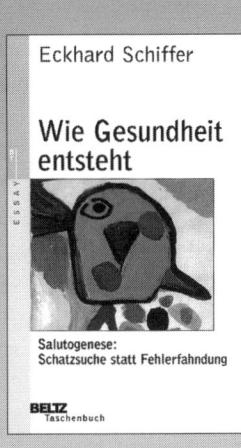

Eckhard Schiffer

Wie Gesundheit entsteht

Salutogenese: Schatzsuche statt Fehlerfahndung

BELTZ Taschenbuch

Wie ensteht Gesundheit? Eine Frage, die sich kaum jemand stellt.
Über die Krankheit haben die Mediziner weitgehend die Gesundheit vergessen. Aber was genau ist Gesundheit, wenn wir sie nicht nur als Abwesenheit von Krankheit betrachten?
Das fragt Eckhard Schiffer, Analytiker, Arzt und Autor des Klassikers zur Suchtprävention *Warum Huckleberry Finn nicht süchtig wurde*. Nicht nach Fehlern und Störungen, die zur Krankheit führen, will er suchen, sondern nach schöpferischen Kräften, die seelische und körperliche Gesundheit von Kindheit an ermöglichen. Dabei stützt er sich auf das Konzept der Salutogenese – wörtlich übersetzt: Gesundheitsentstehung – Aaron Antonovskys und den Begriff der »Kohärenz« als Gefühl, »innerlich zusammengehalten zu werden, nicht zu zerbrechen und auch in äußeren Anbindungen Unterstützung und Halt zu finden«. Hat sich dieses Kohärenzgefühl in der Kindheit entwickelt, kann es in Krisen und Krankheitszuständen abgerufen werden. Dann können wir bedrohlichen Situationen und Belastungen positiv begegnen, wir nehmen sie als Herausforderungen an und zerbrechen nicht an ihnen.

»Schiffer schreibt über diesen inneren, abrufbaren Schatz, diese Stärke und eigene Möglichkeit der Lebensbewältigung, die gesund erhält und gesund macht, jenseits der medizinischen Fehlerfahndung.«
Süddeutsche Zeitung

Eckhard Schiffer
Wie Gesundheit entsteht
Salutogenese: Schatzsuche statt Fehlerfahndung
Beltz Taschenbuch 90
184 Seiten
ISBN 3 407 22090 1

Originalausgabe

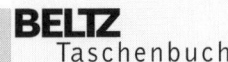